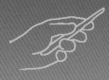

骨科标准手术技术丛书

Master Techniques in Orthopaedic Surgery®

手术入路

Relevant Surgical Exposures

第 2 版
Second Edition

主编
（美）伯纳德·F. 莫利
（Bernard F. Morrey）
（美）马修·C. 莫利
（Matthew C. Morrey）

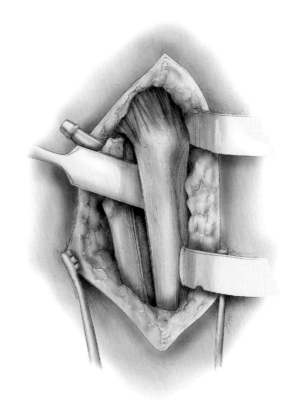

主审
徐达传

主译
刘 芳

副主译
钟炯彪

Wolters Kluwer

北方联合出版传媒（集团）股份有限公司
辽宁科学技术出版社
·沈 阳·

This is translation of Master Techniques in Orthopaedic Surgery: Relevant Surgical Exposures, second edition

Author: Bernard F. Morrey, Matthew C. Morrey

ISBN: 9781451194067

Original English edition published by Wolters Kluwer.

© Wolters Kluwer Health, Inc. 2018

图书在版编目（CIP）数据

手术入路：第 2 版 /（美）伯纳德·F. 莫利（Bernard F. Morrey），（美）马修·C. 莫利（Matthew C. Morrey）主编；刘芳主译. — 沈阳：辽宁科学技术出版社，2021.5（2024.12重印）

（骨科标准手术技术丛书）

ISBN 978-7-5591-1819-6

Ⅰ . ①手… Ⅱ . ①伯… ②马… ③刘… Ⅲ . ①骨疾病—外科手术 Ⅳ . ①R687.3

中国版本图书馆CIP数据核字（2020）第200331号

出版发行：辽宁科学技术出版社
　　　　　（地址：沈阳市和平区十一纬路25号　邮编：110003）
印　刷　者：沈阳丰泽彩色包装印刷有限公司
经　销　者：各地新华书店
幅面尺寸：210mm×285mm
印　　张：27.5
插　　页：4
字　　数：600千字
出版时间：2021年5月第1版
印刷时间：2024年12月第6次印刷
责任编辑：吴兰兰
封面设计：杜　江
版式设计：袁　舒
责任校对：黄跃成

书　　号：ISBN 978-7-5591-1819-6
定　　价：368.00元

投稿热线：024-23284372
邮购热线：024-23284357
E-mail:13194200992@126.com
http://www.lnkj.com.cn

译者名单

主审

徐达传

主译

刘　芳

副主译

钟炯彪

参译人员（排名不分先后，按姓氏笔画排序）

龙显斌　伍　勇　刘　琦　刘绍灵　何　翔　应大文
张　旭　张开明　张志伟　张君伟　胡金玺　殷咏强
熊执政

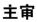

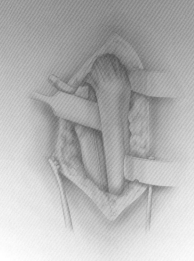

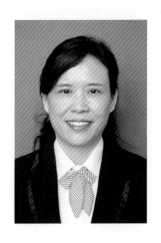

刘芳，湖南省岳阳市人民医院骨科主任医师，二级教授，硕士生导师（南华大学、湖南师范大学）。

1983年毕业于南华大学衡阳医学院，现任岳阳市骨科专业委员会主任委员，岳阳市骨科质控中心主任，岳阳市骨科诊疗中心主任，岳阳市骨科首席专家，湖南省骨科专业委员会委员，湖南省手外科专业委员会、骨质疏松专业委员会副主任委员，中南六省手外科专业委员会常务委员，中国老年学学会骨质疏松专业委员会副主任委员，湖南省关节、运动医学学组委员……。全国劳动模范、全国三八红旗手。

从事骨科工作三十八年，早年作为骨科的全科医生从断肢再植到皮瓣移植，从脊柱到关节，从骨病到创伤均有涉及，其显微外科技术早在20世纪80年代就在湘北地区独树一帜。随着专科发展，亚专业细分，近年主要从事关节与运动医学。刘芳教授在钻研专业技术的同时在学科建设及人才培养方面做了大量工作。

序

外科技术日渐向精细化发展，传统骨科已细分为脊柱外科、关节外科、创伤骨科、手外科和显微外科等多个专科及众多亚专业。骨科是外科领域中涉及人体部位最广泛的专业。骨科的手术入路众多，各部位手术入路涉及不同的肌肉、血管、神经、骨和关节等解剖结构。熟练掌握相关的解剖、手术步骤及方法，是各种外科手术成功的关键。

《手术入路（第2版）》是"骨科标准手术技术丛书"分册，是骨科手术领域的权威参考书，涵盖了上肢、下肢、脊柱和关节各个部分的手术入路。本书的原著作者，来自欧美多个国家，汇集了以美国专家为主的众多骨科各专业顶级资深专家。本书内容丰富，对手术入路做了系统论述，主要内容有解剖基础、适应证、具体手术方法、经验、教训和并发症及其处理等。本书按照由浅至深的顺序，详细叙述标准手术入路的步骤。"他山之石，可以攻玉"，相信本译著对年青的骨科医生而言，可以帮助其掌握规范基本功；对资深的骨科医生来说，也可以从中借鉴并提高技能。

"等闲识得东风面，万紫千红总是春"。本书有众多新颖之处：（1）版式体例规范统一，文字叙述简洁；（2）配有大量明亮清晰的新鲜标本实物图和绘制精美的艺术图，形象直观地展示了手术入路的全过程；（3）精辟阐述了手术入路的技术要诀，有助于掌握手术技术的关键；（4）每章后均附有参考文献，有利于读者深入阅读和理解。

本书的主译刘芳教授作为骨科界少有的女性专家，在临床辛勤耕耘三十八载，积累了丰富的手术经验，在繁忙的医疗与管理工作之余，率领团队以极大的勇气和毅力完成了这部译著，令人钦佩。她组织翻译工作严谨务实，中文译本力臻准确，既符合国内读者的语言习惯，又不失原著的风格。该书的出版，必定会受到广大骨科医生的青睐，对临床骨科医生手术的开展具有重要的指导意义。

"大医精诚，杏林春暖"，在本书即将出版之际，特向刘芳教授和全体编译专家表示祝贺！欣之为序。

徐世伟

2021年3月22日

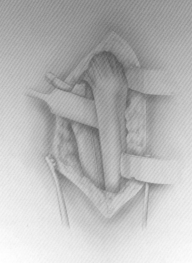

　　谨以此书献给共同致力于此项工作的伙伴们，包括 Mayo 医学中心和得克萨斯大学健康科学中心的同事们，来自全美各地的朋友们，以及来自西班牙的朋友和同行们。事实上，手术入路的发展相对缓慢，因此清晰的图片和高品质的内容，才是本书真正提升的地方。我们的同事曼纽尔·卢萨·佩雷斯（Manuel Llusa Perez'）和何塞·巴列斯特罗斯－贝当古（Jose Ballesteros-Betancourt）为这一提升做出了卓越的贡献。他们投入了大量的时间，收集了高品质的解剖素材，而这些时间都是他们从繁忙的工作中挤出来的。因此，向所有为本书成功发行做出贡献的朋友和同事们，表示衷心感谢。感谢你们的慷慨、你们的专业和你们的情意。

丛书前言

"骨科标准手术技术丛书"问世于 1994 年，20 多年来已被众多住院医生和富有经验的骨外科医生奉为手术操作教学的"金标准"。正如丛书第 1 版主编罗比·汤普森（Roby Thompson）所描述的那样："本书是由行业内公认的'大师级'骨科医生们提供的最直接、详细的骨科技术。"此后专家们专门编写这本关于手术入路的书，这对于住院医生乃至高年资医生的整个外科生涯都有极高的价值。事实上，我们认为本书的重要意义在于，它强调了"充分显露"是任何外科手术成功的第一步。

本系列丛书成功的一个关键因素是其版式。版式的成功体现在多名作者于写作上的统一。由临床经验丰富的专家们分享他们的技巧与经验，是丛书的基本特征。大量翔实的彩色照片和绘图，将引导读者有步骤地学习；不甚清晰的照片或更为复杂的步骤通过艺术加工予以完善和补充。本书也采用了同样的处理方式。

尽管丛书的前几本都很成功，但内容总是需要修订和更新的。这也是于 2008 年推出的相关手术入路内容的基础。"骨科标准手术技术丛书"从最初的 10 本书发展到现在的 15 本，从第 1 版已更新到第 4 版。

我们觉得更新相关手术入路的内容是一项挑战，因为就其本质而言，随着时间推移，外科手术入路的改进相对较少。因此，在这一版中，我们通过更新一些现有的资料，尤其是手术照片，并将内容扩展至创伤专业，由创伤专家们提供其首选的创伤入路，来增加本书的内容。最后，我们非常幸运能提供一些我们所见过的最好的解剖图片，这将在后面进一步讨论。我们非常感激并有责任维护和促进由编者们多年建立起来的"骨科标准手术技术丛书"的声誉。

我一直很荣幸能成为这一丛书的主编，因为我对这套丛书的价值有着深刻的认识，它能让骨科手术医生全面熟练地掌握手术操作步骤。我们努力的真正价值将继续由这套丛书的成功与批判性接受程度来衡量。我依然要感谢丛书的编辑们和那些忠于丛书风格的贡献者们。事实上，能有机会认识这么多有才华的骨外科医生，并与他们共事，这对我个人来说意义重大。正如我在《髋》第 2 版序言中指出，威廉·梅奥（William Mayo）所言"患者最大的利益是医生唯一所考虑的"最能代表所有这些辛苦努力的最终目的。我们有信心，扩增后的系列丛书能够指导骨科医生在骨外科实践中拥有"患者至上"的崇高信念。

伯纳德·F. 莫利
（Bernard F. Morrey, MD）

前言

"骨科标准手术技术丛书"于20世纪90年代中期问世。原书精选了10个迄今为止经典的关键技术，描述详细并配以插图。之后又新增加了5个主题，涵盖了骨科手术的所有领域，旨在为即将前往手术室的外科医生们提供帮助。

虽然有许多优秀的书籍资源旨在为成功的手术入路提供必要的相关内容，但我们认为本书在两个方面有着显著的不同：一方面，我们关注的是那些专家们正在使用的，并且在面对复杂病情时认为是最有帮助的手术入路；另一方面，本书格式简洁、内容描述详尽，经艺术加工的能逐步展示手术入路的图片贯穿始终。

然而由于手术入路的发展和变化不多，如何能让后续的版本体现其真正的价值呢？我们非常努力地找出了那些我们认为可以改进的章节，即便不是在内容上，也会在图片的清晰度和艺术性上进行修改。另外，我们还增加了一个完整的部分，那就是由创伤专家们提供的他们处理常见创伤的观点或者他们首选的手术入路，并对其优缺点以及相关的经验与教训进行探讨。

本书最显著的特点是具有由西班牙巴塞罗那大学医学院曼纽尔·卢萨·佩雷斯（Manuel Llusa Perez'）和何塞·巴列斯特罗斯－贝当古（Jose Ballesteros–Betancourt）制作并提供的近100张优秀的解剖图片。我们对他们所做出的杰出贡献以及他们在提供这些材料时所表现出的慷慨和奉献精神深表感谢。

与第1版一样，能够继续和我的儿子马修（Matthew）一起工作，对我个人来说也是一个奖励。他作为医学绘图者开始其职业生涯，现在是一名髋关节和膝关节外科医生，在圣安东尼奥的奥迪墨菲退伍军人医院（Audie Murphy VA Hospital）任教，获得了得克萨斯大学健康科学中心（University of Texas Health Science Center）的学术任命。作为一名专业医学绘图者和骨科医生，他能够通过解剖、摄像以及详细的解剖绘图来展示手术入路的基本特征。我真诚地希望所有这些努力能够有助于骨科手术医生的培养和训练。我们努力把握本"丛书"的共同目标：为工作在临床一线的同事们提供有帮助和实用的资料，以提高其处理肌肉骨骼系统问题的能力。我很荣幸有机会编写本书，希望本书对骨科同事们的临床工作能有所帮助。

伯纳德·F.莫利
（Bernard F. Morrey, MD）

致谢

非常感谢来自 Mayo 医学中心我的文稿打字员唐娜·里默斯玛（Donna Riemersma）一直以来的支持，我大部分时间都在得克萨斯州圣安东尼奥的 UTHSC 工作，是她为我提供了全部的文稿打印及秘书服务，以及一些学术上的帮助。如果我还没有全部认识那些参与第 2 版修正或者提供新章节内容的新作者们，那将是我工作上的疏忽，尤其对于那些还要去实验室寻找并提供额外手术素材来帮助修订第 1 版某些内容的医生来说更是如此。这里面也再次包括了来自卢萨（Llusa）和巴列斯特罗斯（Ballesteros）的特别贡献。最后，我必须一如既往地感谢我妻子卡拉（Carla）对我的支持和耐心，言语永远不能充分地表达我对她的感激之情。说实话，我和她都没有想到，在我职业生涯的这个阶段，我们还会积极参与到这样的努力工作中来。所以，我要真诚地感谢她，并永远感激她的爱、理解和支持。

编者名单

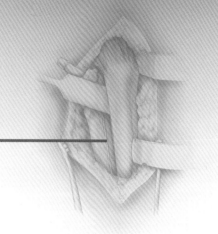

Julie E. Adams, MD
Orthopaedic Surgeon
Department of Orthopaedic Surgery
Mayo Clinic
Rochester, Minnesota

José R. Ballesteros-Betancourt, MD
Laboratory of Macro-Microdissection
Faculty of Medicine
Barcelona University
Department of Orthopaedic Surgery
Hospital Clinic Barcelona
Barcelona, Spain

Christina I. Brady, MD
Resident Physician
Department of Orthopaedic Surgery
University of Texas, Health Science Center San Antonio
San Antonio, Texas

Bayard C. Carlson, MD
Orthopedic Surgery Resident
Department of Orthopaedic Surgery
Mayo Clinic
Rochester, Minnesota

Joseph R. Cass, MD
Consultant
Department of Orthopaedic Surgery
Mayo Clinic
Rochester, Minnesota

Stephen D. Cassivi, MD
Professor of Surgery
Division of General Thoracic Surgery
Mayo Clinic School of Medicine
Surgical Director of Lung Transplantation
William J. von Liebig Transplant Center
Mayo Clinic
Rochester, Minnesota

William P. Cooney III, MD
Professor Emeritus
Department of Orthopaedic Surgery
Mayo Clinic School of Medicine
Mayo Clinic
Rochester, Minnesota

Bradford L. Currier, MD
Professor of Orthopaedic Surgery
Director, Mayo Spine Fellowship
Department of Orthopaedic Surgery
Mayo Clinic
Rochester, Minnesota

Brent R. DeGeorge Jr, MD
Assistant Professor
Plastic Surgery
The University of Virginia Medical Center
Charlottesville, Virginia

Mark B. Dekutoski, MD
Orthopaedic Surgeon
The CORE Institute
Sun City West, Arizona

David G. Dennison, MD
Assistant Professor and Consultant
Department of Orthopaedic Surgery
Mayo Clinic
Rochester, Minnesota

Anil Dutta, MD
Assistant Professor
Department of Orthopaedic Surgery
University of Texas Health Sciences Center
　San Antonio
San Antonio, Texas

Robert K. Eastlack, MD
Director, Spine Fellowship Training Program
Section of Spine Surgery
Division of Orthopaedic Surgery
Scripps Clinic
La Jolla, California

Jason C. Eck, DO, MS
Southeastern Spine
Chattanooga, Tennessee

Brett A. Freedman, MD
Associate Professor
Department of Orthopaedic Surgery
Mayo Clinic
Rochester, Minnesota

Michael J. Gardner, MD
Professor
Department of Orthopaedic Surgery
Stanford University School of Medicine
Redwood City, California

Ziya L. Gokaslan, MD, FAANS, FACS
Gus Stoll Professor of Neurosurgery
Chair, Department of Neurosurgery
Director, Complex Spinal Surgery Fellowship
The Warren Alpert Medical School of Brown
    University
Chief of Neurosurgery
Rhode Island Hospital and The Miriam Hospital
Providence, Rhode Island

Thomas L. Hand, MD
Department of Orthopaedics
UT Health San Antonio
San Antonio, Texas

Bassem Elhassan, MD
Professor of Orthopaedics
Mayo Clinic School of Medicine
Consultant
Department of Orthopaedic Surgery
Mayo Clinic
Rochester, Minnesota

Paul M. Huddleston, MD
Assistant Professor of Orthopaedics and Neurosurgery
Mayo Clinic School of Medicine
Consultant
Department of Orthopaedic Surgery
Mayo Clinic
Rochester, Minnesota

Jeffrey E. Johnson, MD
Professor
Department of Orthopaedic Surgery
Washington University School of Medicine
Chief, Foot and Ankle Service
Director, Orthopaedic Foot and Ankle Fellowship
Department of Orthopaedic Surgery
Barnes-Jewish Hospital at Washington University Medical
    Center
St. Louis, Missouri

Sanjeev Kakar, MD
Professor
Department of Orthopaedic Surgery
Mayo Clinic
Rochester, Minnesota

Ravi A. Karia, MD
Vice Chair, Clinical Affairs
Associate Professor
Department of Orthopaedics
UT Health San Antonio
San Antonio, Texas

Manuel Llúsa-Perez, MD
Professor of Human Anatomy
Laboratory of Macro-microdissection
Faculty of Medicine
Barcelona University
Department of Orthopaedic Surgery
Hospital Vall D'Hebron
Barcelona, Spain

Steven L. Moran, MD
Professor of Plastic Surgery
Professor of Orthopedics
Division of Plastic Surgery
Mayo College of Medicine
Rochester, Minnesota

Bernard F. Morrey, MD
Professor of Orthopaedic Surgery
Mayo Clinic School of Medicine
Emeritus Chairman of Orthopaedics
Mayo Clinic
Rochester, Minnesota
Professor of Orthopaedics
University of Texas Health
San Antonio, Texas

Mark E. Morrey, MD, MSc
Associate Professor
Consultant, Adult Upper Extremity
    Reconstruction
Department of Orthopaedic Surgery
Mayo Clinic
Rochester, Minnesota

Matthew C. Morrey, MD
Ortho San Antonio
Adjunct Associate Professor of
    Orthopaedics
UT Health San Antonio
San Antonio, Texas

Mark W. Pagnano, MD
Professor of Orthopaedics
Mayo Clinic School of Medicine
Consultant in Orthopaedics
Mayo Clinic
Rochester, Minnesota

Benjamin R. Pulley, MD
Orthopaedic Trauma Fellow
Department of Orthopaedic Trauma
Stanford University Medical Center
Palo Alto, California

William Robinson, MD
Resident Physician
Department of Orthopaedic Surgery
Mayo Clinic
Rochester, Minnesota

David S. Ruch, MD
Professor of Orthopaedic Surgery
Department of Orthopaedic Surgery
Duke University School of Medicine
Chief of Hand Division, Orthopaedic Surgery
Department of Orthopaedic Surgery;
    Plastic Surgery
Duke University Medical Center
Durham, North Carolina

Daniel B. Ryssman, MD
Instructor
Department of Orthopaedic Surgery
Mayo Clinic
Rochester, Minnesota

S. Andrew Sems, MD
Consultant, Assistant Professor
Mayo Clinic School of Medicine
Chair, Division of Orthopaedic Trauma Surgery
Department of Orthopaedic Surgery
Mayo Clinic
Rochester, Minnesota

John W. Sperling, MD, MBA
Professor of Orthopaedics
Mayo Clinic School of Medicine
Consultant
Mayo Clinic
Rochester, Minnesota

Eugene F. Stautberg III, MD
Fellow
Department of Orthopaedic Surgery
Washington University School of Medicine
Chesterfield, Missouri
Fellow
Department of Orthopaedic Surgery
Barnes-Jewish Hospital
St. Louis, Missouri

Michael E. Torchia, MD
Associate Professor of Orthopaedics
Department of Orthopaedic Surgery
Mayo Clinic School of Medicine
Consultant for Orthopaedic Surgery
St. Mary's Hospital
Rochester, Minnesota

Luther H. Wolff Jr, MD
Director of Adult Reconstruction and Traumatology
St. Francis Orthopaedic Institute
Columbus, Georgia

Nikolaos P. Zagoreos, MD
Orthopaedic Hand Fellow
Department of Surgery
Duke University
Durham, North Carolina

Scott Zietlow, MD
Associate Professor of Surgery
Mayo Clinic School of Medicine
Chair, Division of Trauma, Critical Care, and General
    Surgery
Mayo Clinic
Rochester, Minnesota

目录

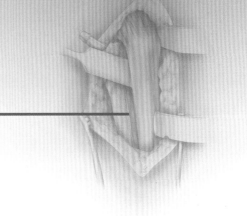

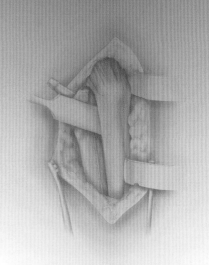

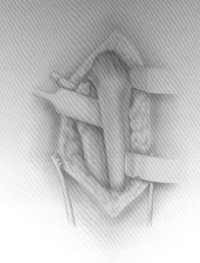

第 I 部分　上肢

手与腕

第 1 章　手掌与手指背侧入路

Brent R. DeGeorge Jr, Sanjeev Kakar

解剖基础

手掌与手指背侧有多种手术入路，然而，最重要的是了解深面的软组织解剖，以获得最佳的骨显露（图 1.1）。在掌指关节（MCP）近端，各指总伸肌（EDC）肌腱之间存在相对应的连接带，称为 "腱间结合"。虽然有报道指出指总伸肌肌腱的排列存在变异，但是在掌指关节水平其排列一般如下：示指——单束指总伸肌肌腱，位于指总伸肌肌腱尺侧的单束固有伸肌肌腱；中指——单束指伸肌肌腱；环指——双束指总伸肌肌腱；小指——无指总伸肌肌腱，为双束小指固有伸肌（EDM）肌腱。伸肌肌腱矢状束源于掌指关节掌板和掌骨间韧带，进入指背腱膜，汇聚形成伸肌结构（图 1.2A、B）。它们通过汇入指总伸肌肌腱背侧，达到延伸掌指关节的作用。指总伸肌肌腱在近侧指骨间关节（PIP）附近分裂成中央束（附着于中节指骨基底部）和两支外侧束（联合蚓状肌和骨间肌肌腱在近节指骨水平形成联合外侧带）。联合外侧带通过中节指骨上的三角韧带相互连接，并在远节指骨基底部水平处参与形成末端肌腱。

桡神经感觉浅支（SBRN）在肱桡肌和桡侧腕伸肌之间的桡骨茎突近端约 9cm 处穿过前臂筋膜，并在手腕水平分成 5~6 个分支之前分成桡侧支和尺侧支。桡神经感觉浅支位于浅表静脉结构的深面，支配桡侧拇指至中指 / 环指近端指骨间关节水平的背侧感觉。尺神经在尺骨头近端约 6cm 处发出尺神经背侧感觉分支（DSBUN），在尺骨头水平处的尺神经背侧感觉分支位于中矢状轴上，随后于浅表静脉结构的深面向远端和背侧延伸，支配环指和小指的背侧感觉。

拇指背侧感觉由桡神经感觉浅支的终末支——桡背侧和尺背侧指神经支配，它们穿过掌指关节后分别位于内收肌和外展肌腱膜的浅面。内收肌腱膜延伸至拇收肌，并发出横向和斜向纤维，插入拇长伸肌（EPL）肌腱中。其深处是尺侧副韧带（UCL），与掌指关节囊背侧融合。

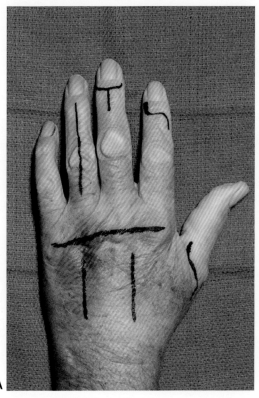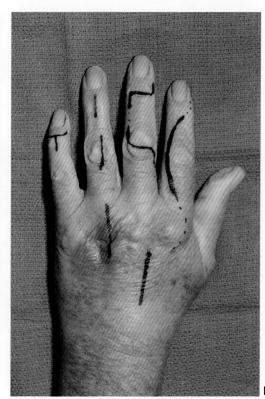

图 1.1 （A，B）手掌和手指的各种背侧入路切口

患者体位

患者取仰卧位于手术台上，手臂外展于有衬垫的手桌上。手臂旋前并固定在蓝色布单上。

麻醉方式

根据患者情况、预计手术时长、患者和手术医生的意愿，可以考虑采用包括清醒下局部麻醉（基本技术）、监测麻醉、区域阻滞麻醉或全身麻醉中的任何一种麻醉方式。

止血带

对于近节指骨近端的手术，可根据手术医生的偏好和手术时长，于上臂、前臂或腕部放置带衬垫的充气止血带。止血带的压力设置应刚好超过术中收缩压即可，以防止突破性出血并提高患者的舒适度，尤其是在患者清醒状态下的手术中。对于完全清醒的局部麻醉手术，止血带可以放置于前臂并予衬垫适当充填，术中不充气或者由手术医生决定不使用止血带。

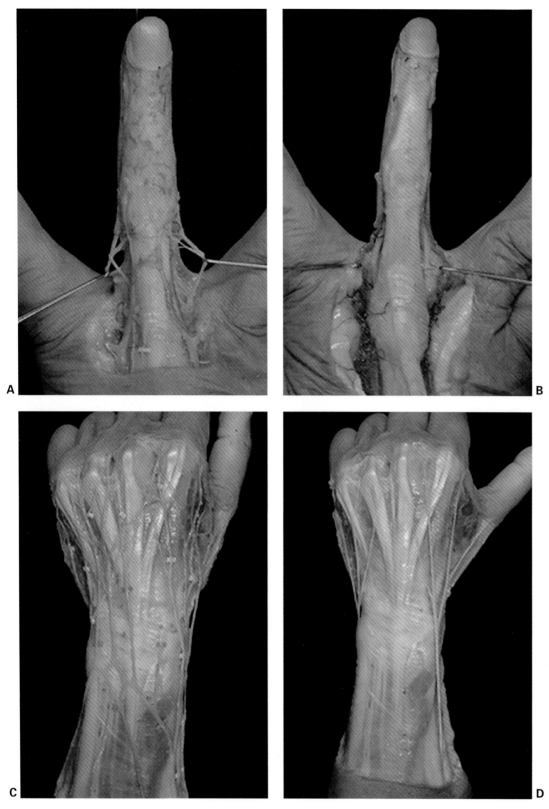

图 1.2　手掌和手指的背侧解剖。(A) 手指的背面观。注意神经血管束背侧分支的走行。(B) 手指的背面观。注意伸指肌肌腱扩张部的纤维走行。(C) 手和腕的背面观。注意，蓝色标记表示浅表静脉结构，黄色标记表示浅表感觉神经。此图提示浅表静脉结构刚好位于浅表感觉神经的浅面。(D) 手和腕的背面观。此图中已去除浅表静脉结构

掌指关节背侧入路

适应证

适用于掌骨头或近节指骨基底部的关节融合术、关节成形术，伸肌结构的修复或重建，以及关节内骨折的处理。

体表标志

通过掌指关节屈伸运动确认伸肌机构的位置和中心。识别并钝性分离术区中的浅表静脉结构，或者行预防性的止血处理以防止止血带松开后出现明显的出血。屈伸掌指关节时，在伸肌结构的两侧可触及掌指关节边线。

具体方法

单个掌指关节显露，可以在掌指关节背侧行直的或弧形的纵向切口（图 1.3）。对于多根掌骨的显露，如多个掌指关节成形术中，可以采用横向切口跨越各掌指关节。通过皮肤和皮下组织进行解剖。浅表静脉结构可以从周围组织钝性剥离，置于邻近的掌骨头之间保护。注意识别并保护桡神经感觉浅支和尺神经背侧感觉分支（图 1.3B1、B2）。显露背侧伸肌结构（图 1.3C）。掌指关节背侧可通过对指总伸肌肌腱行分裂入路直接显露（图 1.4），或者通过尺侧矢状束显露（图 1.3D~H），最终呈叠瓦状有利于促进肌腱集中。可以采用横向切口切开背侧关节囊，同时保护侧副韧带。

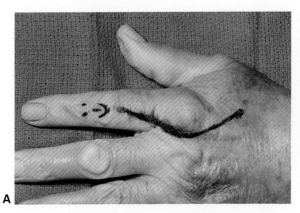
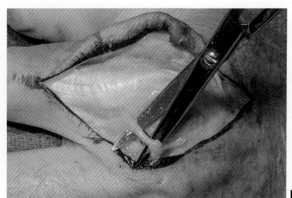

图 1.3 （A~H）经矢状束背侧入路显露掌指关节

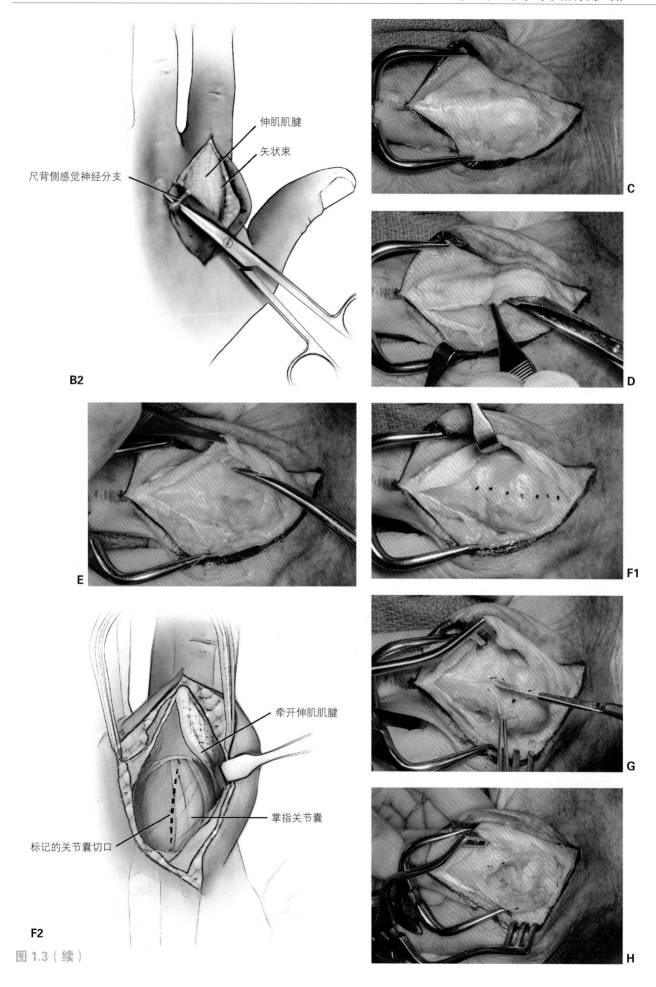

尺背侧感觉神经分支

伸肌肌腱

矢状束

B2

C

D

E

F1

牵开伸肌肌腱

掌指关节囊

标记的关节囊切口

F2

G

H

图 1.3（续）

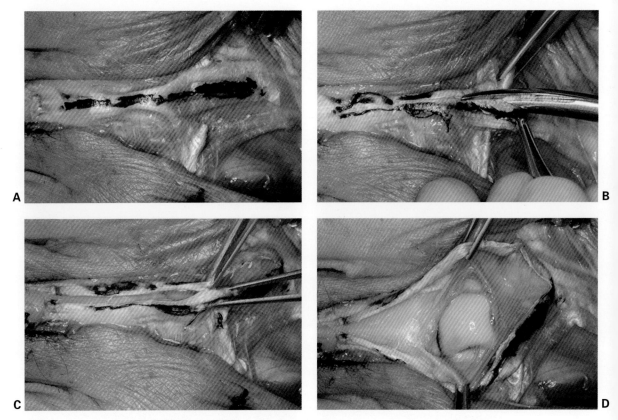

图 1.4　（A~D）经指总伸肌肌腱分裂入路显露掌指关节背侧

近侧指骨间关节背侧入路

适应证

适用于近节指骨髁突或中节指骨基底部的关节融合术、关节成形术，伸肌结构中央束的修复或重建，以及关节内骨折的处理。

体表标志

通过屈伸近侧指骨间关节（PIP），可于中央束附着处的桡侧或尺侧触及近侧指骨间关节关节边缘。中央束的连续性可以在术前通过 Elson 测试进行评估：将患者的近侧指骨间关节完全屈曲，患者抗阻力主动伸展近侧指骨间关节。阳性结果提示中央束损伤，表现为近侧指骨间关节伸展无力，并且因继发于外侧束和末端肌腱的力量传递，远侧指骨间关节（DIP）呈固定伸展位。

具体方法

可以在近侧指骨间关节背侧行直的或弧形的纵向切口（图 1.5A）。通过皮肤和皮下组织进行钝性分离，同时保留浅表静脉结构。注意识别和保护桡神经感觉浅支和尺神经背侧感觉分支。显露背侧伸肌结构，可见中央束和外侧束（图 1.5B~D）。下文将介绍 4 种入路显露近侧指骨间关节背侧。

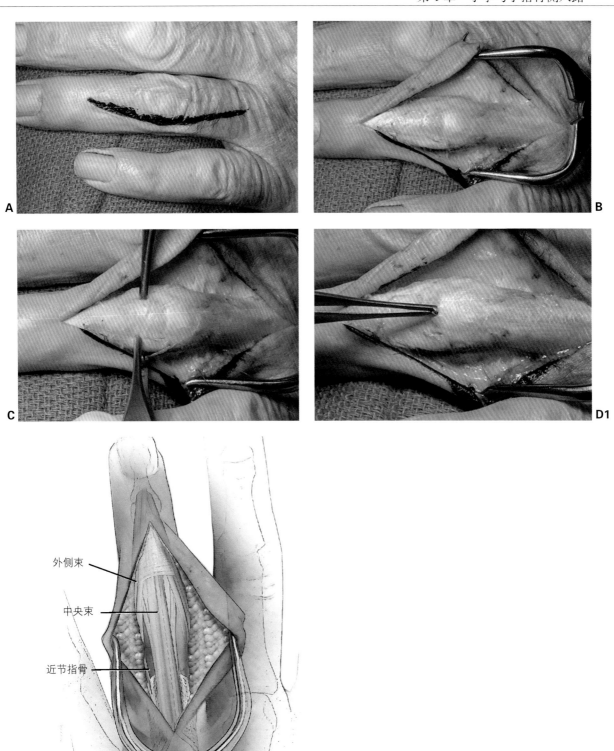

图 1.5　（A~D）近侧指骨间关节背侧入路

Chamay 入路

一个以远端为基部的长三角形腱瓣，其基部覆盖于中节指骨的中央束止点，顶点位于完整的外侧束内侧，并且 "V" 形瓣的长度始于近节指骨近端 1/3 交界处（图 1.6）。从近端向远端掀起肌腱瓣，保留中节指骨上的中央束止点。

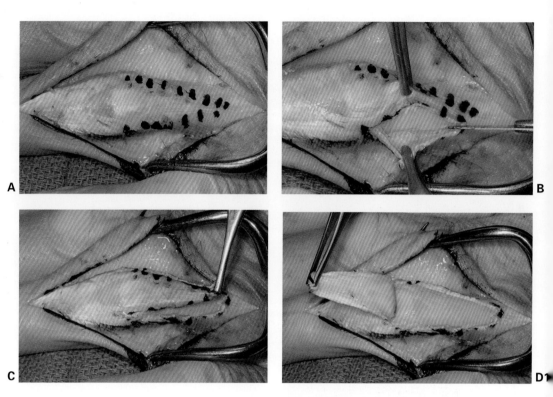

Chamay 入路

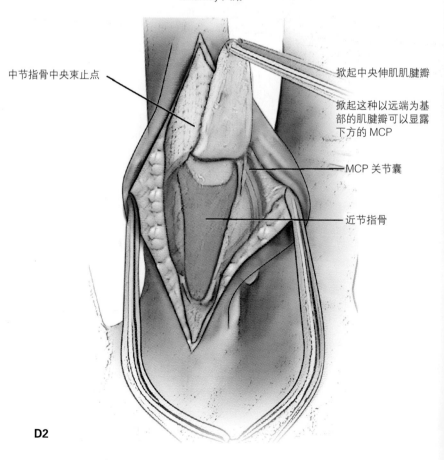

图 1.6 （A~D）近侧指骨间关节的 Chamay 入路

指伸肌肌腱分裂入路

沿伸肌结构走行于近节指骨水平分裂直至其附着于中节指骨基底部（图 1.7）。然后屈曲近侧指骨间关节，允许伸肌机构在近节指骨头髁上半脱位。必须注意防止中央束止点的意外脱离。

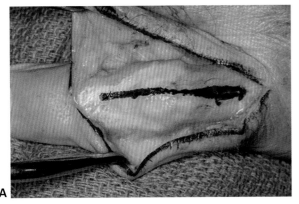

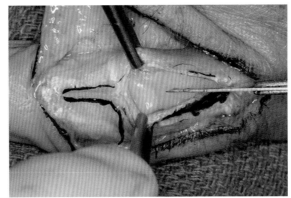

指伸肌肌腱分裂入路

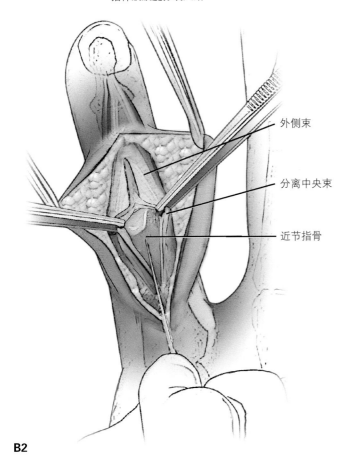

外侧束

分离中央束

近节指骨

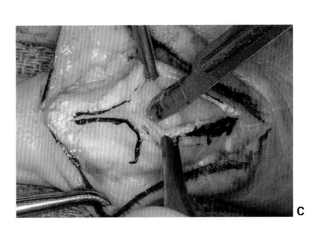

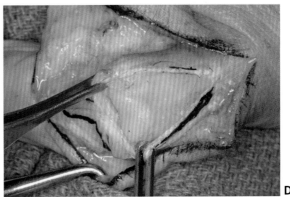

图 1.7　（A~D）近侧指骨间关节的指伸肌肌腱分裂入路

中央束和外侧束间隙入路

利用中央束和外侧束之间的间隙，可进入近侧指骨间关节，此入路适用于关节冲洗、清创术或关节成形术（图 1.8）（然而该入路术野有限）。在中央束与外侧束间隙之间行纵向切口。牵开中央束和外侧束，可直视背侧关节囊和关节。然后屈曲近侧指骨间关节，可进一步显露关节。

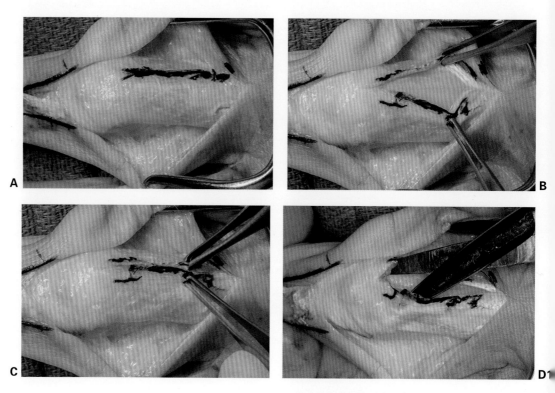

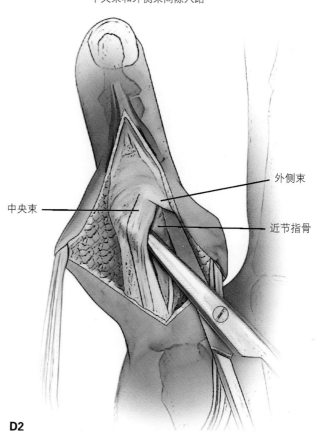

中央束和外侧束间隙入路

外侧束

中央束

近节指骨

图 1.8 （A~D）近节指骨和近侧指骨间关节的中央束和外侧束间隙入路

D2

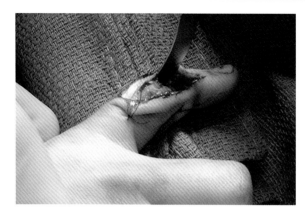

图 1.9　近节指骨的外侧束侧方入路

外侧束侧方入路

该入路可用于创伤性的骨折固定，但是其提供近侧指骨间关节的术野有限（图 1.9）。使用钝性探针于中轴平面插入外侧束以外的横韧带深面，并小心地进行纵向分离，以避免损伤侧副韧带。可将外侧束和伸肌肌腱牵向背侧，以显露背侧关节囊和近侧指骨间关节。然后屈曲近侧指骨间关节，可获得进一步显露。

远侧指骨间关节背侧入路

适应证

适用于远侧指骨间关节（DIP）的关节融合术，伸肌结构的修复或重建，黏液囊肿或骨赘的切除，以及关节内骨折的处理。

体表标志

指总伸肌肌腱末端肌腱止点和生发基质近端之间的平均距离约为 1.3mm。甲周皮的结构如下：甲周围表皮——侧方甲褶，包绕甲板；甲床——指甲板远端掌侧的甲下皮，提供抗菌保护；甲上皮——位于甲褶背侧，增加不断生长的指甲板光泽；月牙——近端指甲在甲褶远端形成的新月形白弧，标志着保留指甲基质细胞核的远端范围；无菌基质——月牙远端，有助于指甲黏附；生发层——位于月牙近端，负责大部分指甲生长。

具体方法

根据手术需要或术者的偏好，有多种远侧指骨间关节背侧入路切口方式可供选择，包括简单的"S"形切口、"H"形切口或酒杯形切口（图 1.10A~D）。然而，无论选择何种切口，至关重要的是在使用拉钩时应小心地牵拉皮肤，减少对皮肤的挤压，以免切口出现愈合问题。覆盖末端肌腱的皮肤浅薄，皮下脂肪极少，切开时需谨慎。生发层近端距离指总伸肌肌腱止点远端的距离刚刚超过 1mm，因此在处理肌腱末端时，应避免损伤生发层以防止指甲畸形生长。在黏液囊肿或骨赘的切除中，可于末端肌腱侧方显露远侧指骨间关节。在关节融合术中，可以掀起以远端为基底部的末端肌腱瓣覆盖融合的关节，在手术结束时再进行修复（图 1.10E~H）。

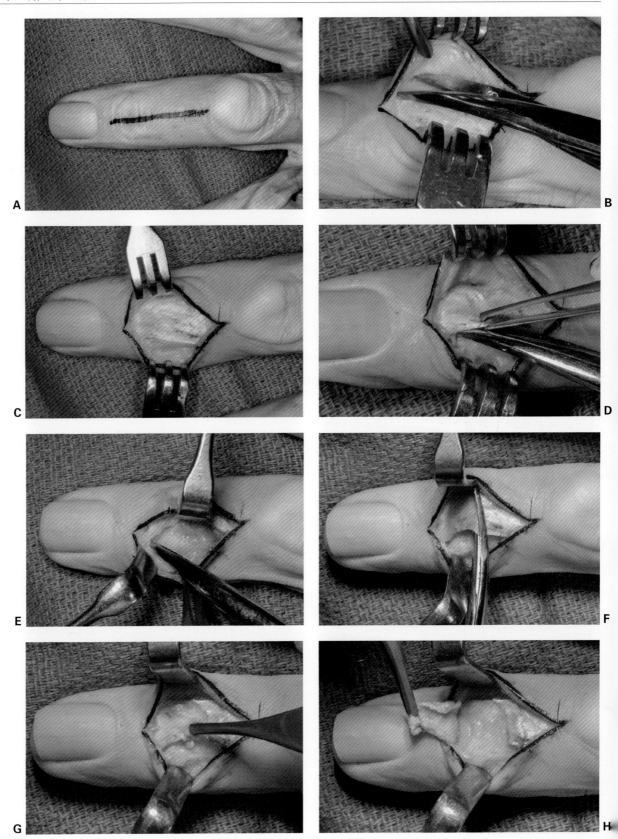

图 1.10 （A~H）远侧指骨间关节背侧入路

拇指尺侧副韧带背侧入路

适应证

适用于拇指掌骨头或近端指骨基部撕脱性骨折，以及尺侧副韧带撕脱伤的处理。

体表标志

拇指掌指关节（MCP）的关节边缘可通过屈曲和伸展掌指关节时触及。外翻和内翻应力试验可在掌指关节完全伸展或屈曲 30° 位时进行，以分别评估附件和相应的侧副韧带完整性。

具体方法

在拇指掌指关节的尺侧做一个简单的"S"形切口或稍微弯曲的切口，要求平行于侧副韧带的轴线（图 1.11A）。如有需要，确保手术切口能允许经掌侧显露掌侧板十分重要。通过皮肤和皮下组织进行解剖。可以从周围组织中钝性分离出浅表静脉结构并尽量予以保护。注意识别并保护桡神经感觉浅支的分支（图 1.11B）。应识别背侧拇长伸肌（EPL）肌腱。拇内收肌及其腱膜呈扇形排列成横向、斜向纤维，并显露至其附着区（图 1.11C、D）。然后将钝性探针从近端到远端于内收肌腱膜深面穿过，继而纵向切开，在拇长伸肌上预留 2~5mm 的腱膜囊以便稍后修复。将拇长伸肌牵向背侧，以显露深部的背侧关节囊和侧副韧带（图 1.11E、F）。随后可以纵向切开关节囊，注意保护侧副韧带结构的完整性（图 1.11G、H）。屈曲拇指掌指关节，同时将拇长伸肌牵向背侧，有助于拇指掌指关节的显露。

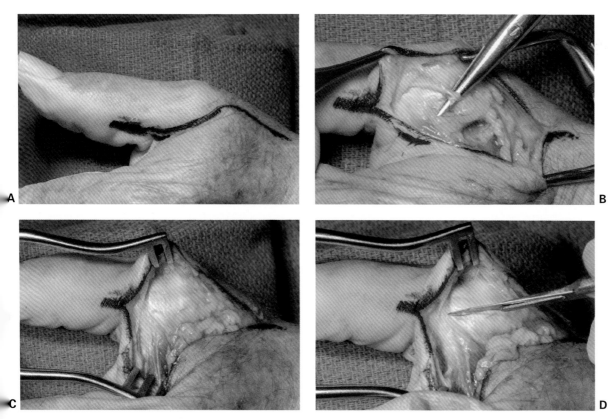

图 1.11　（A~H）拇指尺侧副韧带背侧入路

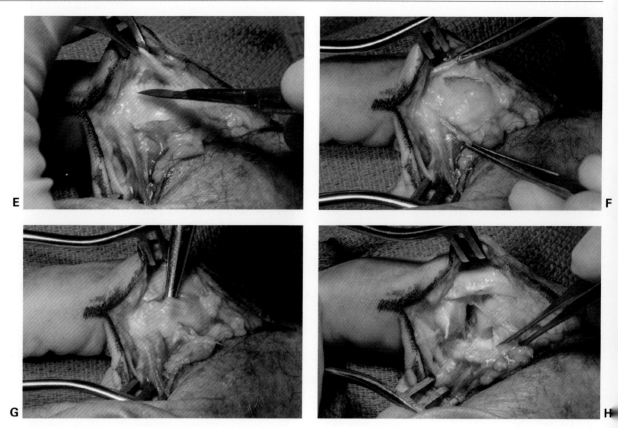

图 1.11（续）

掌骨干背侧入路

适应证

适用于掌骨干和颈部的截骨矫形或骨折的处理。

体表标志

从掌骨头近端到腕部，指总伸肌（EDC）肌腱于尺侧汇聚于腕关节近端的 Lister 结节。

具体方法（图 1.12）

在标记的掌骨上方做一个直的纵向切口。如果需要显露两根掌骨，可于两者之间切开，分离皮肤和皮下组织进入。可以从周围组织中钝性分离浅表静脉结构，并尽可能予以保护。注意识别并保护桡神经感觉浅支和尺神经背侧感觉分支，尤其是第 4、第 5 掌骨。牵开指总伸肌肌腱以显露深部的掌骨干。在远端显露中，可以将腱间结合牵向远端或者偶尔切开。如果切开腱间结合，则在关闭切口时必须修复腱间结合以防止指总伸肌肌腱半脱位。然后将骨膜纵向切开并向侧方掀起，以最小的骨间肌提拉骨膜高度获得必要的显露。

经验

- 在设计手指手术切口时，应防止关键的感觉区域如抓捏部位和手的尺侧缘出现瘢痕敏感。设计切口时应允许适当地延伸。然而由于背侧皮肤比掌侧皮肤活动性更大，因此通过较小的切口也能获得足够的显露。

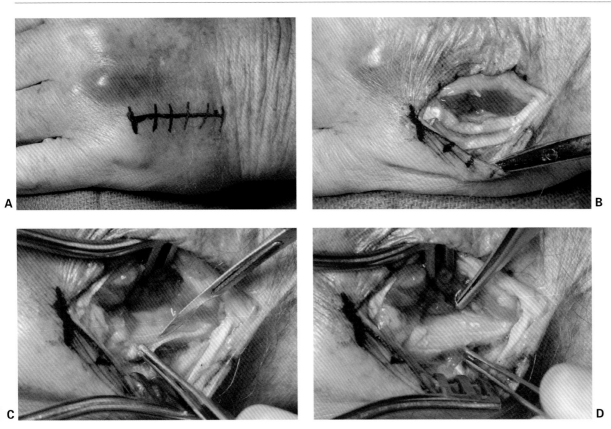

图 1.12　（A～D）掌骨干背侧入路

- 在所有手掌和手指的背侧入路中，预防神经损伤至关重要。在识别感觉神经后，可以用血管环保护，以防止使用牵开器或自动装置导致的意外牵拉伤。
- 当尺侧副韧带损伤合并 Stener 损伤时，尺侧副韧带残端将向内收肌腱膜的背侧移位，这将表现为内收肌腱膜背侧的出血性结节。

教训

- 在显露远侧指骨间关节时，末端肌腱止点远端的操作可能会导致难以纠正的指甲畸形。
- 自动牵开器可以简化手掌和手指的背侧入路，但是可能会意外损伤浅表感觉神经，导致短暂的感觉异常。

并发症

- 短暂的感觉异常可能是因为浅表感觉神经的意外牵拉伤所致。
- 指甲畸形可能与末端肌腱止点的分离有关。
- 未正确诊断中央束损伤并予以修复可能导致难以矫正的钮孔畸形发生。

参考文献

[1] von Schroeder HP, Botte MJ, Gellman H. Anatomy of the juncturae tendinum of the hand. J Hand Surg [Am]. 1990;15(4):595-602. http://www.ncbi.nlm.nih.gov/pubmed/2380523. Accessed July 24, 2017.

[2] von Schroeder HP, Botte MJ. Functional anatomy of the extensor tendons of the digits. Hand Clin. 1997;13(1):51-62. http://www.ncbi.nlm.nih.gov/pubmed/9048183. Accessed July 24, 2017.

[3] Robson AJ, See MS, Ellis H. Applied anatomy of the superficial branch of the radial nerve. Clin Anat. 2008;21(1): 38-45. doi: 10.1002/ca.20576.

[4] Naik AA, Hinds RM, Paksima N, Capo JT. Risk of injury to the dorsal sensory branch of the ulnar nerve with percutaneous pinning of ulnar-sided structures. J Hand Surg [Am]. 2016;41(7):e159-e163. doi: 10.1016/j.jhsa.2016.04.008.

[5] Carlson MG, Warner KK, Meyers KN, Hearns KA, Kok PL. Anatomy of the thumb metacarpophalangeal ulnar and radial collateral ligaments. J Hand Surg [Am]. 2012;37(10):2021-2026. doi: 10.1016/j.jhsa.2012.06.024.

[6] Sarfani S, Cantwell S, Shin AY, Kakar S. Challenging the dogma of tourniquet pressure requirements for upper extremity surgery. J Wrist Surg. 2016;5(2):120-123. doi: 10.1055/s-0036-1571281.

[7] Elson RA. Rupture of the central slip of the extensor hood of the finger. A test for early diagnosis. J Bone Joint Surg Br. 1986;68(2):229-231. http://www.ncbi.nlm.nih.gov/pubmed/3958008. Accessed July 24, 2017.

[8] Chamay A. A distally based dorsal and triangular tendinous flap for direct access to the proximal interphalangeal joint. Ann Chir Main. 1988;7(2):179-183. http://www.ncbi.nlm.nih.gov/pubmed/3190311. Accessed July 24, 2017.

第 2 章　腕关节背侧入路

Julie E. Adams

　　腕关节背侧入路适于治疗骨折、脱位、韧带损伤、肌腱炎或肌腱变性、关节炎及其他病症。此外，还可用于骨间后神经（PIN）的重建、修复、松解，以及骨间前神经（AIN）的切断。

解剖基础

　　腕背侧皮肤浅薄，易于显露。腕背侧皮肤、皮下组织松弛。浅筋膜细薄，覆盖于腕背侧，包裹脂肪与纤维层、皮神经、静脉、淋巴管。手部静脉回流很大程度上依赖于皮下血管，显露腕关节时应尽可能保留皮下血管，以利于静脉回流。背侧神经、皮下静脉应与皮肤及皮下组织一同掀起。手背侧皮肤受桡神经浅支和尺神经背侧感觉支的支配，解剖变异时还可受不规则分布的前臂外侧和背侧皮神经支配。显露时应注意辨认并尽量保护这些皮神经。虽然可以使用襻式血管夹隔离、保护这些神经，但是应尽量避免游离神经，置于全厚皮瓣中可以获得更好的保护。

　　伸肌支持带是随后遇到的深层结构（图 2.1）。支持带深面有纤维隔连至桡骨骨膜，形成 6 个背侧间室，容纳腕及手指伸肌肌腱通过。Palmer 等研究了腕部伸肌支持带的解剖和生物力学。纤维性增厚的前臂筋膜呈束带状覆盖腕关节背侧面，并与腕掌侧韧带及手掌部背侧筋膜相延续。支持带发出纤维隔向掌侧穿至桡骨骨膜或腕关节囊背侧，形成 5 个骨纤维通道和 1 个纤维性通道（第 5 间室）。从桡侧向尺侧依次形成如下间室。背侧第 1 间室（可能有亚间室容纳拇短伸肌）：拇长展肌和拇短伸肌肌腱；背侧第 2 间室：桡侧腕长伸肌（ECRL）肌腱、桡侧腕短伸肌（ECRB）肌腱；背侧第 3 间室：拇长伸肌（EPL）肌腱；背侧第 4 间室：指总伸肌（EDC）肌腱和示指固有伸肌（EIP）肌腱；背侧第 5 间室：小指伸肌（EDM）肌腱；背侧第 6 间室：尺侧腕伸肌（ECU）肌腱。

　　腕关节囊位于伸肌肌腱深面，由韧带组织和非韧带组织构成。腕背侧韧带主要包括桡尺背侧韧带、桡腕背侧韧带（DRC）和腕骨间背侧韧带（DIC）。桡尺背侧韧带起自桡骨半月切迹背侧缘，经桡尺远侧关节（DRUJ）止于尺骨头和尺骨茎突，参与构成尺侧腕伸肌下鞘和三角纤维软骨复合体（TFCC）。类似的，桡腕背侧韧带起自 Lister 结节尺侧，斜跨桡腕关节附着于月状骨背侧角，参与构成菲薄的月三角骨间韧带。腕骨间背侧韧带与桡腕背侧韧带会合于三角骨附着部，经三角骨斜向远端止于手舟骨远端 1/2 背侧和小多角骨背侧皮质（图 2.2）。为显露腕关节背面，采用保留韧带入路，沿桡三角背侧韧带和腕骨间背侧韧带分离，掀起以桡侧为基底的背侧关节囊瓣（Mayo 瓣）。

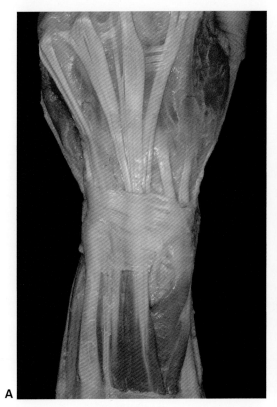
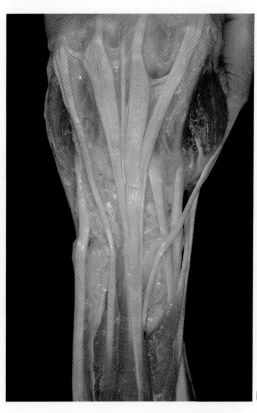

图 2.1 （A）伸肌支持带将伸肌腱分成 6 个间室包裹。（B）去除伸肌支持带，可显露各伸肌肌腱

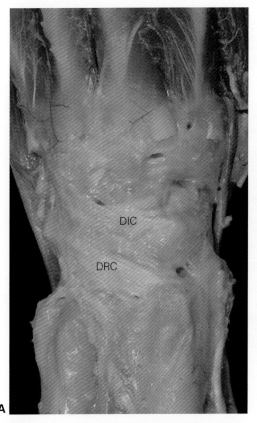
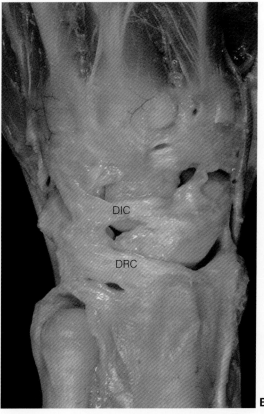

图 2.2 （A）腕关节囊及其构成韧带：腕骨间背侧韧带（DIC）、桡腕背侧韧带（DRC）。（B）掀开囊瓣，保留韧带部分

背侧手术入路

体位

患者取仰卧位，前臂旋前。可采用手臂取血，用止血带止血。

体表标志

浅表标志可以触及。当手和前臂位于解剖位时，桡骨茎突位于外侧，尺骨茎突位于内后方。尺侧腕伸肌（ECU）肌腱位于尺骨茎突桡背侧沟内。8 块腕骨在远端分两行排列（图 2.3）。拇指外展时可显示鼻烟窝轮廓，手舟骨位于其底部，尺侧偏腕可使其从桡骨茎突下方向外移出而可触及。Lister 结节或桡骨背侧结节位于桡骨背侧距离茎突 1/3 处。舟月联合和桡月关节（及舟月韧带）位于 Lister 结节远端（约 1cm），在 Lister 结节远端约 1cm 处可能触及一软点，即为桡腕关节。在腕骨间关节的桡侧、舟月间隔的远端 1cm 处，还有一个软组织凹陷（图 2.4）。头状骨位于第 3 掌骨基底。腕关节中立位时，可摸到头状骨凹窝。

技术操作

纵向或横向皮肤切口均可选择。我们偏好纵向切口，因其可向远端和近端延伸（图 2.5）。可选择尺桡骨中心线切口：根据病灶位置纵行，向桡腕关节近侧延伸 2~3cm，向 Lister 结节远侧延伸 2cm。虽然纵向切口垂直于 Langer 线，但是几乎不存在

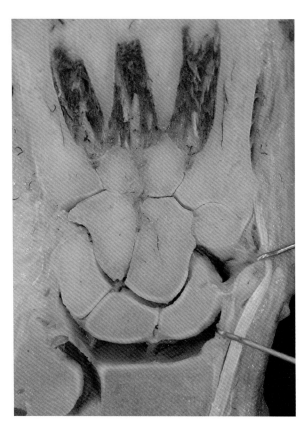

图 2.3　8 块腕骨分成远、近两行排列，该冠状面不能显示大多角骨和豌豆骨

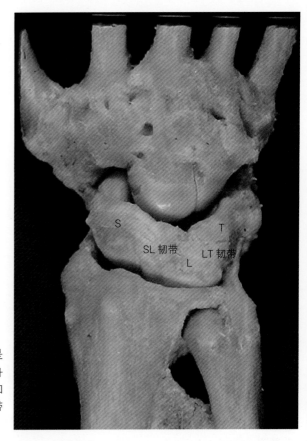

图 2.4　深部解剖显示骨间韧带，尤其是在手舟骨（S）和月骨（L）之间走行的舟月骨间韧带（SL 韧带），以及在月状骨和三角骨（T）之间走行的月三角骨间韧带（LT 韧带）

切口挛缩问题。因为腕背侧皮肤松弛，纵向瘢痕较少见。也可采用稍带弧度的横向切口，与 Langer 线方向一致，弧面朝向远端（图 2.6）。该切口可由桡骨茎突延长至尺骨茎突，以充分显露腕掌关节及桡骨干骺端。

至伸肌支持带表面做全厚皮瓣（图 2.7）。仔细辨认并保护桡神经浅支、尺神经背侧感觉支和所有背侧静脉，并将它们与皮瓣一同掀起。这与手掌面的显露不同，手掌面皮瓣掀起时需要分离神经血管结构。

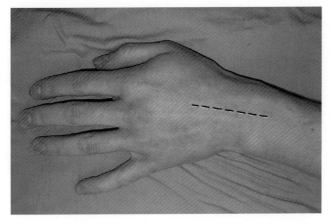

图 2.5　推荐腕正中纵向切口。几乎不会出现切口挛缩问题

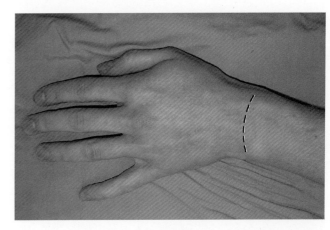

图 2.6　也可采用经 Langer 线横向切口。此切口可由桡骨茎突延长至尺骨茎突，以充分显露腕掌关节及桡骨干骺端

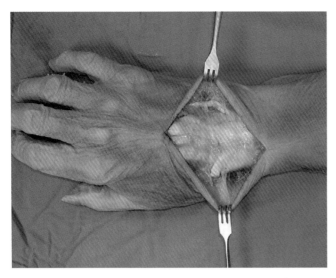

图 2.7　至伸肌支持带表面做全厚皮瓣。仔细辨认并保护桡神经浅支、尺神经背侧感觉支和所有背侧静脉，并将它们与皮瓣一同掀起

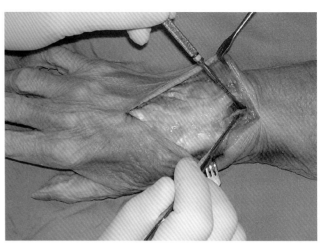

图 2.8　显露骨间后神经（PIN），于伸肌支持带近侧 2cm 处做神经切除

　　如果病变位于伸肌肌腱，应切开覆盖相应间室的支持带。如果要切除骨间后神经（PIN），要向伸肌支持带近侧 2cm 深层切开（图 2.6）。切开相应前臂深筋膜。骨间后神经可根据其进入第 4 伸肌间室来辨认。在该水平可切除 2cm 节段的纯感觉神经（图 2.8，图 2.9）。骨间后神经和骨间后动脉纵向伴行。骨间后神经在近侧支配拇长伸肌（EPL）肌腱和示指固有伸肌（EIP）肌腱。在该水平骨间后神经离开骨间后动脉，于筋膜下方沿桡骨尺侧缘走行至骨间膜。至 Lister 结节水平骨间后神经毗邻背侧第 3 间室尺侧缘，然后向远端随骨间前动脉通过桡腕关节。至舟月骨间韧带水平，骨间后神经发出分支进入末梢伸肌肌腱，以感觉和本体觉神经纤维支配腕背侧关节囊及韧带。通过切断骨间后神经（和骨间前神经），可能会缓解与舟月骨间韧带和邻近关节囊相关的疼痛。

　　为进入腕关节，需纵向切开覆盖第 3 间室的伸肌支持带，近端起于前臂深筋膜，远端止于支持带远侧缘（图 2.10）。向桡侧牵开背侧第 3 间室内的拇长伸肌（EPL）肌腱。从骨膜下掀起第 4 伸肌间室，或分离第 3、第 4 间室的纵隔，掀起以尺侧为基底的囊瓣（图 2.11）。该方法受限于第 5、第 6 间室的纵隔。伸肌支持带可从 Lister 结节向桡侧牵开，显露第 2 间室。然后于伸肌支持带深面向桡侧牵开桡侧腕短伸肌（ECRB）和桡侧腕长伸肌（ECRL），于伸肌支持带浅面向桡侧牵开拇长伸肌肌腱。这样能够显露约 90% 的腕背侧（图 2.12）。

　　切开、牵拉腕关节囊，进入病灶。拟行腕关节囊切开时应谨慎，如切开不当，损伤关节囊背侧韧带，会影响关节稳定性，并因瘢痕形成导致关节活动受限。如保留组织过少，则不利于缝合。与皮肤切口方向一致的简单横向或者更常见的纵向切开关节囊，一般都能满足手术需要，能提供良好的术野，尤其适合于矫形手术、部分或完全腕关节融合或其他手术。此外，在修复重建手术中，也可以采用保留韧带的关节囊切开术，关节囊切口平行于腕背侧韧带，这将在后文中讲述。

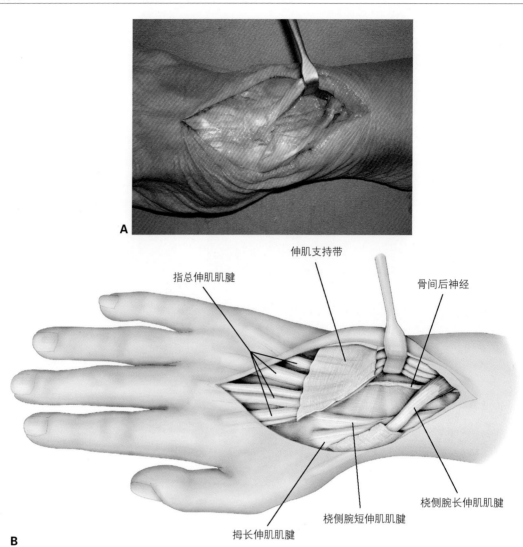

图 2.9 （A，B）骨间后神经（PIN）可根据其进入第 4 伸肌间室来辨认。在该水平可切除 2cm 长的感觉神经，以达到切除骨间后神经的目的

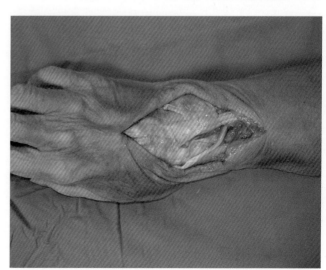

图 2.10 为进入腕关节，需纵向切开覆盖第 3 间室的伸肌支持带。近端起于前臂深筋膜，远端止于支持带远侧缘

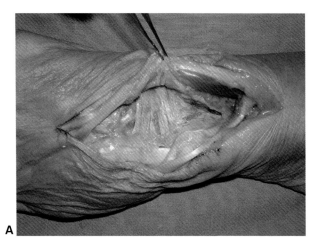

A

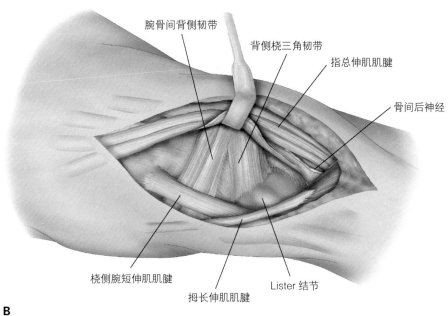

腕骨间背侧韧带

背侧桡三角韧带

指总伸肌肌腱

骨间后神经

桡侧腕短伸肌肌腱

拇长伸肌肌腱

Lister 结节

B

图 2.11　（A，B）向桡侧牵开背侧第 3 间室内的拇长伸肌（EPL）肌腱。从骨膜下掀起第 4 伸肌间室，或分离第 3、第 4 间室的纵隔，掀起以尺侧为基底的囊瓣

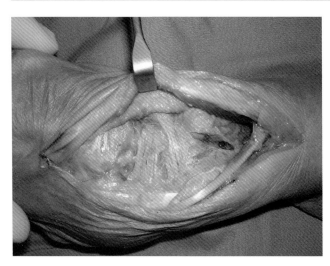

图 2.12　于伸肌支持带深面向桡侧牵开腕长伸肌（ECRL）肌腱，于伸肌支持带浅面向桡侧牵开拇长伸肌（EPL）肌腱。这样能够显露约 90% 的腕背侧

桡侧关节囊的切开

桡侧关节囊切开后可显露桡腕关节桡侧 2/3 及大部分腕骨间关节。沿桡腕背侧韧带和腕骨间背侧韧带的纤维走行方向，于韧带中线切开（图 2.13）。沿桡骨背侧缘延续至桡骨茎突，形成保留桡侧边的三面梯形瓣。然后自三角骨背面锐性分离囊瓣，使其掀离月状骨和手舟骨。注意避免损伤月三角骨间韧带和舟月骨间韧带。至手舟骨背侧缘时应停止分离，以避免损伤手舟骨的血供。

清理所有松散的滑膜组织，可显露月状骨、手舟骨、舟月骨间韧带、桡腕关节背侧面、月三角关节、头状骨和三角骨近端、钩状骨。向桡侧延伸切口还可显露大多角骨近端、小多角骨，以及手舟骨 – 大多角骨 – 小多角骨关节（STT 关节）。牵引腕关节尚可显露桡腕关节掌侧关节囊及腕骨间韧带。使用 3–0 可吸收线按"8"字法或水平褥式法可以很容易地缝合囊瓣。

尺侧关节囊的切开

该入路可显露月状骨和三角骨的近端、桡腕关节尺侧。皮肤及皮下分离可采用上述桡腕关节桡侧囊切开方法（图 2.14）。或者只采用尺侧半横切口，切开第 5 间室表面的伸肌支持带，向尺侧牵开小指固有伸肌（EDM）肌腱。需扩大显露时可切开第 4、第 5 背侧间室间的纵隔，进入第 4 间室，并向桡侧牵开指总伸肌（EDC）肌腱和示指固有伸肌（EIP）肌腱。

为显露需要，可于三角骨水平辨认第 5、第 6 间室的纵隔并向尺侧牵开，或者松解伸肌支持带尺侧后，将其从桡侧 Lister 结节牵向尺侧第 6 伸肌间室。

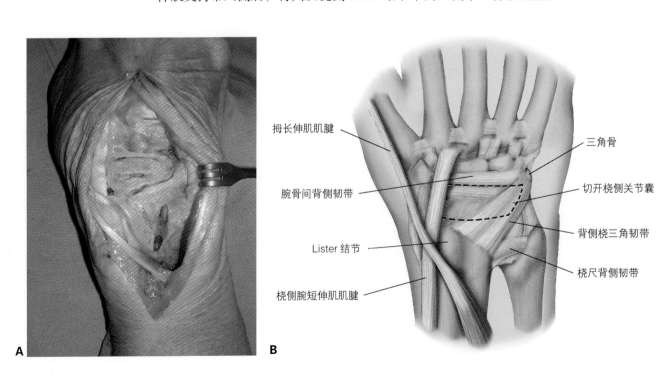

拇长伸肌肌腱

腕骨间背侧韧带

Lister 结节

桡侧腕短伸肌肌腱

三角骨

切开桡侧关节囊

背侧桡三角韧带

桡尺背侧韧带

A　　**B**

图 2.13 （A，B）沿桡腕背侧韧带和腕骨间背侧韧带的纤维走行方向，于韧带中线切开。沿桡骨背侧缘延续至桡骨茎突，形成保留桡侧边的三面梯形瓣。然后自三角骨背面锐性分离囊瓣，使其掀离月骨和手舟骨。注意避免损伤月三角骨间韧带和舟月骨间韧带

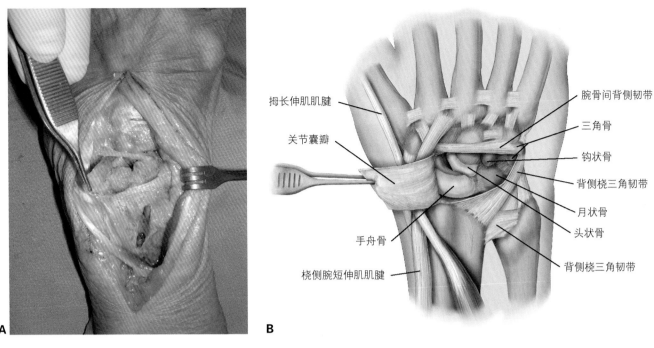

拇长伸肌肌腱

关节囊瓣

手舟骨

桡侧腕短伸肌肌腱

腕骨间背侧韧带

三角骨

钩状骨

背侧桡三角韧带

月状骨

头状骨

背侧桡三角韧带

图 2.14　（A，B）以这种方式切开关节囊瓣，可以保护血供并允许手术组织缝合

　　沿腕背侧韧带中线纵向切开。桡尺背侧韧带作为第 6 伸肌间室和尺侧腕伸肌（ECU）肌腱的下鞘，应予保留（图 2.15）。自三角骨和月状骨锐性掀起以近侧为基底的三角瓣，直至桡尺背侧韧带远端（图 2.16）。清除滑膜组织，显露月状骨、月三角骨间韧带，三角骨和三角纤维软骨复合体（图 2.17）。牵引腕关节尚可显露尺月韧带和尺三角韧带。手术结束时，使用 3-0 可吸收线按间断 "8" 字法或水平褥式法常规缝合囊瓣。

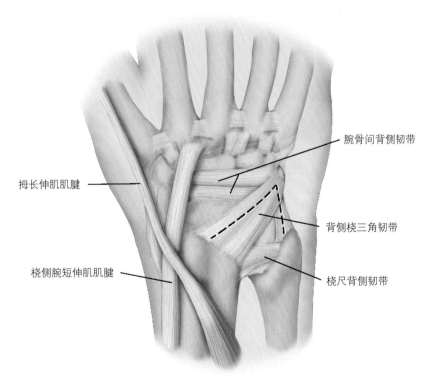

拇长伸肌肌腱

桡侧腕短伸肌肌腱

腕骨间背侧韧带

背侧桡三角韧带

桡尺背侧韧带

图 2.15　尺侧关节囊切开前，需要沿腕骨间背侧韧带中线纵向切开。桡尺背侧韧带作为第 6 伸肌间室和尺侧腕伸肌（ECU）肌腱的下鞘，应予以保留

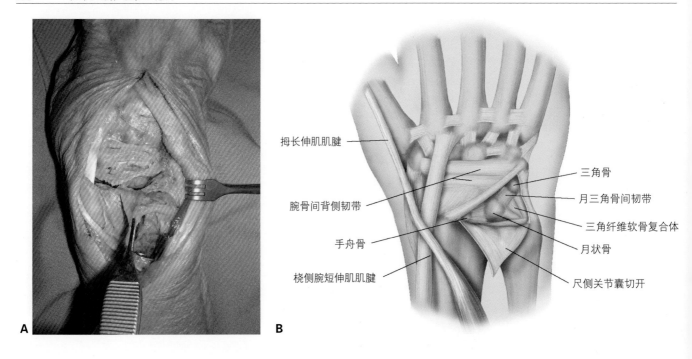

图 2.16 （A，B）自三角骨和月状骨锐性掀起以近侧为基底的三角瓣，直至桡尺背侧韧带远端

拇长伸肌肌腱
腕骨间背侧韧带
手舟骨
桡侧腕短伸肌肌腱

三角骨
月三角骨间韧带
三角纤维软骨复合体
月状骨
尺侧关节囊切开

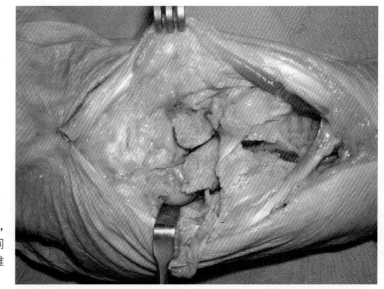

图 2.17 清除滑膜组织，显露月状骨、月三角骨间韧带，三角骨和三角纤维软骨复合体

小结

　　腕关节背侧显露适用于处理腕骨、伸肌肌腱、骨间后神经病变及骨折等情况。皮下定位容易使该入路操作相对简单。注意沿韧带间隙切开关节囊，能够在一定程度上维持关节稳定性和活动度。

参考文献

[1]　Biyani A, Ebraheim NA, Lu J, et al. A modified dorsal approach to the wrist for arthrodesis of the nonrheumatoid wrist. An anatomical study. J Hand Surg. 1996;21B:434-436.

[2]　Berger RA, Bishop AT. A fiber-splitting capsulotomy technique for dorsal exposure of the wrist. Tech Hand Up Extrem Surg. 1997;1:2-10.

[3]　Jupiter JB. Open reduction and internal fixation. In: Gelberman RH, ed. Masters Techniques in Orthopaedic Surgery: The Wrist. New York, NY: Raven Press Ltd; 1994.

[4]　Dellon AL, Seif SS. Anatomic dissections relating the posterior interosseous nerve to the carpus, and the etiology of dorsal wrist ganglion pain. J Hand Surg. 1978;3A:326-332.

[5]　Spinner EB. Kaplan's Functional and Surgical Anatomy of the Hand. Philadelphia, PA: Lippincott Williams & Wilkins; 1984.

[6]　Mackinnon SE, Dellon AL. The overlap pattern of the lateral antebrachial cutaneous nerve and the superficial branch of the radial nerve. J Hand Surg. 1985;10A:522-526.

[7]　Hollinshead WH, ed. Anatomy for Surgeons. New York, NY: Harper and Row; 1966.

[8]　Palmer AK, Skahen JR, Werner FW, et al. The extensor retinaculum of the wrist: an anatomical and biomechanical study. J Hand Surg. 1985;10B:11-16.

[9]　Hoppenfeld S. Physical Examination of the Spine and Extremities. Norwalk, CT: Prentice Hall; 1976.

[10]　Weil C, Ruby LK. The dorsal approach to the wrist revisited. J Hand Surg. 1986;11A:911-912.

[11]　Dellon AL. Partial dorsal wrist denervation: resection of the distal posterior interosseous nerve. J Hand Surg. 1985;10A:527-533.

第 3 章　腕水平尺神经手术入路

David S. Ruch, Nikolaos P. Zagoreos

　　尺神经沿前臂掌面下行于尺侧腕屈肌（FCU）及其肌腱的深面，其桡侧有尺动脉伴行。在腕横纹前，尺动脉和尺神经穿出肌肉，进入腕尺侧管。在该水平，尺动脉和尺神经位于尺侧腕屈肌肌腱的桡侧（图3.1）。

　　远端尺管最初于1861年由法国泌尿科医生Guyon描述，故也称作Guyon's Canal。它实质上是腕骨表面约3cm长的三角形纤维–骨隧道。腕掌侧韧带构成管顶，为前臂筋膜增厚及尺侧腕屈肌肌腱扩张形成。腕横韧带连接豌豆骨和钩状骨钩端，构成管底。钩状骨钩端和内侧面构成管外侧壁，与豌豆骨隔开。远端尺管容纳尺神经、尺动脉和尺静脉（图3.2）。

　　腕尺侧管的纵轴较前臂及腕部的纵轴向内成角约30°，这是源于钩状骨钩端位于豌豆骨的稍远侧。

　　腕水平尺神经手术入路的适应证包括：尺神经损伤，腕尺侧管内神经压迫性病变，以及需要切断尺神经运动支治疗手内肌挛缩症。

腕尺侧管内尺神经探查

　　常规采用局部麻醉或全身麻醉，使用止血带在清晰术野下进行操作。尺神经可通过掌侧入路解剖，较腕管切开减压的常规切口偏内1~2cm。设计皮肤切口时要考虑尺神经掌侧皮支的位置，尽管根据以往尸体研究发现该神经仅25%存在，但其损伤仍可导致痛性神经瘤。理想的切口应定位于尺神经和正中神经掌侧皮支的界面间隙。然而尸体研究证实这一界面并不存在。该处受Henle神经（Henle尺动脉的神经）和多个尺神经皮支支配。因此，应仔细解剖皮肤及皮下组织，尽可能在显微镜下操作，保护所有显露的皮神经。

　　解剖标志是豌豆骨、钩状骨钩端和小鱼际隆起。常规切口是折线形状，远端沿小鱼际隆起桡侧，近端向前臂掌尺侧延伸。腕横纹不应纵向通过，最好倾斜60°，以避免皮肤挛缩。切口总长度6~8cm，以腕横纹为中心（图3.3）。

　　尺神经和尺动脉于切口近端易于辨认，位于尺侧腕屈肌肌腱的桡侧（图3.4）。切开所有浅层组织后，易于向远侧探查。皮下脂肪应钝性分离，以避免皮神经损伤。掌短肌可稍向尺侧牵开，腕掌侧韧带和豆钩韧带可切断，以完整减压腕尺侧管。在豌豆骨水平可辨明尺神经的两个分支。

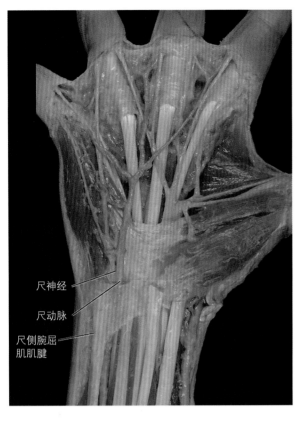

尺神经

尺动脉

尺侧腕屈
肌肌腱

图 3.1　尺神经和尺动脉穿出腕尺侧管
（Guyon's Canal）

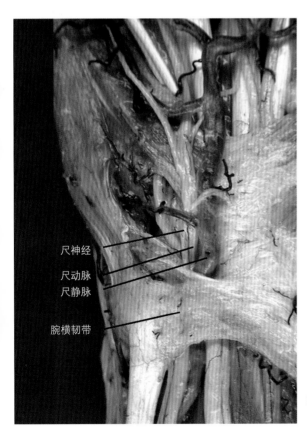

尺神经

尺动脉

尺静脉

腕横韧带

图 3.2　位于腕横韧带深面的腕尺侧管
（Guyon's Canal）内的尺神经、尺动
脉和尺静脉的相互关系

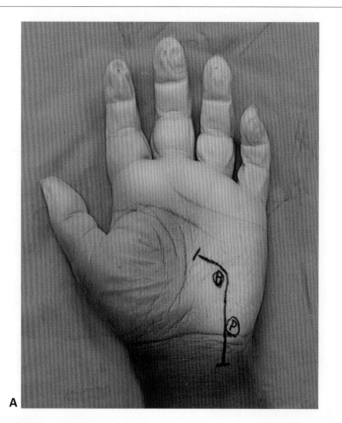

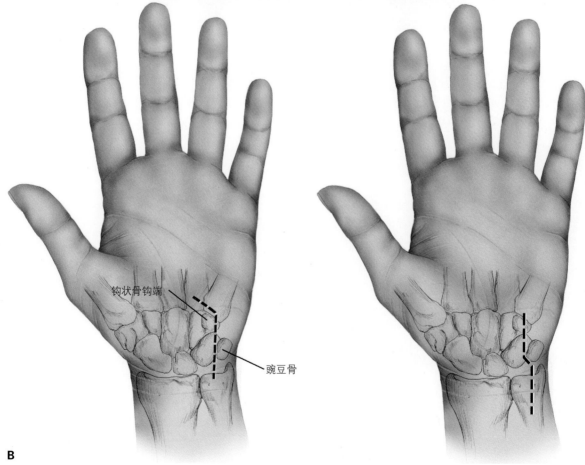

钩状骨钩端

豌豆骨

图3.3 （A，B）显露尺神经的切口。在腕水平，切口纵向通过豌豆骨桡侧和钩状骨钩端尺侧

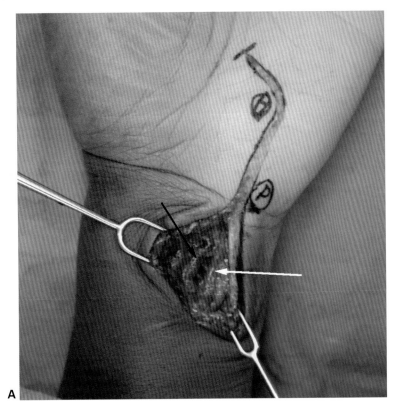

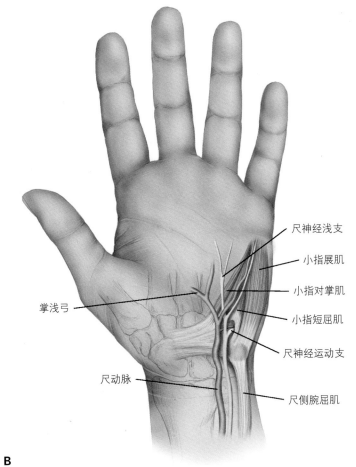

尺神经浅支

小指展肌

小指对掌肌

小指短屈肌

掌浅弓

尺神经运动支

尺动脉

尺侧腕屈肌

图 3.4 （A，B）尺动脉（白箭头）和尺神经（黑箭头）可于尺侧腕屈肌肌腱的桡侧识别

　　尺神经运动支在分叉处更偏向背侧和内侧。可于小鱼际肌（由小指展肌和小指屈肌组成）纤维弓下方探查，穿过小指对掌肌群，并绕过钩状骨钩端。仔细探查腕尺侧管，寻找病变如腱鞘囊肿、纤维束、异常肌团、钩状骨钩端骨折及血管瘤。

　　关闭切口前应放松止血带，检查尺动脉及其分支有无损伤。应彻底止血，因为术后血肿可能引起尺神经压迫性病变。

　　另一手术入路是经过腕管综合征切口，向近端和远端稍延长。尺神经和尺动脉位于腕横韧带的掌内侧面，可通过追踪掌浅弓近端识别。部分手外科医生愿意同时减压腕尺侧管和腕管。

腕尺侧管内尺神经解剖

　　绕过豌豆骨后，尺神经分为两支：浅支和深支（图 3.5）。浅支在分叉后立即发出运动支至掌短肌，然后成为纯感觉支，继续向远端走行在尺动脉的深面和内侧，提供小指和环指尺侧的感觉支配。尺神经分叉后的深支是纯运动支，支配小鱼际肌、所有骨间肌、内侧两块蚓状肌和拇收肌。尺神经运动支在前臂远端位于尺神经背侧，于神经背内侧面发出。运动支出腕尺侧管后，经小鱼际肌纤维弓下方进入小指展肌和小指屈肌间隙，穿过小指对掌肌，然后向桡背侧绕过钩状骨远端，横跨腕管底部（图 3.6）。

　　相对于腕管综合征，腕尺侧管综合征较为少见，因为腕尺侧管内的空间顺应性更好。腕尺侧管卡压可引起单纯的感觉或运动障碍，或者感觉运动联合症状。腕尺侧管内可分为 3 个区，以更准确地定位与神经症状相关的压迫病变。

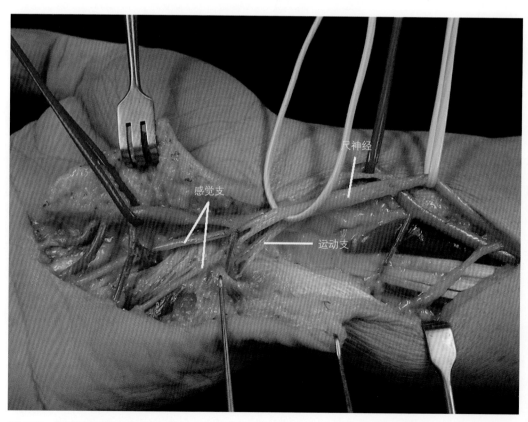

图 3.5　解剖清楚地显示尺神经分叉处的运动深支和感觉浅支（皮圈环绕着神经）

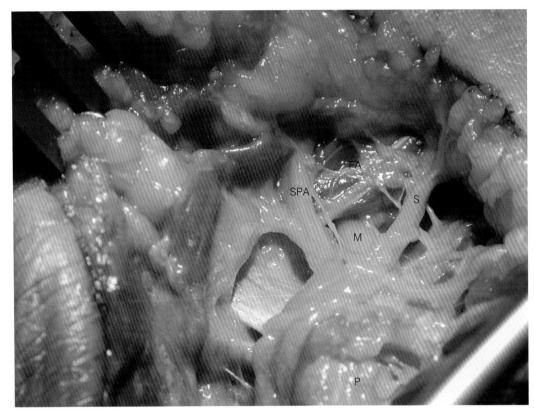

图 3.6　神经运动深支走行于钩状骨尺侧小鱼际肌纤维弓深面（P，豌豆骨；M，运动支；SPA，掌浅弓尺侧支；FA，小鱼际肌纤维弓；S，尺神经的一个感觉支）

　　Ⅰ区位于最近端，以腕掌侧韧带为掌侧和桡侧界，以尺侧腕屈肌和豌豆骨为尺侧界，以腕横韧带为背侧界。该区包括尺神经感觉支和运动支，因此，如果该区受压迫，则会引起感觉和运动联合障碍。压迫原因通常为钩状骨骨折和腱鞘囊肿（图 3.7）。

　　Ⅱ区以掌短肌和小鱼际肌纤维弓为掌侧界，以豆钩韧带和小指对掌肌为背侧界，以尺神经浅支和小指展肌为内侧界，以腕横韧带、小指屈肌和钩状骨为外侧界。该区围绕尺神经运动支，受压后引起运动症状。腱鞘囊肿、钩状骨骨折以及手内肌异常可引起该区受压（图 3.8，图 3.9）。

　　Ⅲ区以尺动脉和掌短肌为掌侧界，以小鱼际筋膜为背侧界，以小指展肌为内侧界，以尺神经运动支为外侧界。该区围绕尺神经浅支，受压后只引起感觉症状（图 3.9）。该区受压的最常见原因为滑膜炎症、尺动脉血管病变（血栓形成、动脉瘤或假性动脉瘤），以及小指展肌的大小和位置异常。

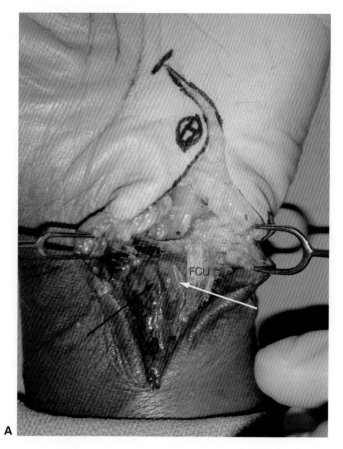

A

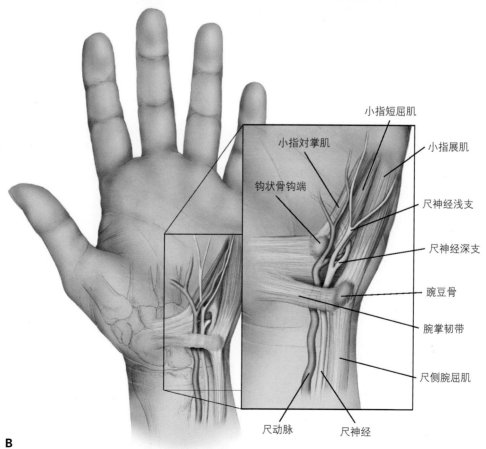

B

图 3.7 （A，B）Gross 和 Gelberman 描述的腕尺侧管 I 区（星号）。注意神经血管束于腕掌韧带近侧缘下方穿过（FCU，尺侧腕屈肌；白箭头，尺动脉；黑箭头，尺神经）

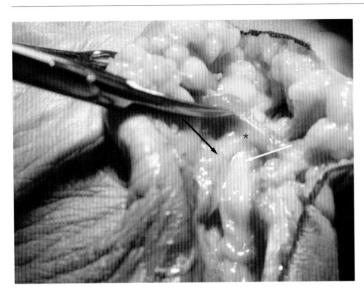

图 3.8　显示腕尺侧管 Ⅱ 区入口。神经穿入掌短肌下方支配肌肉（星号）（白箭头，尺动脉；黑箭头，尺神经）

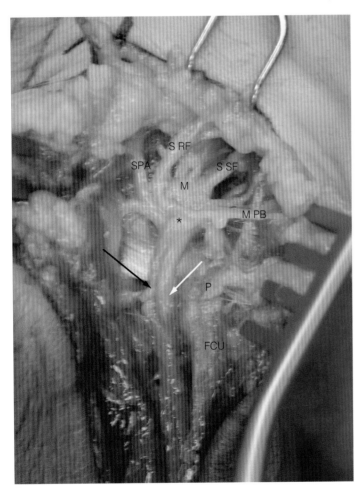

图 3.9　尺神经跨过构成管底的豆钩韧带和豆掌韧带。注意支配小鱼际肌的分支。星号标明神经分叉为运动深支（M）和感觉浅支。（P，豌豆骨；FCU，尺侧腕屈肌；白箭头，尺动脉；黑箭头，尺神经；SPA，掌浅弓尺侧支；S RF，环指尺侧和小指桡侧的感觉支；S SF，小指尺侧的感觉支；M PB，支配掌短肌的运动支）

参考文献

[1]　Guyon F. Note sur une disposition anatomique propre à la face antérieure de la région du poignet et non encore décrite par le docteur. Bull Soc Anat Paris. 1861;6:184-186.

[2]　Engber WD, Gmeiner JG. Palmar cutaneous branch of the ulnar nerve. J Hand Surg [Am]. 1980;5A:26-29.

[3]　Lindsey JT, Watumull D. Anatomic study of the ulnar nerve and related vascular anatomy at Guyon's canal: a practical classification. J Hand Surg [Am]. 1996;21A:626-633.

[4]　Gross MS, Gelberman RH. The anatomy of the distal ulnar tunnel. Clin Orthop. 1985;196:238-247.

第4章 腕及手部屈肌肌腱手术入路

David S. Ruch, Nikolaos P. Zagoreos

人手的多用性，在很大程度上取决于屈肌肌腱的正常功能。这些胶原性结构能够把来自前臂肌肉的巨大力量传递到手指，不但能完成力量运动，而且也能完成精细动作。

然而，肌腱损伤相当常见，需要行及时的肌腱手术和准确的手术入路治疗。同样的入路还可用于处理邻近结构（如手部神经、血管或骨骼）的临床疾病。下文将描述各种屈肌肌腱手术入路，同时简要描述屈肌肌腱的解剖，以及手掌和手指掌侧皮肤的特征及注意事项。

腕部和手部屈肌肌腱的大体解剖

屈肌源于前臂近端 2/3，并在远端掌侧 1/3 发出相应的肌腱。3 条屈肌肌腱附着于腕尺侧管周围：桡侧腕屈肌肌腱位于前臂桡侧，附着于第 2 掌骨基底；尺侧腕屈肌肌腱位于前臂尺侧，附着于豌豆骨；掌长肌肌腱位于前臂中线最浅层，附着于手掌筋膜（图 4.1）。掌长肌肌腱单侧或双侧阙如占 12%，因其容易获取并可扩展，故常用于移植。

其余 9 条肌腱是手指的屈肌肌腱：拇指 1 条，其余手指各 2 条。全部经腕尺侧管进入手部，并分别附着于相应手指。

除拇指外，每根手指有 2 条屈肌肌腱：指浅屈肌（FDS）肌腱和指深屈肌（FDP）肌腱。指浅屈肌肌腱在前臂和手掌位置比指深屈肌肌腱偏前，在腕尺侧管内分两层：中指、环指屈肌肌腱位于示指、小指掌侧。在手掌区所有指浅屈肌肌腱位于同一平面，且在指深屈肌肌腱的掌侧（图 4.2）。

指深屈肌肌腱都位于同一平面，在手掌区常不分离，至腕尺侧管远端分开。一个重要的解剖关系是 4 块蚓状肌发自指深屈肌肌腱。这在手掌多发肌腱损伤时，有助于区分指深屈肌肌腱和指浅屈肌肌腱。

在掌指关节水平，指浅屈肌肌腱分裂成 2 束（图 4.3）。指深屈肌肌腱走行于这 2 束之间，较指浅屈肌肌腱更表浅，形成 Camper 交叉。指浅屈肌肌腱的 2 束逐渐偏离中线，附着于中节指骨的两侧缘。于是最内侧纤维成为最掌侧者，最外侧纤维成为最背侧者。指深屈肌肌腱继续向远端走行，并附着于远端指骨基底。

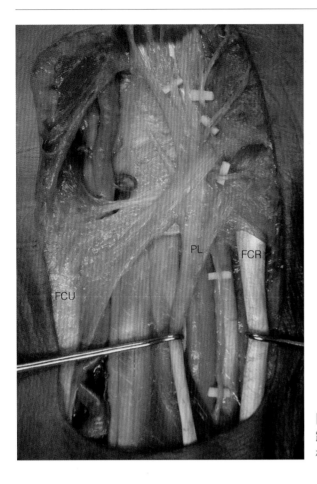

图 4.1　将掌长肌（PL）肌腱牵向尺侧，显露正中神经。尺侧腕屈肌（FCU）肌腱、桡侧腕屈肌（FCR）肌腱显而易见

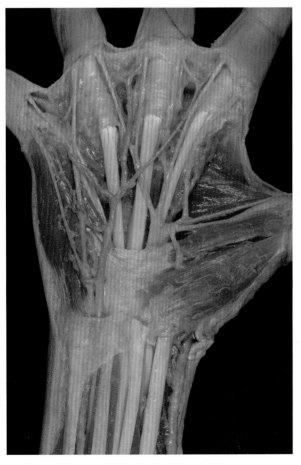

图 4.2　手腕、手掌、手指的屈肌肌腱分布

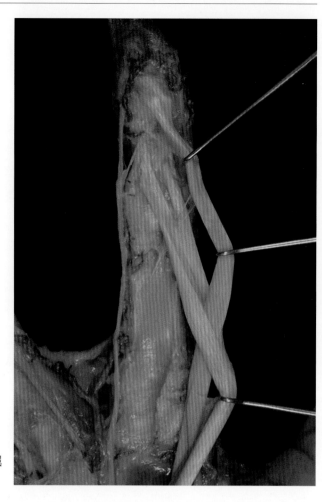

图 4.3　手指的指浅屈肌肌腱被指深屈肌肌腱分裂成 2 束

拇指只有 1 条屈肌肌腱：拇长屈肌（FPL）肌腱，靠最桡侧进入腕尺侧管。出腕尺管后，绕过手舟骨，经鱼际肌群下，附着于拇指远节指骨基底。

各指浅屈肌肌腱和指深屈肌肌腱在相应的掌指关节近侧进入一个界线清楚的骨 – 纤维鞘。这个骨 – 纤维鞘包含较厚的斜向或横向纤维束，称为滑车，能使肌腱固定于指骨并防止屈曲手指时出现弓弦状态（图 4.4）。当前命名的滑车体系是由 Doyle 和 Blythe 建立的，包括 5 个环形 "A" 滑车（A1~A5）和 3 个 "十" 字形 "C" 滑车（C1~C3）。A1、A3 和 A5 分别位于掌指、近侧指骨间关节和远侧指骨间关节。A2 和 A4 分别位于近节和远节指骨中部。C1 位于近节指骨远端，C2 位于中节指骨近端，C3 位于中节指骨远端（图 4.5）。

拇指也有类似的骨 – 纤维鞘，环形 A1 滑车位于掌指关节，斜环形韧带从近端尺侧向远端桡侧跨越近节指骨，环形 A2 滑车位于指骨间关节（图 4.4）。

指鞘内屈肌肌腱的营养供应有两个来源：腱纽系统的自我弥散和血管灌注。每条肌腱都有一个长腱纽和一个短腱纽，腱纽来自腱鞘背侧腱系膜的折叠，均发出指血管。指浅屈肌肌腱和指深屈肌肌腱的短腱纽，分别位于近节和中节指骨末端，均为重要结构。

Kleinert 和 Verdan 根据屈肌肌腱特殊的解剖及一期修复的预后，将其由起点到指尖的行程分为 5 个区，Ⅰ ~ Ⅴ区。Ⅰ区为指浅屈肌肌腱附着点远端的区域。Ⅱ区为指浅屈肌肌腱和指深屈肌肌腱共同的指部骨 – 纤维鞘区域，从掌骨颈水平到中节指骨中部。Ⅱ区屈肌肌腱修复术后早期疗效差，Bunnell 称之为 "无人区"。Ⅲ区为指腕横韧带远端与Ⅱ区之间的区域。腕横韧带下方的肌腱位于Ⅳ区。Ⅴ区指位于前臂腕管近端区域内肌腱的最近端部分。类似的分区法也适用于拇指屈肌肌腱（图 4.6）。

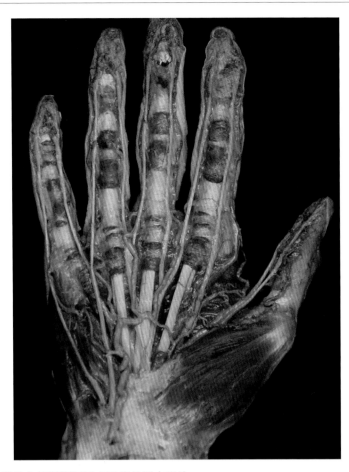

图 4.4　亚甲基蓝染色后清晰显示各手指的滑车系统

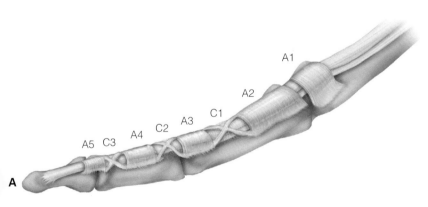

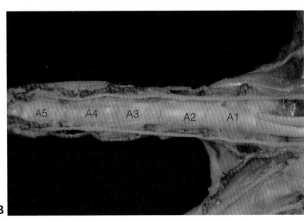

图 4.5　（A，B）各指的骨 – 纤维鞘、环形 A1~A5 滑车、"十"字形 C1~C3 滑车

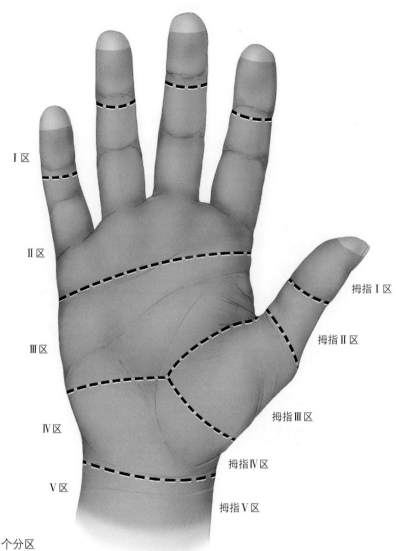

图 4.6 屈肌肌腱的 5 个分区

手掌侧皮肤与皮肤横纹

　　手掌及各手指掌侧与背侧的皮肤有显著差异。掌侧皮肤较厚、较硬、耐磨，与深层结构连接更紧密。掌腱膜是掌侧皮下特殊增厚的深筋膜，由腕关节水平延伸至掌骨头水平，然后分出纵束延续到手指。掌腱膜和纵束均与皮肤相连，故皮肤的活动度相对要小。横纹是皮肤与深筋膜直接附着的部位，保证握紧手时避免皮肤折叠。

　　拇指除外的每个手指都有 2 条屈曲横纹覆于近侧指骨间关节，称为近指横纹，但只有 1 条屈曲横纹覆于远侧指骨间关节称为远指横纹。每个手指基部还有 1 条横纹：掌指横纹，标志着手掌远端，位于近节指骨的近 1/3。拇指有 2 条屈曲横纹：覆于指骨间关节的拇指指间横纹，覆于掌指关节、有双道较宽横纹的拇指近侧横纹（图 4.7）。

　　手掌部通常有 3 条不同的皮肤横纹。掌近横纹或鱼际横纹标明鱼际界线和拇指运动范围。掌中横纹始于小鱼际隆起的中点，止于鱼际横纹桡侧端。它标志掌骨头水平。掌远横纹位于掌中横纹远端，始于示指、中指指缝，止于掌尺侧边缘。它反映尺侧 3 条手指掌指关节的运动范围。掌中横纹近侧还存在很多临床意义不大的斜形和垂直皮肤横纹。另外，前臂远端借横向皮纹与手掌分隔，称为腕横纹（图 4.7）。

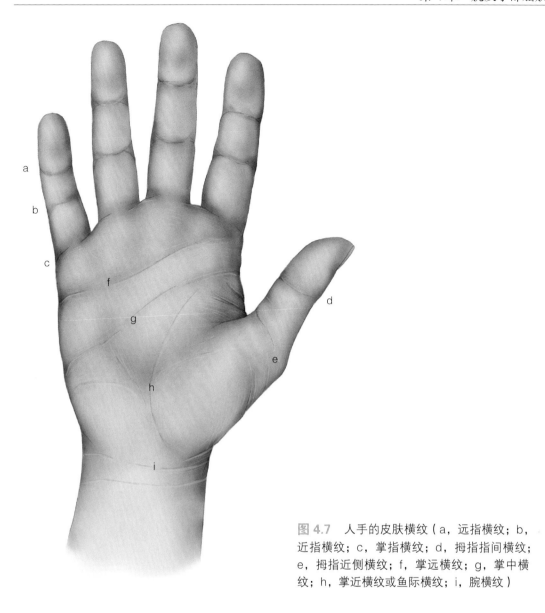

图 4.7　人手的皮肤横纹（a，远指横纹；b，近指横纹；c，掌指横纹；d，拇指指间横纹；e，拇指近侧横纹；f，掌远横纹；g，掌中横纹；h，掌近横纹或鱼际横纹；i，腕横纹）

基本手术准备

通常需要一个标准的手术台，能够在一侧牢固固定一个手板或手桌。大多数手外科手术，患者仰卧在手术台上就可以完成。锁骨上、腋窝、臂部和周围神经阻滞等多种方式的区域麻醉，可用于大多数手外科手术操作。对于焦虑紧张的成年人或儿童，常推荐全身麻醉。对于每一台手术的麻醉方式，应该由麻醉医生在参考外科医生意见及患者意愿后做出最终选择。

Sterling Bunnell，现代手外科之父，他强调无创外科技术在手重建手术中的重要性。他指出："钟表匠不能在一瓶墨水中修理手表，我们也不能在一摊血中修复一只手。"止血带下清晰的术野能保证手术操作的准确性和最小创伤。止血带充气压力应比收缩压高 100~150mmHg（1mmHg=133.32Pa），成人约 250mmHg，儿童约 200mmHg。Wilgis 提出止血带充气使用的安全时间约为 2h，过久使用止血带可能导致麻痹。如果使用需要超过 2h，则止血带应放气 10~15min，然后再次充气。

在头灯及手术放大镜辅助下，使用小刀片和器械进行锐性分离是 Bunnell 及其他手外科医生所提倡的无创技术的关键环节。

皮肤切口原则

手掌和手指可有许多不同的皮肤切口。一些基本原则在任何情况下都应遵循。皮肤切口不应置于较深的皮肤横纹处。这些皮肤横纹下脂肪很薄，并且水易聚集而导致皮肤边缘浸渍。切口应足够长，以显露深层结构而不牵张皮缘，因为手的掌侧皮肤移动性有限。牵开的皮缘应较厚，包括皮下脂肪，以避免皮缘失去血运。深部组织的分离可选择与皮肤切口不同的方向。

应避免直的切口，稍微弯曲或成角的切口可提供更好的显露及美观性，并且可沿不同的方向延长切口。

手部不同部位的运动平面，与皮肤横纹的纵轴垂直。因此，切口不应以直角或接近直角通过横纹处，因为张力方向上的瘢痕增生将导致早期运动功能障碍。平行或接近平行的切口也应避免。因为桥式皮瓣血供有限，可能发生坏死或延迟愈合，尤其是切口彼此太接近或切口太长时。

指屈肌肌腱的手术入路

许多不同的手指切口均基于上述原则。最流行的是"Z"形切口和侧正中切口。

"Z"形切口

"Z"形切口的概念由 Brunner 提出，由不同皮肤横纹间的多个斜切口组成，彼此刚好在横纹处相交。不同横纹间的切口夹角应约 90°（图 4.8，图 4.9）。小于 90° 可导致转角处皮肤坏死。夹角的顶点应位于横纹边缘，不应向后延伸过多，因为皮瓣扩大可能损伤神经血管束。

皮瓣应连同下面的脂肪一起掀起，以避免皮肤失去血运。纵向的深部分离可沿中线进行，纤维－滑车系统及屈指肌肌腱就位于皮下脂肪的深面。解剖手指外侧缘应非常仔细，以避免伤及神经血管束。指血管和指神经位于很薄的纤维层下，称为 Grayson 韧带。纵向钝性分离可显露神经血管束、纤维－滑车系统和指骨的最外侧缘（图 4.10）。

此切口的一个变化是掌正中斜切口，其所有切口均是在掌侧沿指中线切开的（图 4.8）。这样相对安全且容易缝合。此切口横向通过皮肤横纹但略有倾斜，允许在两侧神经血管束间显露指中线的屈肌腱鞘。所有"Z"形切口均可按相同"Z"形切开模式延伸至手掌区掌远横纹处。

侧正中切口

此入路的重要标记是近侧和远侧指间横纹，稍向指背侧延伸。横纹在肿胀的手指上可能消失。另外一个重要标记是掌侧光滑皮肤与指背皱褶皮肤的接合处。

该切口不是外侧切口，而是背外侧切口。纵向切开连接指横纹偏背侧的各点。切口向远可达指甲外缘，向近可达指蹼间隙。寻找皮肤切口连接点的另一种方法是屈指，连接指间横纹最背侧的点（图 4.8，图 4.11）。此入路可于手指桡侧或尺侧进行，但两处入路不能同时进行。一般推荐示指、中指、环指尺侧和小指桡侧切口，不影响术后手的正常功能。

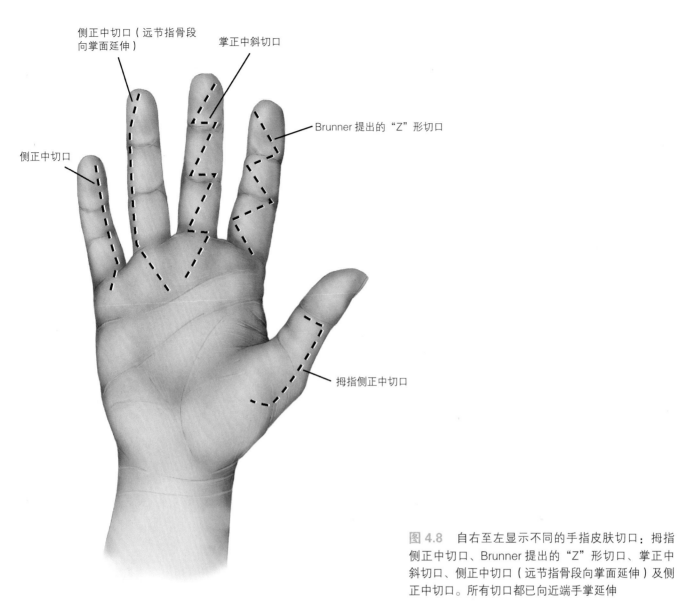

側正中切口（远节指骨段向掌面延伸）

掌正中斜切口

Brunner 提出的 "Z" 形切口

側正中切口

拇指侧正中切口

图 4.8　自右至左显示不同的手指皮肤切口：拇指侧正中切口、Brunner 提出的 "Z" 形切口、掌正中斜切口、侧正中切口（远节指骨段向掌面延伸）及侧正中切口。所有切口都已向近端手掌延伸

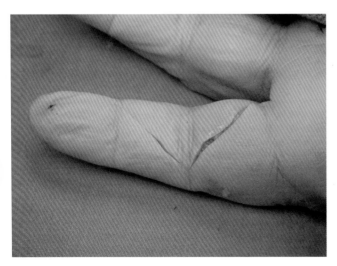

图 4.9　Brunner 提出的指掌侧 "Z" 形切口，皮肤切口表面

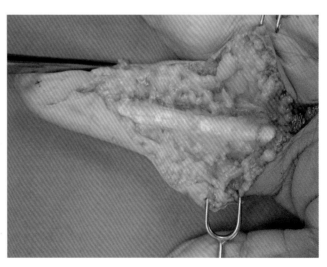

图 4.10　Brunner 提出的指掌侧 "Z" 形切口，深层分离

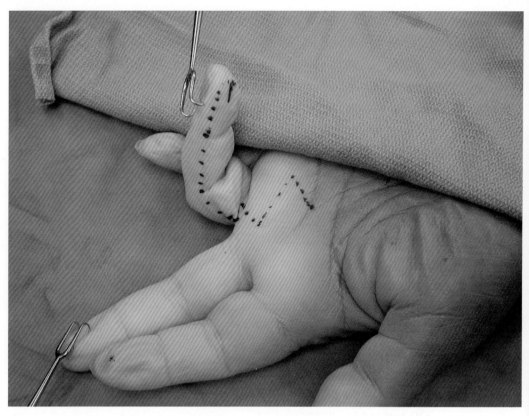

图 4.11　手指侧正中皮肤切口，手掌侧延长

背侧皮瓣可以使用，利于切口缝合。如遇到示指、中指桡侧的神经背侧支，应予以保留。浅表皮肤解剖包括分离皮下组织和设计掌侧皮瓣。近侧指骨间关节附近的深层解剖应仔细，因为该处皮下脂肪相当薄。尽量向掌侧分离脂肪，显露腱鞘，形成包含神经血管束的掌侧皮瓣。此入路可显露腱鞘和屈肌肌腱。进一步可显露对侧神经血管束，因其位于腱鞘前外侧。

侧正中入路的简单变化涉及神经血管束掌侧浅表的皮瓣（图 4.12）。自近端向远端屈指横纹做同样切口，但在近侧指骨间关节附近切口斜向弯曲。于该处应显露并保护神经血管束。

向神经血管束掌侧继续分离，可显露屈肌腱鞘。相比经典正中入路，此变化的优点是易于显露对侧神经血管束且皮肤张力小。

所有侧正中切口均可向近端手掌延伸。这些入路的缺点是指神经和指动脉存在损伤风险；这些入路的优点是远离屈肌腱鞘系统，保证其有完整的皮肤及皮瓣覆盖。与此不同，行掌侧"Z"形切口和掌正中斜切口，不需要显露神经血管束，操作相对容易，但皮肤切口正好跨越屈肌腱鞘系统。

拇指切口

拇指可采用的切口与上述手指切口相似。桡侧正中切口（拇指侧正中切口）简便易行，且可在近端掌中区弯曲延长，掀起拇指掌面皮瓣（图 4.8，图 4.13）。应注意避免损伤桡神经浅支的桡背侧分支，其位置正在皮下。拇指外侧面脂肪组织少，尤其在指骨间关节处，应注意避免切开关节或掌板。

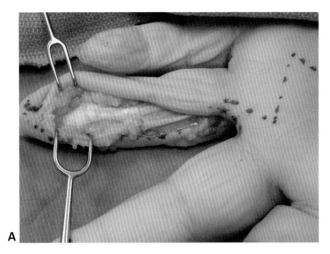

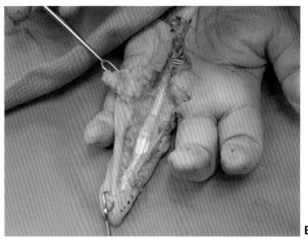

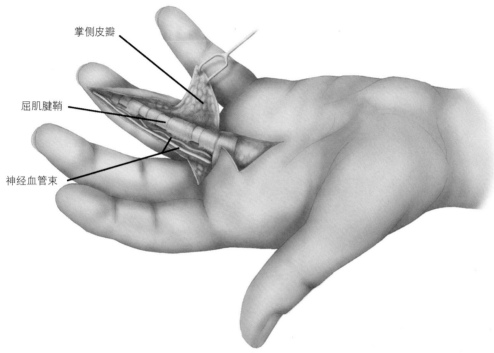

掌侧皮瓣

屈肌腱鞘

神经血管束

C

图 4.12　（A~C）手指侧正中入路的深层解剖。掀起指神经血管束掌侧的皮瓣，可显露屈肌腱鞘

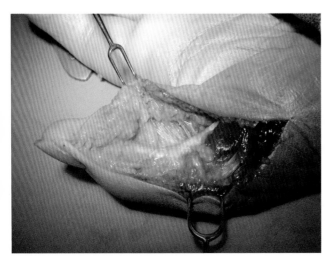

图 4.13　拇指侧正中切口

另可选择掌侧 "Z" 形切口。屈肌肌腱两侧的指神经在掌指关节水平非常浅表，应注意避免其损伤。

当拇指的拇长屈肌肌腱损伤时，肌腱近侧残端回缩，常缩至大鱼际肌下方。不应延长拇指切口到大鱼际肌，经大鱼际肌开放手术找到肌腱，而应该经前臂远端另行切口找到肌腱，再经大鱼际肌下传送至拇指。

沿近侧拇指横纹的横切口，可显露掌指关节水平的屈指肌肌腱及 A1 滑车。指神经分别位于肌腱两侧，手术过程中应始终加以辨明和保护。

骨 – 纤维鞘的切开

骨 – 纤维鞘内的屈肌肌腱损伤，常造成肌腱近端部分回缩至腱鞘内。为找到这部分肌腱并进一步修复，要在某些部位切开腱鞘。各种研究表明，最重要的滑车是环状 A2 和 A4 滑车。因此，切开腱鞘的操作必须远离这些滑车，可选择切开 C1、C2 滑车或 C3~A5 滑车复合体（图 4.14）。如需要更广泛地显露，可于环状 A2 和 A4 滑车间掀起以桡侧或尺侧为基底的腱鞘瓣。如有必要切开 A2、A4 滑车，推荐 "Z" 形延长切口，以确保滑车可修复。应避免 A2、A4 滑车的部分切除。

手掌部屈肌肌腱手术入路

关于手指皮肤和皮肤横纹的各项原则，同样适用于手掌切口。作为一般原则，手掌部切口在远端更趋于横向，在桡侧更趋于纵向弧形，在近端平行于最靠近的皮肤横纹。手掌部皮肤切口多样，尤其是在远端部分。

最常用的手掌远端切口是用于治疗扳机指的横切口。对大多数患者而言，这类切口的位置正位于腕中横纹上，尽管较中指、环指、小指位置的切口可能稍偏远。所有这些横向切口均可向近端掌侧横纹延长。延长切口时需注意避免损伤从腕尺侧管内发出的屈肌肌腱，这些肌腱由远端到近端向中线方向走行（图 4.15）。

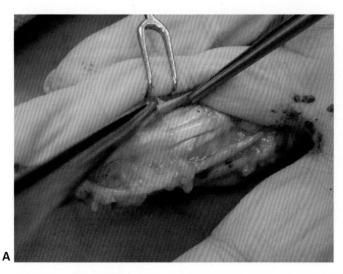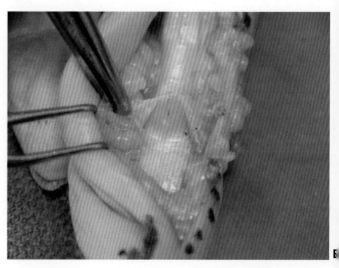

图 4.14 屈指肌腱鞘的切口。（A）环状滑车 A2 和 A4 之间腱鞘的尺侧基底鞘瓣。（B）环状 A5 滑车远端的腱鞘被切开

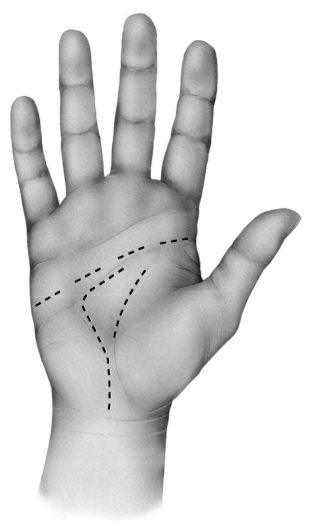

图 4.15　不同的手掌皮肤切口

　　切开皮肤及皮下脂肪，后者从掌筋膜上分离。尽量保护供养浅层组织的小血管。按任意方向切开掌筋膜，记住其下方有重要结构。如果需要更充分地显露，可切除部分掌筋膜，显露肌腱和纵向走行的神经血管束。建议在屈指肌肌腱手术操作过程中，始终认清这一水平神经血管束的位置并加以保护。

　　大多数重要结构如动脉或神经等都位于近端掌筋膜下。在手掌远端，这些结构位于掌骨头之间，不受掌筋膜保护。在手掌最远端，动脉和神经纵向走行。在手掌近端，存在一些横向走行的结构，如掌浅弓和正中神经的鱼际运动支。

　　手掌更近端的切口涉及腕横韧带减压，将在下文的腕部屈肌肌腱手术入路中讨论。

腕部屈肌肌腱手术入路

　　腕部屈肌肌腱手术入路涉及腕尺侧管减压以及手掌近端和前臂远端的屈肌肌腱入路。

　　此入路的重要标记是鱼际横纹、腕横纹和掌长肌腱。切口在 Kaplan 基线水平正位于鱼际横纹的尺侧，近端渐向桡侧弯曲，但在腕横纹前始终位于尺侧。到腕横纹时，切口应弯向尺侧，避免横向通过腕横纹，然后向前臂中线延伸（图 4.16）。

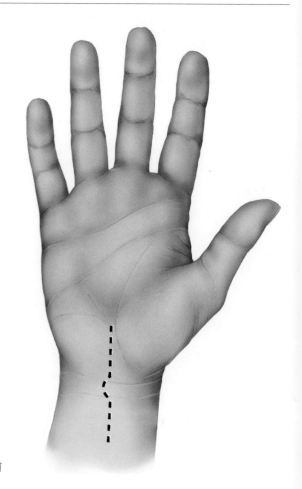

图 4.16   腕部屈肌肌腱手术入路，近端沿前臂中线延伸

　　皮肤切口近端始于掌侧，该处皮瓣应仔细切开。正中神经掌皮支位于桡侧腕屈肌肌腱和正中神经之间浅面，以不同路径穿入手掌。切开皮下脂肪时应谨慎，尽量辨认和保护这些神经分支。皮下脂肪切开后，近端可见掌长肌肌腱，远端可见掌筋膜纤维。沿皮肤切口方向纵向切开掌筋膜。向尺侧牵开进入掌筋膜纤维的掌长肌肌腱（图 4.17）。

　　正中神经就位于掌长肌肌腱下方，掌长肌肌腱与桡侧腕屈肌肌腱之间。掌短肌纤维位于掌筋膜下方，可纵向切开。于腕横纹水平可见腕横韧带最近端部分纤维。将压舌板样工具插于正中神经与腕横韧带之间。仔细切开，保护工具上方的纤维组织，以避免损伤正中神经。建议于正中神经尺侧切开纤维组织，以避免损伤鱼际肌运动支。在腕尺侧管和前臂远端可见正中神经周围的屈肌肌腱（图 4.18）。沿此切口可直接显露指浅屈肌肌腱、指深屈肌肌腱及拇长伸肌肌腱。在前臂远 1/3 水平，桡侧腕屈肌肌腱和尺侧腕屈肌肌腱位于此切口最桡侧和最尺侧部分。

　　除了影响正中神经掌皮支外，腕部屈肌肌腱的延长入路还存在许多危险。掌浅弓正位于腕尺侧管出口处肌腱表面，近端延伸时应仔细操作。正中神经运动支一般于腕横韧带远端或深面神经桡侧分出。少数情况下，该运动支于腕尺侧管内分出，经腕横韧带穿出，腕尺侧管减压时可能易损伤。在切口最近端，尺神经、尺动脉、正中神经和桡动脉位于屈肌肌腱之间，分离时应注意保护。

　　切口最近端存在着较多变异。近端可采用尺侧纵向切口，取代前臂远端中线延伸（图 4.19）。该替代入路的优点是，切口偏离正中神经表面，可为正中神经提供一个有良好血运的皮瓣覆盖。类似的桡侧纵向切口应避免采用，因其易损伤正中神经掌皮支。

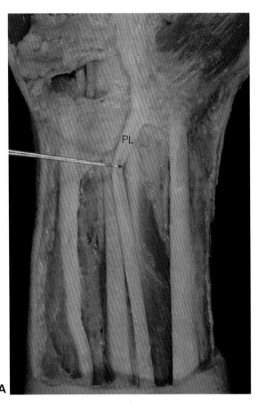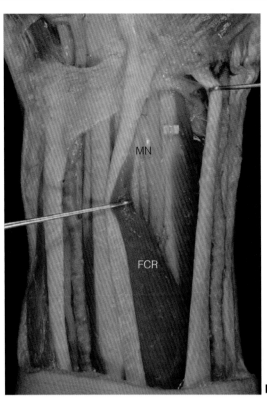

图 4.17　（A）向尺侧牵开掌长肌（PL）肌腱。(B) 进一步牵开桡侧腕屈肌（FCR）肌腱，显露正中神经（MN）

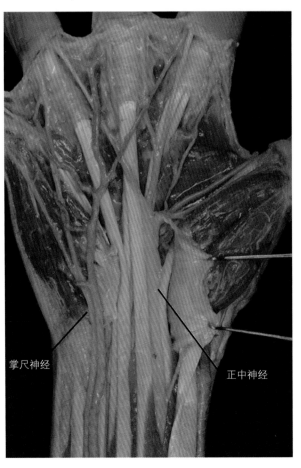

图 4.18　横向切开腕横韧带，显露腕尺侧管内正中神经和屈肌肌腱。注意保护腕尺侧管内的尺神经及邻近的血管结构

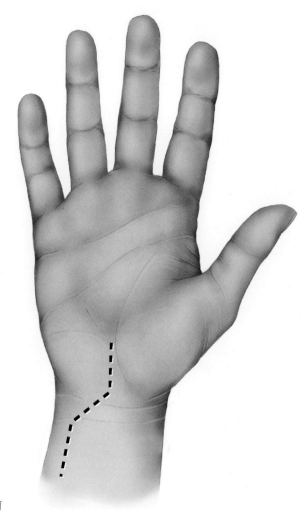

图 **4.19**　腕屈肌肌腱手术入路，近端沿前臂尺侧延伸

手术切口与皮肤裂伤

皮肤裂伤伴屈肌肌腱损伤在临床上很常见。此时必须根据皮肤伤情调整上述手术入路。基本原则是按 Brunner 提出的"Z"形切口方法，向近端或远端延长皮肤切口（图 4.20）。充分的手术显露有助于辨别和显露肌腱断端。损伤肌腱常缩回至手掌内，除非有完好的腱纽或蚓状肌防止其向近端进一步回缩。肌腱近端可明显回缩，以至于需要广泛显露。另一种方法是近端另行切口，找到肌腱断端，经皮桥于下方递送到远端。这种切口可在手掌远横纹水平操作。如果拇长伸肌肌腱损伤位于拇指根部，肌腱近端常回缩至鱼际肌内甚至掌内，需另行桡侧纵向切口找到手掌内的肌腱并递送至拇指。皮肤切口应尽早关闭，以减少切口感染的机会，但不必立即关闭。如果有肌腱、骨骼或神经血管结构外露，必须尽早覆盖。如果能够无张力缝合，可以一期关闭切口，否则可采用合适的皮肤移植。

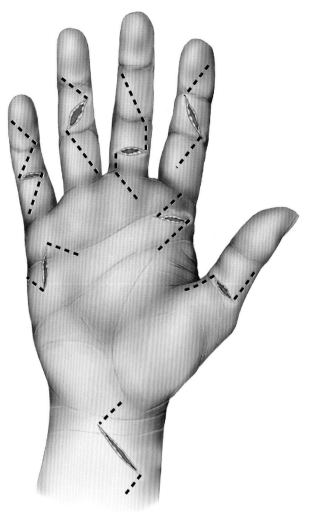

图 4.20　不同部位切口的屈肌肌腱手术入路

参考文献

[1]　Doyle JR, Blythe W. The finger flexor tendon sheath and pulleys: anatomy and reconstruction. In: AAOS Symposium on Tendon Surgery in the Hand. St. Louis, MO: CV Mosby; 1975:81-87.

[2]　Doyle JR, Blythe WF. Anatomy of the flexor tendon sheath and pulleys of the tendon sheath and pulleys of the thumb. J Hand Surg [Am]. 1977;2:149-151.

[3]　Kleinert HE, Verdan CE. Report of the committee on tendon injuries (International Federation of Societies for Surgery of the Hand). J Hand Surg [Am]. 1983;8:794-798.

[4]　Bunnell S. Surgery of the Hand. 2nd ed. Philadelphia, PA: JB Lippincott; 1948:627.

[5]　Wilgis EFS. Observations on the effects of tourniquet ischemia. J Bone Joint Surg Am. 1971;53:1343.

[6]　Brunner JM. The zigzag volar digital incision for flexor tendon surgery. Plast Reconstr Surg. 1967;40:571.

第 5 章　腕掌侧手术入路

David G. Dennison, William P. Cooney

腕关节和桡骨远端手术入路很多,背侧入路最为常用,可以显露桡腕关节和腕中关节。掌侧入路治疗手舟骨骨折和桡骨远端骨折内固定的临床应用及有价值的报道逐渐增多。

腕掌侧手术入路分为两种常用入路:第一种掌桡侧入路,用于治疗手舟骨远 1/3 和腰部骨折,以及手舟骨骨折不愈合;第二种掌桡侧前臂延长入路,用于治疗桡骨远端骨折。下文将分别描述这两种手术入路。

适应证

手舟骨骨折和骨折不愈合

掌桡侧入路的主要适应证是治疗伴有掌屈或后凸畸形的手舟骨新鲜骨折(并移位)和手舟骨骨折不愈合。通过近端切口延伸由桡骨远端获取植骨,可治疗手舟骨粉碎性骨折或手舟骨骨折不愈合,在纠正手舟骨骨折或手舟骨骨折不愈合的掌侧成角畸形时更具优势。

手舟骨骨折

手舟骨新鲜骨折(并移位)的最佳治疗方式是闭合复位经皮螺钉固定或切开复位加压螺钉固定。掌桡侧入路由手舟骨大多角骨间关节延伸至桡骨远端(图 5.1,图 5.2),为复位手舟骨骨折移位、粉碎性骨折植骨以及从远端向近端穿过骨折植入空心加压螺钉提供了一个良好的术野。

手舟骨骨折不愈合

掌桡侧入路也适于治疗伴后凸畸形的手舟骨骨折不愈合。为提供正确的手舟骨序列重排,纠正与手舟骨骨折不愈合相关的腕部塌陷,往往需要植骨。掌桡侧入路(图 5.3,图 5.4)允许直视手舟骨骨折不愈合处,清理骨折断端,取掌侧桡骨自体骨充填骨折断端促进骨折愈合,以及加压螺钉内固定。

桡骨远端骨折

通过掌桡侧前臂延长入路,可于桡骨张力侧放置锁定或非锁定钢板,并受到所覆软组织的保护。治疗桡骨远端骨折的掌桡侧前臂延长入路基本上是通过桡侧腕屈肌腱鞘入路进行的，可显露整个桡骨远端或移位关节外骨折，有时还能显露桡骨远端关节内骨折。分离皮下组织即可显露桡侧腕屈肌肌腱。此入路与 Henry 入路不同，后者是利用桡侧腕屈肌腱外侧间隙显露。利用桡骨远端骨折的桡侧腕屈肌肌腱掌桡侧前臂延长入路，还可以结合关节镜复位治疗桡骨远端关节内骨折。

禁忌证

手舟骨骨折

手舟骨掌桡侧入路不适于治疗手舟骨近端骨折，推荐背侧入路。如果手舟骨骨折合并脱位需同时修复背侧韧带时，不宜行背侧手术入路固定手舟骨骨折。

桡骨远端骨折

桡骨远端掌桡侧前臂延长入路不适于需要切开复位和关节面内固定的桡骨远端严重粉碎性骨折，除非联合使用桡腕关节背侧入路或腕关节镜。桡骨远端需要精确地解剖复位，仅通过掌侧入路不能完成。

术前准备

手舟骨骨折和骨折不愈合

治疗移位的手舟骨骨折，尤其是手舟骨骨折不愈合时，CT 或 MRI 检查是必不可少的。对于通过普通 X 线片难以发现的急性隐匿性骨折或者陈旧性骨折的缺血性坏死评估，首选 MRI 检查。CT（正位、侧位、轴位）适用于确定手舟骨成角度数及衡量潜在植骨间隙的大小。

桡骨远端骨折

治疗桡骨远端骨折时，术前牵引状态下正侧位片可以用来很好地观察骨折粉碎和移位的程度。还可使用 CT 检查评估关节内损伤情况。

手术技术

手舟骨掌桡侧入路治疗手舟骨骨折和骨折不愈合

体表标志

手舟骨掌桡侧入路的解剖关键点是定位桡骨茎突、手舟骨结节、大多角骨，以及桡侧腕屈肌肌腱与腱鞘（图 5.1）。

技术

1. 切口：沿腕关节掌桡侧、手舟骨结节正上方及桡侧腕屈肌肌腱与腱鞘，做弧形切口或直切口（图 5.2）。

2. 仔细解剖定位前臂外侧皮神经和桡动脉掌侧支。然后向近端和远端扩大手术入路，在桡动脉和桡侧腕屈肌肌腱之间切开腕关节囊（图 5.3）。

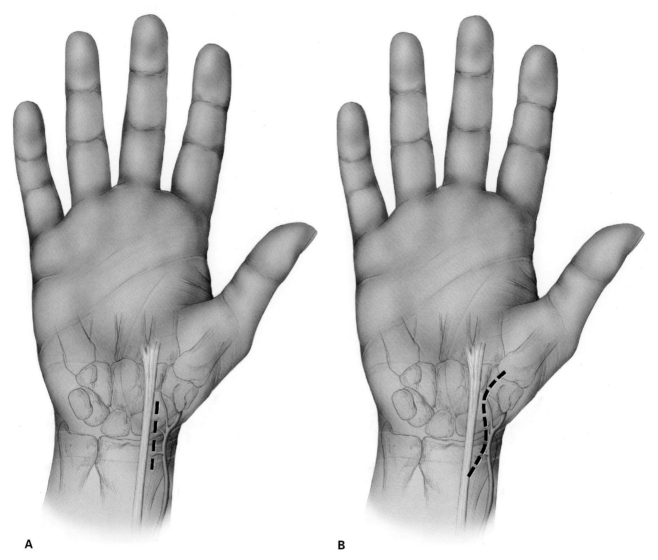

A　　　　　　　　　　　　　　　**B**

图 5.1　手舟骨掌桡侧入路。（A）于桡侧腕屈肌（FCR）肌腱与桡骨茎突、桡动脉之间行纵向切口。（B）于桡骨茎突与桡侧腕屈肌肌腱之间行"Z"形切口

　　3.腕关节囊切开的解剖定位是通过桡舟头韧带（图 5.4）。

　　4.有时需要通过掌侧桡月长韧带向尺侧扩大切口。桡动脉掌侧支可能需要分离。

　　▪ **注意：** 牵引拇指可显露桡骨远端及手舟骨近端之间的关节面。

　　5.从手舟骨腰部及近端剥离腕掌侧韧带，向远端切口延长至手舟骨大多角骨间关节。持续牵引腕部和拇指，可了解新鲜手舟骨骨折的移位程度以及粉碎的骨折块的数量。

桡骨远端掌桡侧前臂延长入路治疗桡骨远端骨折

技术

　　1.切口：目前桡骨远端最常用的掌桡侧前臂延长入路是桡侧腕屈肌入路，切口正好跨越桡侧腕屈肌。先辨认桡侧腕屈肌肌腱，切开前腱鞘，牵开肌腱，然后切开后腱鞘。桡侧腕屈肌腱鞘远端必须切开，以显露充分。切口从远端向近端延伸，直至完全显露桡骨远端骨折。这种入路与 Henry 入路略有不同，后者于桡动脉与桡侧腕屈肌肌腱之间显露。

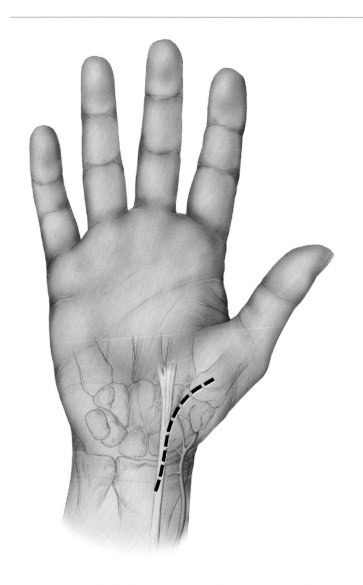

图 5.2　"S"形延伸显露手舟骨。注意桡动脉、桡侧腕屈肌肌腱、大多角骨结节、手舟骨、小多角骨。手舟骨掌桡侧手术入路

2. 切口长度要求 6~8cm，便于骨折复位及安放钢板（图 5.5）。

3. 将桡侧腕屈肌肌腱连同正中神经及其他屈肌肌腱向尺侧牵拉。

4. 游离、牵拉桡侧腕屈肌肌腱。可从桡骨远端的外（桡）侧剥离或者"Z"形切断肱桡肌肌腱（图 5.6）。这种"Z"形切断肌腱的方法可减少肱桡肌肌腱的旋前力量，有助于严重移位骨折的复位。

5. 游离旋前方肌（图 5.7），随附着骨膜一起由桡侧向尺侧掀离远端桡骨（图 5.8）。

6. 先复位尺骨掌侧皮质以逐步恢复骨折断端的分离，解剖复位后，予以钢板固定（图 5.9）。可使用克氏针穿过钢板或者经皮穿刺固定骨折处。

7. 适当进行 X 线检查（正位、侧位、斜位、倾斜位和切线位），以确保骨折处正确复位和钢板位置良好，掌侧钢板不超过桡骨远端关节面。钢板固定好后，再次行 X 线检查（图 5.10）。

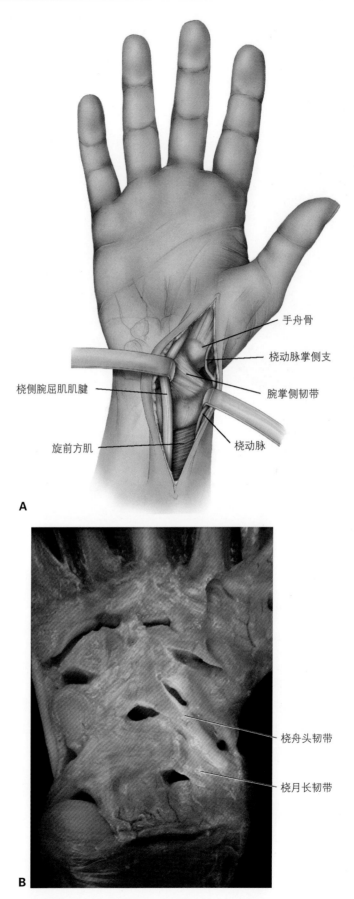

手舟骨

桡动脉掌侧支

桡侧腕屈肌肌腱

腕掌侧韧带

旋前方肌

桡动脉

A

桡舟头韧带

桡月长韧带

B

图 5.3 （A，B）延长手掌切口至手舟骨远端。显露深部腕掌侧韧带，桡动脉掌侧支牵向桡侧或结扎，远端为小多角骨和手舟骨大多角骨骨间关节

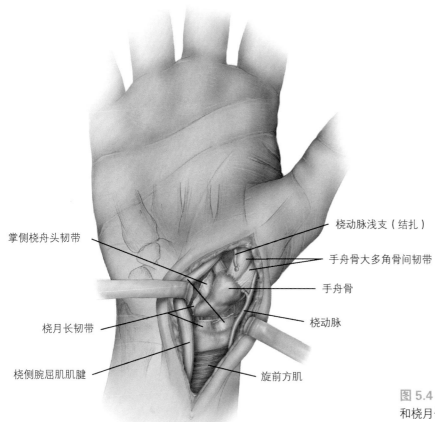

掌侧桡舟头韧带

桡月长韧带

桡侧腕屈肌肌腱

桡动脉浅支（结扎）

手舟骨大多角骨间韧带

手舟骨

桡动脉

旋前方肌

图 5.4　显露和分离腕掌侧韧带（掌侧桡舟头韧带和桡月长韧带），切断和结扎桡动脉浅支。切断的腕掌侧韧带（手舟骨骨折处）

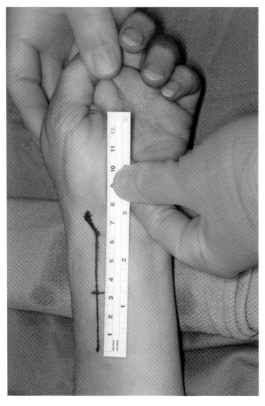

图 5.5　桡骨远端骨折切口。纵向切口长 6~8cm，在近腕横纹处向桡侧成角延伸

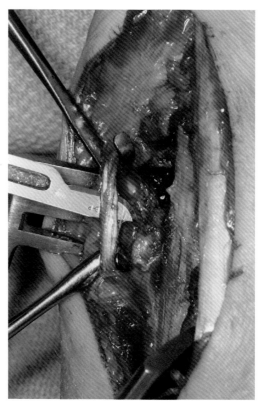

图 5.6　游离并切断肱桡肌肌腱

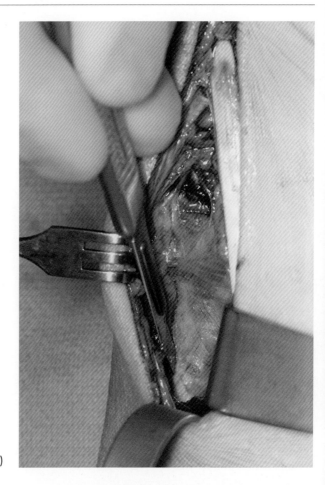

图 5.7　游离旋前方肌桡侧缘（附着处）

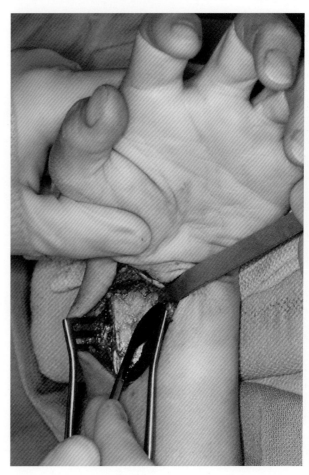

图 5.8　牵开旋前方肌，显露桡骨远端掌侧面。图中显示骨折处正在复位

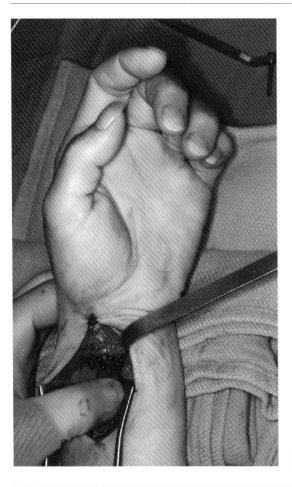

图 5.9　安放桡骨远端钢板

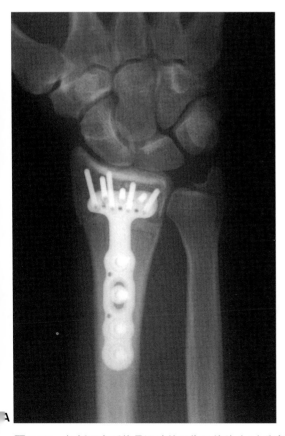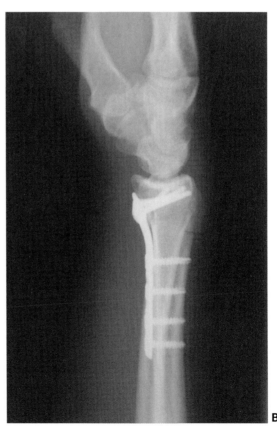

图 5.10　钢板固定后桡骨远端的正位 X 线片（A）和侧位 X 线片（B）。注意侧位片中靠近桡腕关节面螺钉的位置

经验和教训

经验

手舟骨掌桡侧入路

- 如果想用 Huene 钩加压手舟骨骨折处，则需要向远端延长掌桡侧切口至手舟骨大多角骨间关节，并清理大多角骨外侧缘。切开手舟骨大多角骨骨间关节囊，将非常有助于获得空心螺钉导针良好的进针点。
- 腕部小型 "C" 形臂照相可用来帮助确定空心钉导针的中心位置。
- 有时切除桡骨茎突可能有助于改善手舟骨的显露，并容易进行掌桡侧间隙的植骨。
- 为便于掌侧关节囊关闭和防止后期腕关节的不稳，最好用缝线标记掌侧腕韧带，仔细修复掌侧腕关节囊。

桡骨远端掌桡侧前臂延长入路

- 为利于骨折复位，阶梯式切开肱桡肌肌腱可释放其大部分旋转力量，同时有助于缝合旋前方肌。尽可能于远桡侧端切开旋前方肌，同时需保留桡骨止点的最尺侧缘部分，以保护骨骼的血液供应。旋前方肌远端从桡骨远端掌侧的纤维边缘处折返，以保护掌侧腕韧带。在旋前方肌远端边缘可见一小动脉，显露该动脉近端可成为一个很好的解剖标志。可通过肱桡肌肌腱尾端与旋前方肌缝合，将旋前方肌覆盖掌侧钢板。
- 桡骨远端关节内骨折时，通常有两个主要的骨折块：桡骨茎突块和月状骨骨块。我们建议由尺侧（内侧）开始复位，首先复位月状骨骨折部分。可以使用克氏针或者使用掌侧钢板，利用钢丝穿过钢板孔临时固定。
- 切口缝合时不需要原位缝合肱桡肌（会改变对桡骨远端的旋后力量）。重要的是缝合旋前方肌，然后让桡侧腕屈肌肌腱自然回位。阶梯式切开肱桡肌，可将其中一束缝合到旋前方肌上，这有助于旋前方肌的完全闭合。桡侧腕屈肌腱鞘不需要闭合，敞开即可。

教训

手舟骨骨折和骨折不愈合

- 避免手舟骨被过分加压。
- 螺钉植入前始终保留临时固定的克氏针，以防止手舟骨旋转移位。
- 使用 Huene 钩或克氏针前，清理大多角骨外侧缘，以确保任何加压螺钉都在中心位置。此外，切开手舟骨 – 大多角骨 – 小多角骨关节囊（STT 关节囊），通常能获得足够的显露来放置导针。
- 骨折或骨折不愈合复位前，重新排列月状骨和近端手舟骨（纠正任何背侧成角）。
- 避免过度的外侧（桡侧）分离，以免破坏手舟骨的血液供应。
- 缝合标记、后期修复掌侧腕韧带。
- 选择合适长度的内固定螺钉，然后剪去 2mm。

桡骨远端骨折

- 使用牵引（手法牵引或外固定）辅助复位。
- 考虑阶梯式切开肱桡肌，可以解除其旋后作用，利于关闭切口时缝合旋前方肌。

- 钢板固定前，用克氏针完成解剖复位。尺掌侧皮质可作为开始复位的参考点。确保纠正冠状面畸形，将改善桡尺远侧关节（DRUJ）的稳定性。
- 对于极不稳定、粉碎性的远端骨折，考虑复位后用外固定来固定。
- 对于粉碎性骨折，植骨（自体骨或同种异体骨）是一种非常有效且简单的技术，可以帮助骨折处复位并增加软骨下支撑。

参考文献

[1] Botte MJ, Gelberman RH. Modified technique for Herbert screw insertion in fractures of the scaphoid. J Hand Surg [Am]. 1987;12:149-150.

[2] Cooney WP, Dobyns JH, Linscheid RL. Fractures of the scaphoid: a rational approach to management. Clin Orthop. 1980;149:90-97.

[3] Garcia-Elias M, Vall A, Salo JM, et al. Carpal alignment after different surgical approaches to the scaphoid: a comparative study. J Hand Surg [Am]. 1988;13:604-612.

[4] Huene DR, Huene DS. Treatment of nonunions of the scaphoid with the Ender compression blade plate system. J Hand Surg [Am]. 1991;16:913-922.

[5] Puopolo SM, Rettig ME. Management of acute scaphoid fractures. Bull Hosp Joint Dis. 2003;61(3–4):160-163.

[6] Cooney WP III. Scaphoid fractures: current treatments and techniques. Instr Course Lect. 2003;52:197-208.

[7] Rikli DA, Regazzoni P. Fractures of the distal end of the radius treated by internal fixation and early function. J Bone Joint Surg Br. 1996;78:588-592.

[8] Nana AD, Joshi A, Lichtman D. Plating of the distal radius. J Am Acad Orthop Surg. 2005;13(3):159-191.

[9] Orbay JL. The treatment of unstable distal radius fractures with volar fixation. Hand Surg. 2000;5:103-112.

[10] Fernandez DL. A technique for anterior wedge-shaped grafts for scaphoid nonunions with carpal instability. J Hand Surg [Am]. 1984;9:733-737.

[11] Inoue G, Miura T. Treatment of ununited fractures of the carpal scaphoid by iliac bone grafts and Herbert screw fixation. Int Orthop. 1991;15:279-282.

[12] Ring D, Jupiter JB, Herndon JH. Acute fractures of the scaphoid. J Am Acad Orthop Surg. 2000;8(4):225-231.

[13] Trumble TE, Gilbert M, Murray LW, et al. Displaced scaphoid fractures treated with open reduction and internal fixation with a cannulated screw. J Bone Joint Surg Am. 2000;82(5):633-641.

[14] Cooney WP, Linscheid RL, Dobyns JH, et al. Scaphoid nonunion: role of anterior interpositional bone grafts. J Hand Surg [Am]. 1988;13:635-650.

[15] Herbert TJ, Fisher WE, Leicester AW. The Herbert bone screw: a ten year perspective. J Hand Surg Br. 1992;17:415-419.

[16] Jeon IH, Oh CW, Park BC, et al. Minimal invasive percutaneous Herbert screw fixation in acute unstable scaphoid fracture. Hand Surg. 2003;8(2):213-218.

[17] Raskin KB, Parisi D, Baker J, et al. Dorsal open repair of proximal pole scaphoid fractures. Hand Clin. 2001;17(4): 601-610, ix.

[18] Sanders WE. Distal radius fractures. In: Manske PR, ed. Hand Surgery Update. Rosemont, IL: American Academy of Orthopaedic Surgeons; 1996:117-123.

[19] Fernandez DL, Geissler WB. Treatment of displaced articular fractures of the radius. J Hand Surg [Am]. 1999;24:102-107.

[20] Fitoussi F, Ip WY, Chow SP. Treatment of displaced intra-articular fractures of the distal end of the radius with plates. J Bone Joint Surg Am. 1997;79:1303-1312.

[21] Orbay JL, Fernandez DL. Volar fixation for dorsally displaced fractures of the distal radius: a preliminary report. J Hand Surg [Am]. 2002;27:205-215.

[22] DeMaagd RL, Engber WD. Retrograde Herbert screw fixation for treatment of proximal pole scaphoid nonunions. J Hand Surg [Am]. 1989;14:996-1003.

[23] Melone CP Jr. Articular fractures of the distal radius. Orthop Clin North Am. 1984;15:217-236.

[24] Richards RS, Bennett JD, Roth JH, et al. Arthroscopic diagnosis of intra-articular soft tissue injuries associated with distal radius fractures. J Hand Surg [Am]. 1997;22:772-776.

[25] Wright T, Horodyski M, Smith DW. Functional outcomes of unstable distal radius fractures: ORIF with a volar plate versus external fixation. J Hand Surg [Am]. 2005;30(2):89-99.

[26] Amrami K. Radiology corner: review of plain radiographs. J Am Soc Surg Hand. 2005;5:4-7.

[27] Perlik PC, Guilford WB. Magnetic resonance imaging to assess vascularity of scaphoid nonunions. J Hand Surg [Am]. 1991;16:479-484.

[28] Sanders WE. Evaluation of the humpback scaphoid by computed tomography in the longitudinal axial plane of the scaphoid. J Hand Surg [Am]. 1988;13:182-187.

[29] Jakob M, Rikli DA, Regazzoni P. Fractures of the distal radius treated by internal fixation and early function. J Bone Joint Surg Br. 2000;82:340-344.

[30] Chan KW, McAdams TR. Central screw placement in percutaneous screw scaphoid fixation: a cadaveric comparison of proximal and distal techniques. J Hand Surg [Am]. 2004;29(1):74-79.

[31] Menapace KA, Larabee L, Arnoczky SP, et al. Anatomic placement of the Herbert-Whipple screw in scaphoid fractures: a cadaver study. J Hand Surg [Am]. 2001;26(5):883-892.

[32] Putnam MD, Fischer MD. Treatment of unstable distal radius fractures: methods and comparison of external distraction and ORIF versus external distraction-ORIF neutralization. J Hand Surg [Am]. 1997;22:238-251.

第6章　手舟骨桡背侧入路

Steven L. Moran

适应证

手舟骨桡背侧入路最常用于治疗新鲜手舟骨近端骨折，手舟骨手术显露和内固定适用于：任何移位的手舟骨骨折，伴明显骨缺损的手舟骨骨折，成角或旋转移位的手舟骨骨折，手舟骨外侧角丢失的手舟骨骨折、手舟骨骨折脱位和主弓损伤。此外，任何导致腕骨序列丢失或者无法通过手法复位获得理想复位的手舟骨骨折，均应采取手术复位和内固定治疗。

手舟骨可通过掌侧或背侧入路显露。掌侧入路是治疗手舟骨腰部骨折和骨不连的经典入路。手腕部背侧纵向切口也可用于全腕骨损伤或合并桡骨远端骨折的手舟骨显露。当仅有手舟骨骨折时，可以只行桡背侧入路。手舟骨桡背侧入路可以显露手舟骨的近端和背侧腰部、手舟骨 – 大多角骨 – 小多角骨关节，以及舟月骨骨间韧带的背侧部分。桡背侧入路可用于手舟骨骨不连的治疗，以及桡骨远端背侧带血运的植骨。该入路的优点是不伤及腕掌侧支撑韧带，保护了手舟骨掌侧的血供（图 6.1）。但是该入路可能会伤及桡神经浅支（图 6.2）。桡背侧入路对月状骨的显露极其有限，不能显露腕关节尺侧，因此，该入路不能应用于评价或治疗次弓或主弓的损伤，以及手舟骨严重坍塌者。

技术

1. 切口：从 Lister 结节背侧开始先行 3~4cm 长的切口，然后沿拇长伸肌（EPL）向远端延伸（图 6.3）。

2. 手腕部背侧纵向入路也可用于全腕骨损伤或合并桡骨远端骨折的手舟骨显露，以及腕骨间或者桡腕关节融合术。在手腕损伤或伴有桡骨远端骨折和腕间或桡腕关节融合的情况下，手腕的纵向入路也可用于手舟骨的显露。进行皮下分离时应注意识别桡神经分支，其越过第 2 伸肌间室，可向桡侧牵开。

3. 打开第 2 和第 3 伸肌间室，拇长伸肌肌腱向拇指根部移行（图 6.4）。

4. 向桡侧牵开桡侧腕长伸肌、桡侧腕短伸肌、拇长伸肌肌腱（图 6.5）。如有必要，可以将拇长伸肌肌腱从其间室中完全松解，并转植到 Lister 结节桡侧以便于牵开。松解拇长伸肌肌腱还有助于识别 Lister 结节尺侧的骨间后神经，其切除操作可用于部分腕部去神经化。

5. 腕关节囊的切开方向与背侧腕骨间韧带的纤维走行方向一致，可垂直切断或者行"T"形切口（图 6.6）。

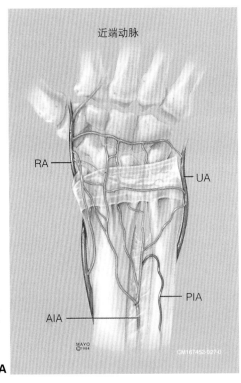
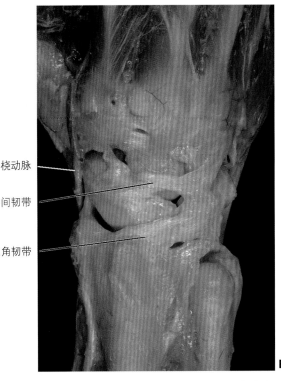

图 6.1　（A，B）桡骨远端和手舟骨的动脉供应。合理设计桡背侧切口可保护手舟骨的关键血供（RA，桡动脉；UA，尺动脉；AIA，骨间前动脉；PIA，骨间后动脉）

经验

舟月关节通常与 Lister 结节重叠，因此 Lister 结节可作为关节囊切开的解剖标志。

6. 切开关节囊后，检查手舟骨和舟月韧带背侧。清除松动的关节软骨碎片、游离体、滑膜炎处和血肿等以改善视野。屈腕并桡偏腕关节，可用来进一步评估手舟骨近端。

经验

谨记，即便存在急性手舟骨骨折，舟月韧带也可能受伤，应检查是否存在不稳定或伴随韧带断裂。

骨移植

7. 如果需要带血管移植，初始皮肤切口设计应允许在第 1 背侧间室上方以弧线方式延伸（图 6.7）。然后可以利用第 1、第 2 间室伸肌支持带上动脉（ICSRA）获得带血管的移植骨瓣。

8. 轻柔地牵开皮下组织，在第 1 与第 2 伸肌间室之间的支持带表面，可见第 1、第 2 间室伸肌支持带上动脉和伴行静脉（图 6.8）。

9. 向远端与桡动脉吻合处（即鼻烟窝方向）分离血管。于植骨部位水平打开第 1 和第 2 背侧伸肌间室，形成一个容纳血管及移植骨瓣滋养动脉的支持带缺口。

10. 植骨前先横向切开桡背侧关节囊，以显露手舟骨骨不连部位，并在此部位制造一个植骨沟槽（图 6.9）。

经验

拇指呈 45° 角向桡掌侧外展，拇长伸肌肌腱沿手舟骨长轴线走行。切开背侧关节囊之前，需要确定骨折部位。如果不能确定骨折部位，可以在关节囊切开之前使用克氏针置于手舟骨中定位。

拇长伸肌肌腱

拇短伸肌肌腱

拇长展肌肌腱

桡动脉

伸肌支持带

桡神经浅支

图 6.2 尽管显露手舟骨时容易损伤桡神经浅支，但合理的桡背侧切口可以避免其损伤

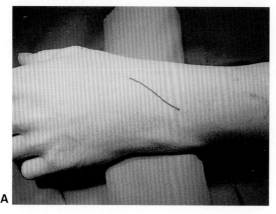

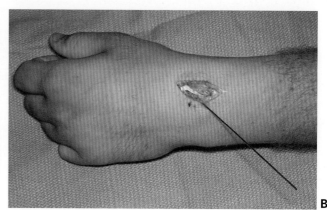

图 6.3 （A）手舟骨桡背侧入路的标准皮肤切口。（B）用克氏针标记手舟骨中轴位置。切口底部可见拇长伸肌

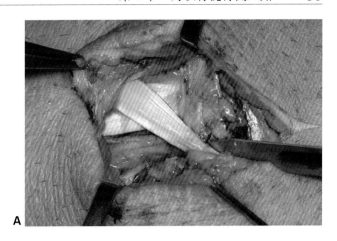

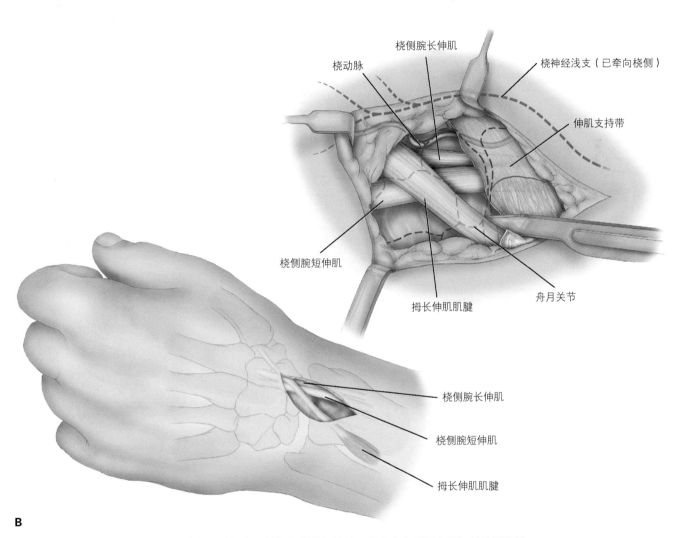

图 6.4 （A，B）切开第 3 间室支持带远端部分以松解拇长伸肌肌腱，此方法有利于牵开拇长伸肌肌腱

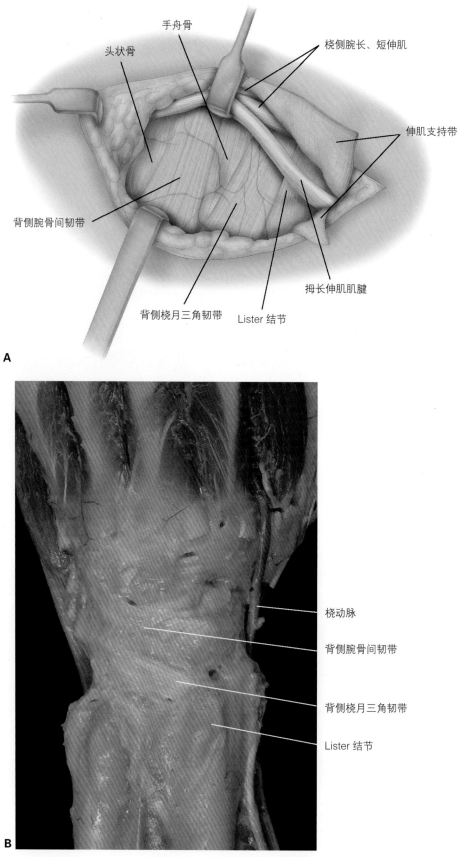

图 6.5 （A，B）向桡侧牵开桡侧腕长、短伸肌和拇长伸肌，显露桡背侧关节囊。有时因术野需要，可以将拇长伸肌从其间室中松解出来

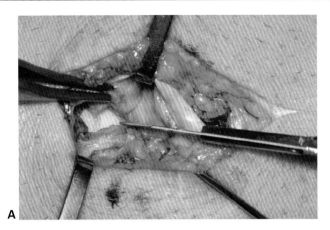

图 6.6 （A，B）将拇长伸肌肌腱和第 2 间室的肌腱牵向桡侧，可行一个短垂直切口打开背侧腕关节囊

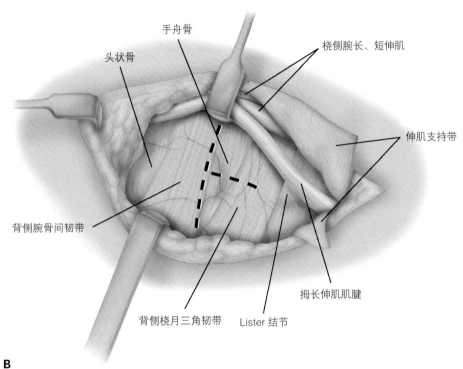

头状骨

手舟骨

桡侧腕长、短伸肌

伸肌支持带

背侧腕骨间韧带

背侧桡月三角韧带

Lister 结节

拇长伸肌肌腱

B

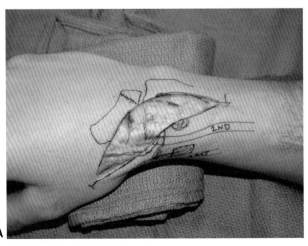

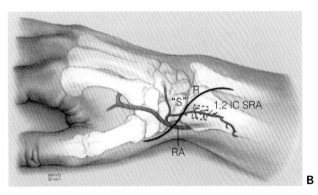

A

B

图 6.7 （A，B）对于需要从桡骨远端背侧取带血管移植骨瓣的病例，改良桡背侧切口可以增加术野显露。该切口设计呈缓和的 "S" 形，跨越第 1 背侧间室，以显露第 1、第 2 间室伸肌支持带上动脉（1，2 IC SRA）（R，桡侧；RA，桡动脉）

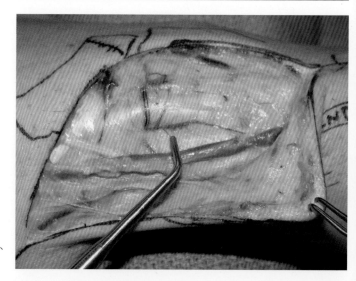

图 6.8　探针尖端指示即为第 1、第 2 间室伸肌支持带上动脉

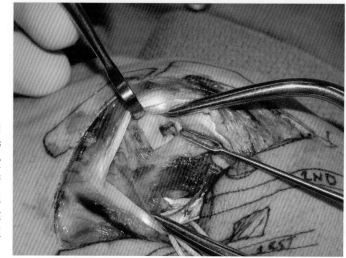

图 6.9　背侧腕关节囊已经横向切开。在经第 1 和第 2 间室的带血管移植中，将第 2 和第 3 间室内的肌腱牵向尺侧，以便于血管化移植物的转位和放置。图中显示，在手舟骨骨不连部位已创建了一个沟槽，以容纳带血管移植骨瓣

并发症和缺点

手舟骨桡背侧入路的潜在并发症很少，可能包括桡神经分支的损伤，第 2 或第 3 间室的肌腱损伤，以及术后的伸肌肌腱粘连。也可能发生肥厚性瘢痕和伤口感染。桡背侧入路不适合于治疗舟月骨或月状骨周围骨折脱位，因为月状骨的显露对于其完全复位很重要。此外，如果要对舟月骨静态不稳进行背侧关节囊固定时，该入路对关节囊的显露受到限制。对于手舟骨畸形愈合或者骨不连合并显著后凸畸形，该入路可能不足以恢复手舟骨高度。在这种情况下，我们发现该入路更容易用来行皮质骨移植和矫正手舟骨。

从理论上讲，手舟骨桡背侧入路对手舟骨的血液供应存在损伤风险，必须警惕在显露骨折部位时不要损伤进入手舟骨桡背侧嵴的血管。

参考文献

[1]　Cooney WP, Dobyns JH, Linscheid RL. Fractures of the scaphoid: a rational approach to management. Clin Orthop. 1980;149:90-97.

[2]　Smith DK, Cooney WP III, An KN, et al. The effects of simulated unstable scaphoid fractures on carpal motion. J Hand Surg [Am]. 1989;14:283-291.

[3]　Amadio PC, Berquist TH, Smith DK, et al. Scaphoid malunion. J Hand Surg [Am]. 1989;14:679-687.

[4]　Cooney WP III, Dobyns JH, Linscheid RL. Nonunion of the scaphoid: analysis of the results from bone grafting. J Hand Surg [Am]. 1980;5:343-354.

[5]　Eddeland A, Eiken O, Hellgren E, et al. Fractures of the scaphoid. Scand J Plast Reconstr Surg. 1975;9:234-239.

[6]　Viegas SF, Bean JW, Schram RA. Transscaphoid fracture dislocations treated with open reduction and Herbert screw internal fixation. J Hand Surg [Am]. 1987;12:992-999.

[7]　Cooney WP, Bussey R, Dobyns JH, et al. Difficult wrist fractures. Perilunate fracture-dislocations of the wrist. Clin Orthop. 1987;214:136-147.

[8]　Rettig AC, Kozin SH, Cooney WP. Open reduction and internal fixation of acute displaced scaphoid waist fractures. J Hand Surg [Am]. 2001;26:271-276.

[9]　Garcia-Elias M, Vall A, Salo JM, et al. Carpal alignment after different surgical approaches to the scaphoid: a comparative study. J Hand Surg [Am]. 1988;13A:604-612.

[10]　Russe O. Fracture of the carpal navicular. Diagnosis, non-operative treatment and operative treatment. J Bone Joint Surg Am. 1960;42-A:759-768.

[11]　Herbert TJ, Fisher WE. Management of the fractured scaphoid using a new bone screw. J Bone Joint Surg Br. 1984;66:114-123.

[12]　Shin AY, Bishop AT. Vascularized bone grafts for scaphoid nonunion and Kienböck's disease. Orthop Clin North Am. 2001;30(2):263-277.

[13]　Tubiana T, Gilbert A, Masuelet AC. Bones and joints. In: An Atlas of Surgical Techniques of the Hand and Wrist. London, UK: Martin Dunitz, Ltd.; 1999:63-73.

前臂、肘、肱骨和肩

第7章　前臂

Bernard F. Morrey

临床上，前臂只有 3 种显露路径。这包括从后面路径（Thompson 入路）和前面路径（Henry 入路）显露桡骨，及从背侧路径显露尺骨。根据要处理的病变情况，这 3 种路径都易于延伸切口。

桡骨后侧入路（Thompson 入路）

适应证

骨折、肿瘤和靠近桡骨后侧的感染。

- *注意：* 此入路未被广泛应用，但可用于显露桡骨近端、中段和远端，而且对于桡骨近端和中段 1/3 特别适用。

体位

患者仰卧，上肢置于胸前或臂架 / 肘架上。

体表标志

外上髁至桡骨茎突。

技术

1. 切口：从外上髁沿直线到桡骨茎突。前臂旋前时切口成一直线。可以选用全长切口或部分切口（图 7.1）。

2. 显露指总伸肌前缘和桡侧腕短伸肌后缘（或桡侧）的间隙。

3. 摸到桡骨远端的皮下部分，这个表浅的分界是这两组肌群自然的间隔（图 7.2）。分开这些肌群，显露辨认旋后肌远端和旋前圆肌近端附着处。

4. 切开近远端前臂筋膜，向后方牵开指总伸肌，向桡骨的尺侧牵开桡侧腕短伸肌（图 7.3）。在旋后肌和旋前圆肌附着之间的裸露的桡骨干易于确认（图 7.4）。

5. 前臂旋后时近端可见旋后肌。视情况决定是否显露骨间后神经。

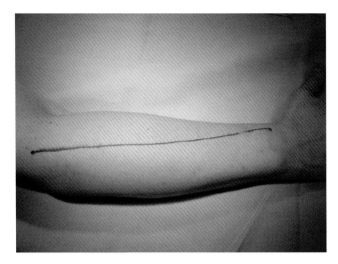

图 7.1

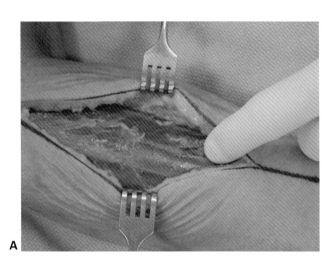

A

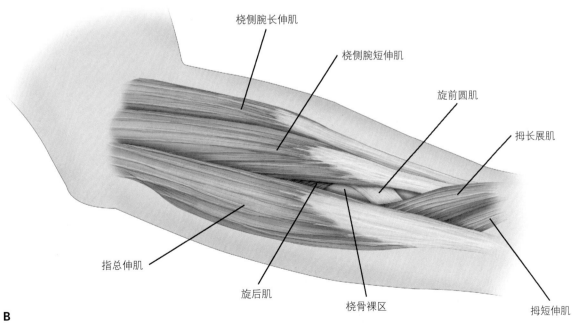

桡侧腕长伸肌

桡侧腕短伸肌

旋前圆肌

拇长展肌

指总伸肌

旋后肌

桡骨裸区

拇短伸肌

B

图 7.2

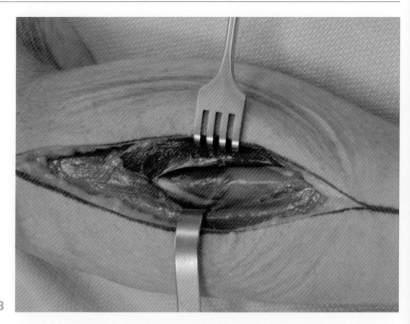

图 7.3

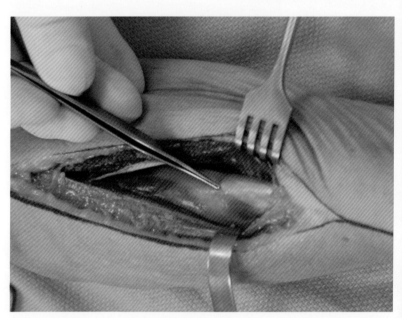

图 7.4

6. 游离旋后肌中段，显露骨间后神经，或者更常用的是，从桡骨干游离旋后肌（图 7.5）。

经验

■ 尽量将前臂旋后，可使旋后肌桡骨附着处容易显露，以观察旋后肌起点。

■ 骨间后神经不必显露，但应小心避免神经损伤。

7. 旋后肌向其尺骨附着处牵开，以显露桡骨近端（图 7.6）。

8. 切开前臂远侧筋膜后，向后方牵开指总伸肌，在前臂中段游离桡侧腕长、短伸肌肌腱（图 7.7）。旋前圆肌的桡骨附着处就位于显露区中央。

9. 切口远端，向后方牵开指总伸肌并向前方牵开桡侧腕短伸肌肌腱，可见拇长展肌肌腱和拇短伸肌肌腱斜行跨过桡侧腕短伸肌肌腱的浅面（图 7.8）。桡骨中段 80% 已经显露。

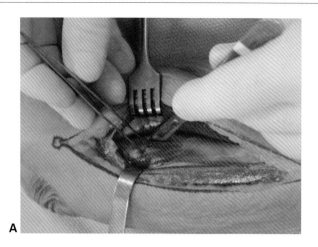

A

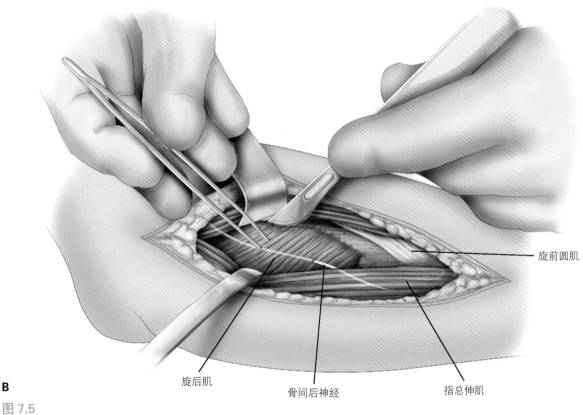

旋前圆肌

B

旋后肌　　　骨间后神经　　　指总伸肌

图 7.5

桡骨近端前侧入路（Henry 入路）

适应证

骨折、恶性肿瘤和骨髓炎。

体位

患者仰卧，上肢置于肘架上。

体表标志

1. 触摸移动的皮肤软组织，辨认肱二头肌远侧 1/4 的外侧部分、近侧肘横纹和远端桡骨茎突（图 7.9）。

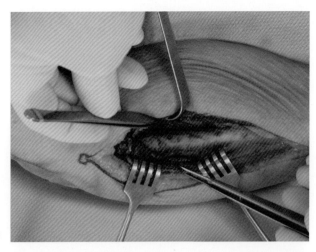

图 7.6

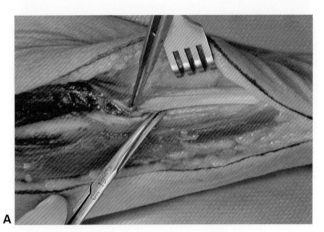

A

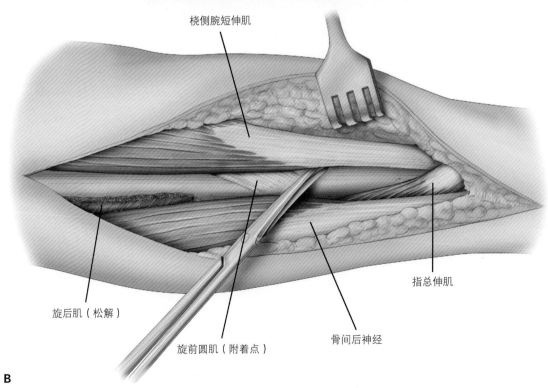

桡侧腕短伸肌

旋后肌（松解）

旋前圆肌（附着点）

骨间后神经

指总伸肌

B

图 7.7

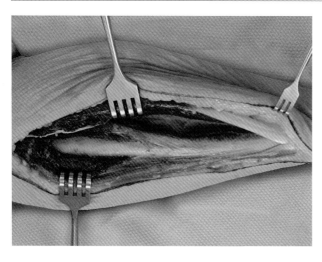

图 7.8

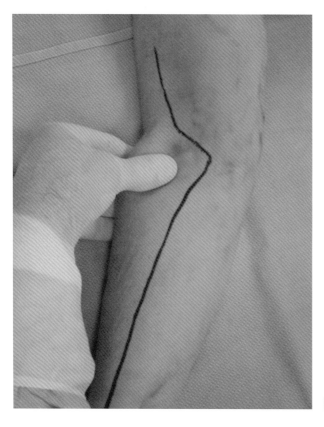

图 7.9

2. 皮肤切口：皮肤切口开始于肘横纹近侧 5cm 处和肱二头肌肌腱侧面。它沿着肱桡肌的前缘向远端延伸，在肘横纹中横向偏离，然后在前臂的中间掌侧方向上向远侧移动，在肘横纹远端约 6cm 或 7cm 处结束。

- **注意：** 这种显露方式的第一个关键点是了解表面解剖结构以及前臂筋膜包裹的关键结构的方式（图 7.10）。在分开上臂筋膜后，在切口的近端方向识别肱二头肌的侧缘（图 7.11）。

3. 钝性及锐性分离肱二头肌和肱肌肌间隙。

4. 当皮肤切口向远端延伸时，辨认肌皮神经的终末支并加以保护（图 7.12）。

5. 辨认桡动脉返支并予结扎（图 7.13）。

经验

这是切口向远端延伸显露的关键步骤。

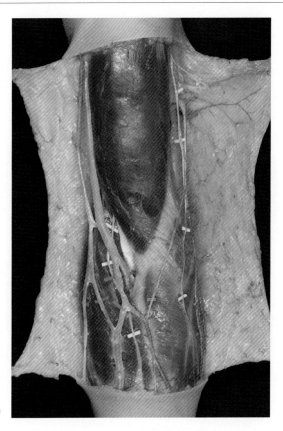

图 7.10

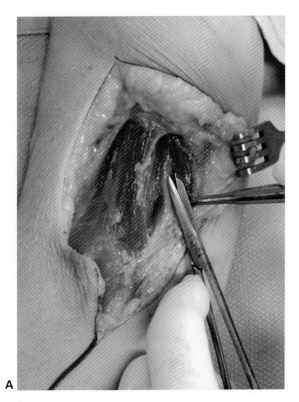

A

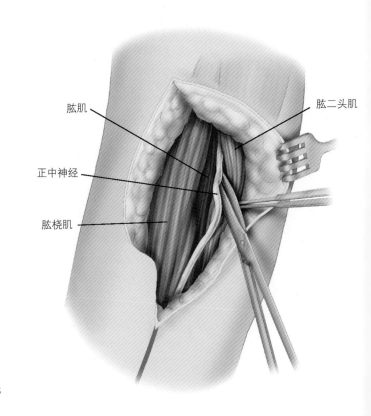

B

图 7.11

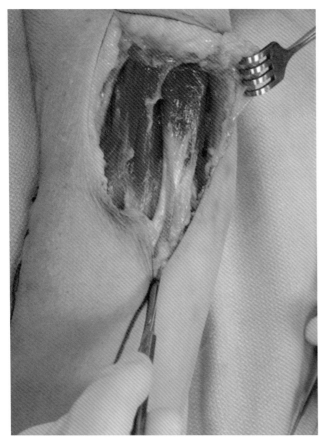

图 7.12

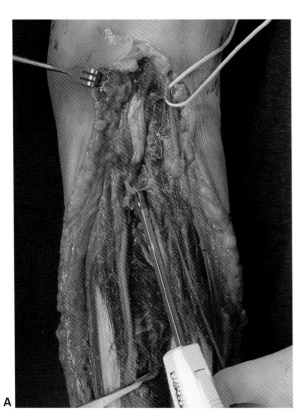

A

图 7.13

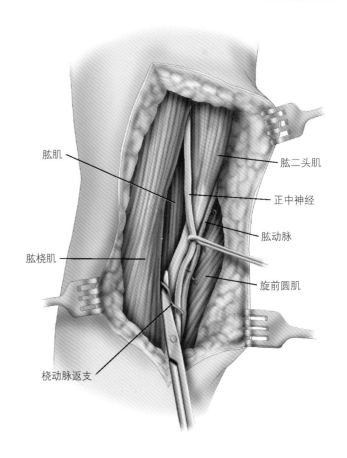

B

肱肌

肱二头肌

正中神经

肱动脉

肱桡肌

旋前圆肌

桡动脉返支

　　6. 辨认肱二头肌在桡骨粗隆的附着点，其外侧可见肱桡肌和桡神经（图 7.14）。桡神经走行在近端肱桡肌和肱肌的肌间隙内。

　　▪ ***注意：*** 观察骨间后神经绕桡骨头通过前关节囊。

　　7. 在内侧旋前圆肌和外侧肱桡肌之间切开前臂远端筋膜（图 7.15）。牵开远端的旋前圆肌肌腹，即可显露旋后肌和旋前肌附着点。

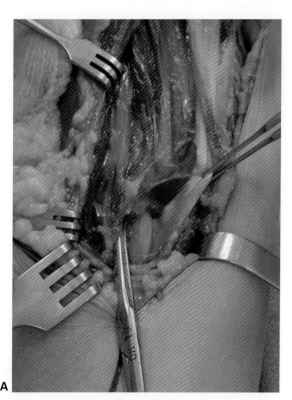

A

图 7.14

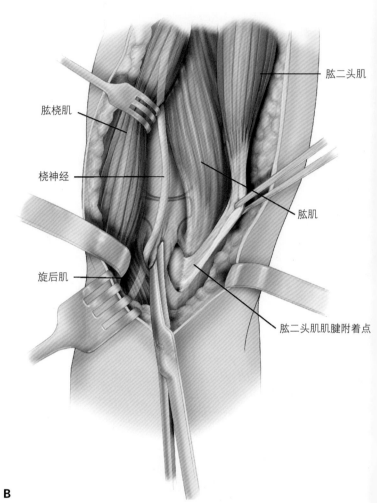

肱二头肌

肱桡肌

桡神经

肱肌

旋后肌

肱二头肌肌腱附着点

B

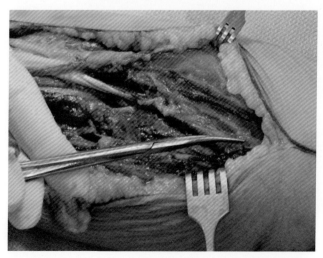

图 7.15

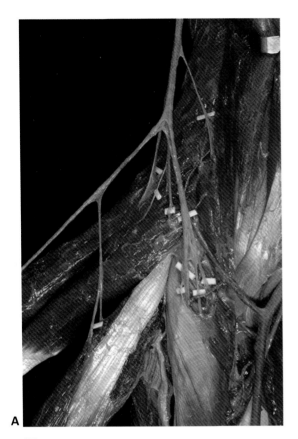

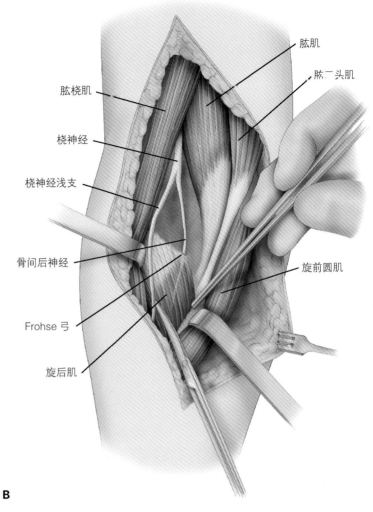

肱肌

肱二头肌

肱桡肌

桡神经

桡神经浅支

骨间后神经

旋前圆肌

Frohse 弓

旋后肌

A　　　　　　　　　　**B**

图 7.16

8. 前臂旋后，可辩别旋后肌桡侧起点。进入 Frohse 弓状腱膜下可见骨间后神经（图 7.16）。辨认并保护肱桡肌底面的桡神经浅支。

9. 由近端桡骨表面牵开旋后肌，显露近端桡骨的前侧面（图 7.17）。

10. 在肱桡肌、旋前圆肌和桡侧腕屈肌肌腱之间切开远侧筋膜（图 7.18）。

11. 向外侧牵开与桡神经伴行的肱桡肌，向内侧牵开旋前圆肌和桡侧腕屈肌肌腱。在切口近端显露旋前圆肌的走行（图 7.19）。

12. 前臂旋前，可见旋前圆肌和拇长屈肌肌腱的附着点。于远端桡骨内侧面剥离旋前方肌（图 7.20）。

13. 前臂旋后，沿骨膜锐性剥离桡骨干剩余的附着肌肉，可完全显露桡骨（图7.21）。

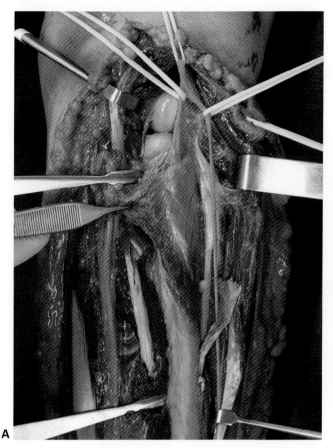

A

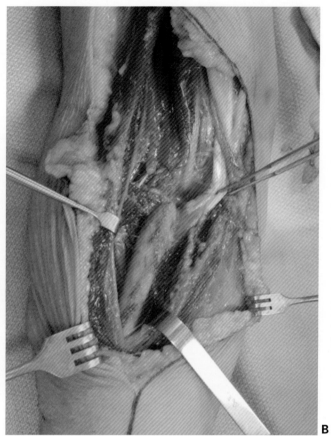

B

图 7.17

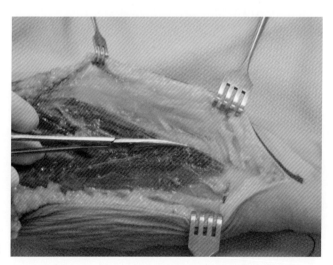

图 7.18

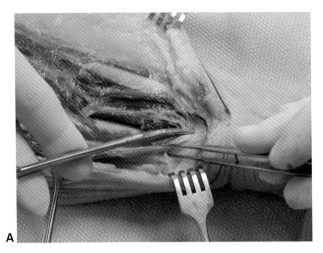

A

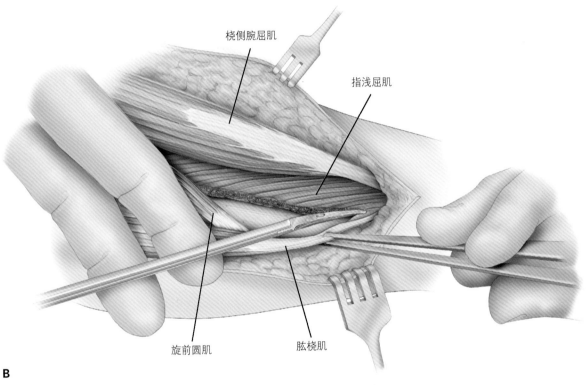

桡侧腕屈肌

指浅屈肌

旋前圆肌

肱桡肌

B

图 7.19

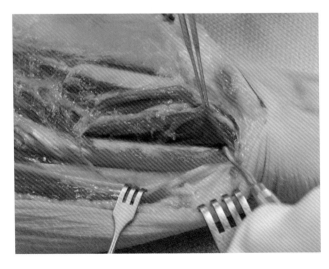

图 7.20

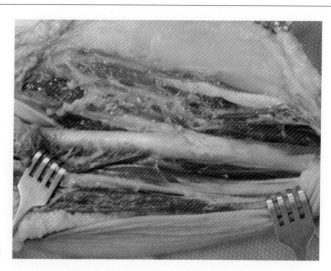

图 7.21

尺骨干的显露

由于尺骨全长均位于皮下并且没有神经血管损伤的风险，尺骨的显露可能是肌肉骨骼系统里最容易的（图 7.22）。

适应证

骨折和尺骨矫形。

体位

患者前臂旋前放于胸前。

体表标志

尺骨鹰嘴尖端、尺骨皮下缘和尺骨茎突。

技术

1. 切口：自尺骨鹰嘴内侧、外侧或经过尺骨鹰嘴的直切口，根据需要向远端尺骨茎突延长（图 7.23）。

2. 尺骨的皮下缘可以很容易地摸到（图 7.24）。

3. 掀开肘肌和尺侧腕伸肌可以显露尺骨的桡侧（图 7.25）。

4. 尺侧腕屈肌和指深屈肌附着于尺骨内侧面，可自骨膜下剥离（图 7.26）。

5. 切口可根据需要向远端充分延长（图 7.27）。

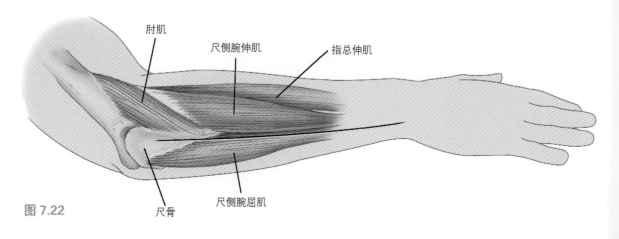

肘肌　　　尺侧腕伸肌　　　指总伸肌

图 7.22　　　　尺骨　　　尺侧腕屈肌

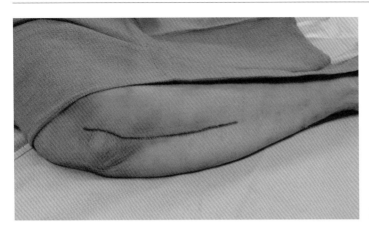

图 7.23

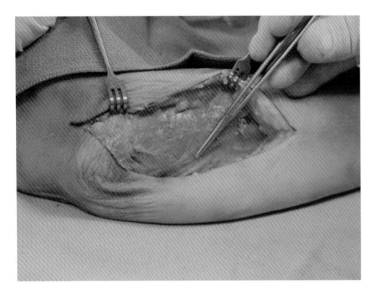

图 7.24

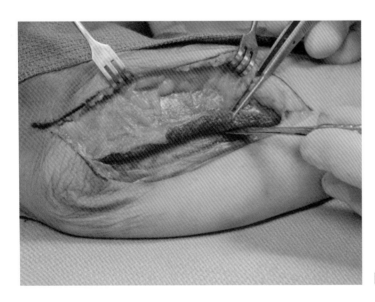

图 7.25

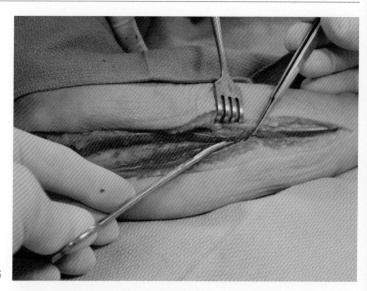

图 7.26

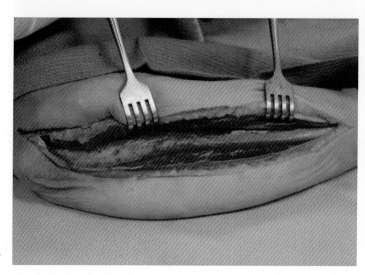

图 7.27

参考文献

[1] Anson BJ, Maddock WG. Callander's Surgical Anatomy. 4th ed. Philadelphia, PA: W.B. Saunders; 1958.

[2] Banks S, Laufman H. An Atlas of Surgical Exposures of the Extremities. Philadelphia, PA: W.B. Saunders; 1953.

[3] Campbell WC. Incision for exposure of the elbow joint. Am J Surg. 1932;15:65-67.

[4] Grant JCB. An Atlas of Anatomy. 6th ed. Baltimore, MD: Williams & Wilkins; 1972.

[5] Gray H. The Anatomy of the Human Body. 29th ed. Philadelphia, PA: Lea & Febiger; 1975.

[6] Henry AK. Extensile Exposure. 2nd ed. New York, NY: Churchill-Livingstone, Inc.; 1963.

[7] Hollinshead WH. Anatomy for Surgeons: The Back and Limbs. 3rd ed. Philadelphia, PA: Harper & Row; 1982.

[8] Hoppenfeld S, deBoer P. Surgical Exposures in Orthopaedics: The Anatomical Approach. 1st ed. Philadelphia, PA: JB Lippincott Co.; 1984.

[9] Kaplan EB. Surgical approach to the proximal end of the radius and its use in fractures of the head and neck of the radius. J Bone Joint Surg. 1941;23:86-92.

[10] Kocher T. Textbook of Operative Surgery [translated from 4th German edition by HJ Stiles]. London, UK: Adam & Charles Black; 1903.

[11] Morrey BF. Master Techniques in Orthopaedic Surgery: The Elbow. 2nd ed. Philadelphia, PA: Lippincott Williams & Wilkins; 2002.

[12] Reckling FW, Reckling JB, Mohr MC. Orthopedic Anatomy and Surgical Approaches. St. Louis, MO: Mosby Yearbook; 1990.

[13] Thompson JE. Anatomical methods of approach in operations on the long bones of the extremities. Ann Surg. 1918;68:309-329.

[14] Tubiana R, McCullough CJ, Masquelet AC. An Atlas of Surgical Exposures of the Upper Extremity. London, UK: Martin Dunitz Publisher; 1990.

第8章　肘

Bernard F. Morrey

　　自本书第 1 版以来，作者为改进肘部入路的内容做了大量的工作，其重点是如何保留肱三头肌附着鹰嘴止点来进行各种处理和操作。出于这个原因，我们非常详细地研究了肱三头肌的解剖结构，尤其是肱三头肌附着于鹰嘴的局部解剖。想有效处理整个肘部问题，需要有解剖学知识以及其他解剖部位不可比的入路技巧。在本章中，我们展示了我们认为几乎对所有临床挑战都足够有用的技术，并试图阐述"有限入路"是如何通过扩展在有需要时能有效地处理广泛病损的。

　　广义上讲，肘部入路有两种：可延伸入路和有限的"特定"入路（图 8.1）。可延伸入路，通常使用后方或后外侧直切口。由于肘内侧和肘外侧病损都可以显露，因此我们称后路为"通用"切口。然而，必须注意应尽可能增加皮瓣的厚度（图 8.2）。皮肤切口位于鹰嘴尖端的内侧或外侧。对单切口皮瓣受较大牵拉的担忧，促使一些外科医生在过去使用单个后路切口的基础上，同时加用内侧和外侧切口。作者继续采用单个后方切口。不管怎样，关键是要了解用于深部显露的肌肉间隙（图 8.3）。

　　值得注意的是，Mckee 和其他人通过松解肘部屈肌和伸肌来获得关节入路的方法十分有效，这正是我们所追求的肘关节最佳入路。Kamineni 等描述的桡神经解剖位置，这在许多复杂的入路中也具有重要价值（图 8.4）。

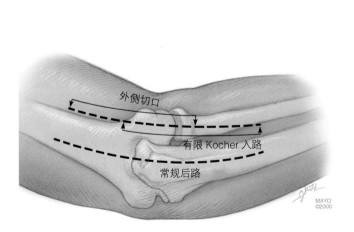

图 8.1

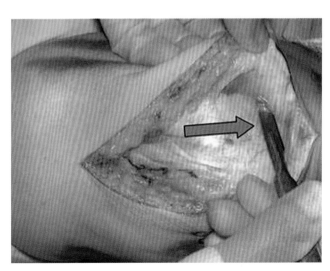

图 8.2

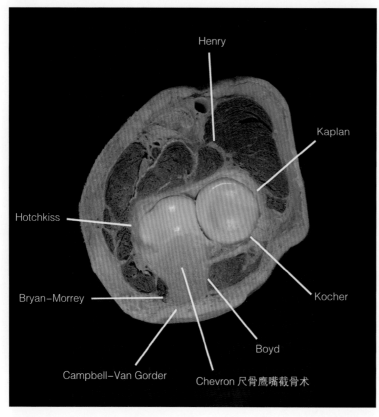

图 8.3

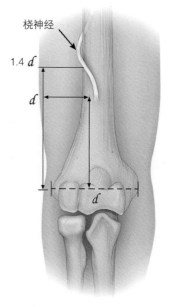

图 8.4

尺骨鹰嘴截骨术

- ■ *注意:* 这可能是世界范围内最普遍的肘关节入路。

适应证

复位及固定，肱骨远端及粉碎性骨折（C3）、半肘置换，肱骨远端截骨术。

体表标志

尺骨鹰嘴尖部，肱骨内上髁，尺神经沟内尺神经，尺骨鹰嘴的关节外部分。

体位

患者仰卧，上肢置于胸前。

技术

1. 皮肤切口：尺骨近侧、距鹰嘴尖端 6~8cm 正后方切口，经过尺骨皮下边缘，远端可根据需要延长（图 8.5）。

2. 向内侧和外侧掀起皮瓣至肱骨上髁（图 8.6）。

3. 辨认和保护尺神经，切开内侧肱尺关节囊。

4. 从肱三头肌分离肘肌，切开肱尺关节囊，辨认半月切迹的关节处部分（图 8.7）。

5. 注意：如果使用加压螺钉进行修复，须预先钻孔以植入 6.5mm 的加压螺钉，注意避免螺钉移位、长度不够以及退钉。

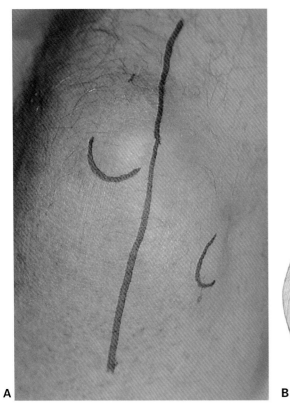

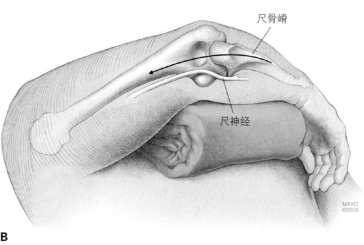

尺骨嵴

尺神经

MAYO
©2000

A　　　　　　　　　　　　　　　　**B**

图 8.5

6. 进行 Chevron 截骨，尖部位于远端，深度 5~10mm（图 8.8）。保护内侧的尺神经。用骨刀截除最后几毫米，以确保此后的精确复位。

7. 将尺骨鹰嘴骨块牵向近端，显露肱骨远端（图 8.9）。

8. 修复时使用 AO 克氏针，张力带技术，钢丝植于皮质前侧（图 8.10）。

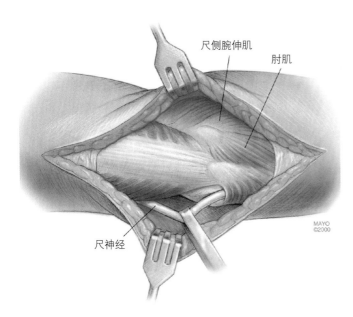

尺侧腕伸肌　　肘肌

尺神经

MAYO
©2000

图 8.6

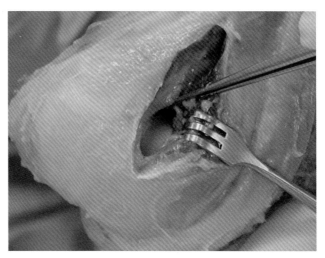

图 8.7

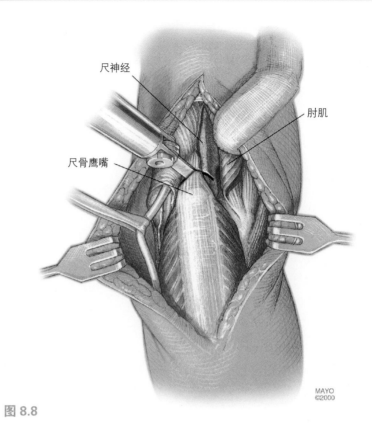

图 8.8

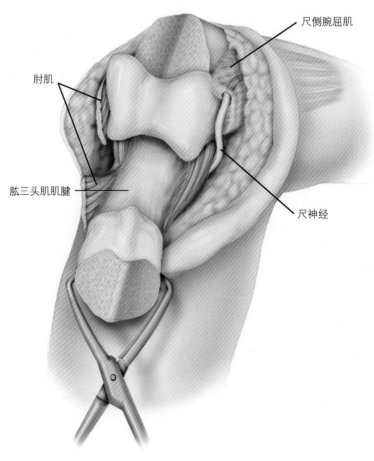

图 8.9

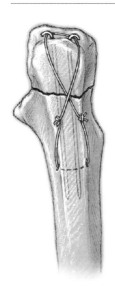

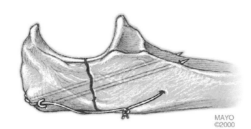

克氏针斜行贯穿骨皮质

图 8.10

Mayo 鹰嘴截骨术——保留肘肌

对肘肌失活的担忧，促进了保护肘肌起点和活性的鹰嘴截骨术的发展。

体位

患者取仰卧位，上肢置于胸前。

技术

1. 根据病损部位选择入路，但至少向远端显露 10cm 以使肘肌从尺骨处掀开。在深部显露尺侧腕伸肌和肘肌之间的 Kocher 间隙（图 8.11）。

2. 识别并分离肘肌（图 8.12）。

3. 从底部锐性分离并翻开肘肌，保留其在肱三头肌筋膜上的附着扩张。由外侧辨认乙状切迹中段（图 8.13）。

4. 由内侧辨认尺神经（图 8.14）。显露肘关节中段（图 8.15）。

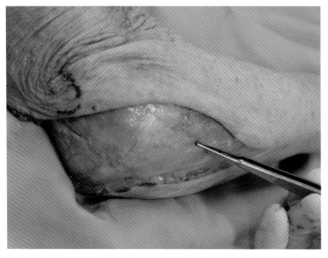

图 8.11

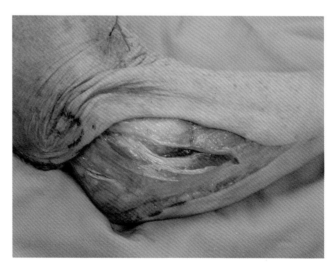

图 8.12

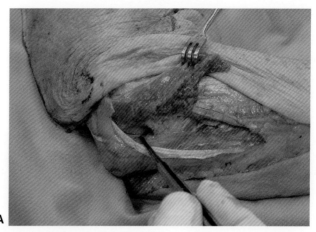

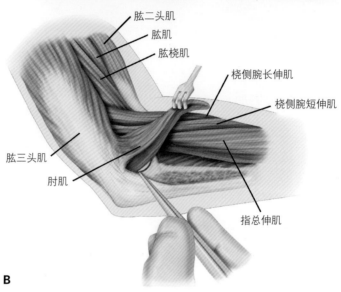

肱二头肌

肱肌

肱桡肌

桡侧腕长伸肌

桡侧腕短伸肌

肱三头肌

肘肌

指总伸肌

图 8.13

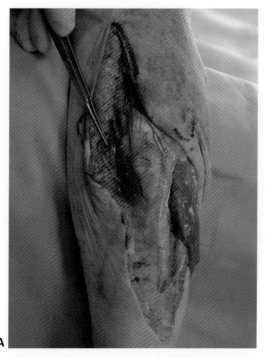

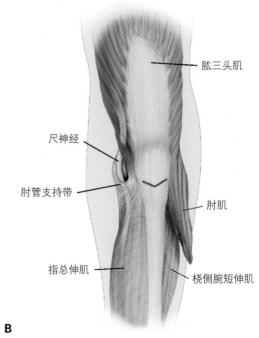

肱三头肌

尺神经

肘管支持带

肘肌

指总伸肌

桡侧腕短伸肌

图 8.14

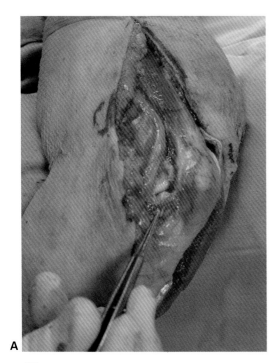

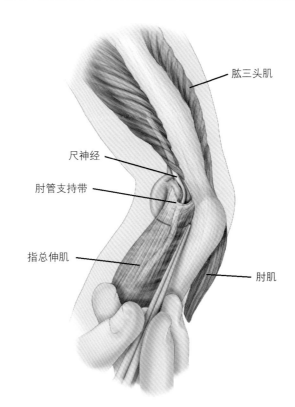

肱三头肌

尺神经

肘管支持带

指总伸肌

肘肌

A　　　　　　　　　　　　　　　**B**

图 8.15

5. 用摆锯做"V"形截骨（图 8.16），用骨刀完成最后截骨（图 8.17）。

6. 向近侧翻开截除的尺骨鹰嘴及附着的肘肌（图 8.18）。

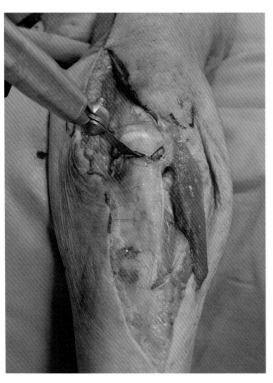

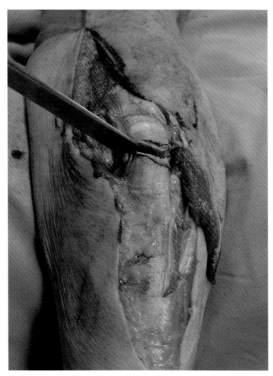

图 8.16　　　　　　　　　　　　　图 8.17

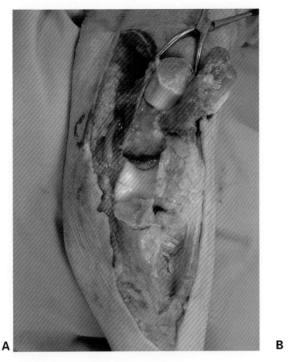
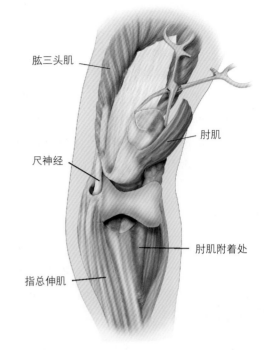

肱三头肌

肘肌

尺神经

肘肌附着处

指总伸肌

图 8.18

7. 关闭切口时运用 AO 技术重新复位尺骨鹰嘴。肘肌原位缝合于尺骨。肘肌表面筋膜用 2-0 可吸收缝线连续缝合（图 8.19）。如果使用螺钉，则必须具有足够的长度，即至少 90mm 以获得良好的固定，并且应准确安置以避免引起移位。

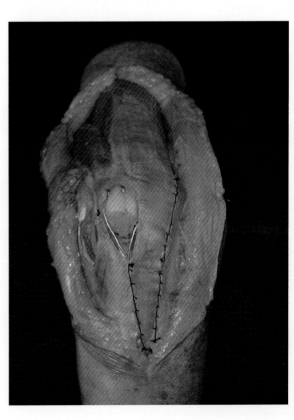

图 8.19

经验 / 教训 / 评论

- 除非确定有损伤，一般不需要显露尺神经。
- 此入路的优点在于能安全迅速解剖肘肌，保留肘肌与肱三头肌的连续性，此后需要利用肘肌进行重建操作。
- 类风湿性关节炎患者应避免截骨，因为薄弱的尺骨鹰嘴愈合较困难。McAusland 横向截骨术约有 5% 的骨不连发生率。尽管 Chevron 截骨术可改善这些效果，降低骨不连发生率，但在过去的 20 年里，我个人在临床上只用了一次，那是在我们重写本章之前的那一周。

外侧入路

在桡侧腕短伸肌、指总伸肌、尺侧腕伸肌之间的肌肉间隔，肘肌是外侧入路的重要标志之一（图 8.20），一个有限的近端外侧入路分离桡侧腕短伸肌显露肱骨髁上部分。一个有限的远端入路通过 Kocher 间隙显露桡骨头及外侧副韧带。合并这两种入路就是 Kocher 延长入路（图 8.21）。

髁的显露

适应证

肘关节僵硬的前后关节囊松解。

体表标志

外上髁、伸肌总腱、桡侧腕长伸肌、前关节囊。

体位

患者取仰卧位，上肢置于胸前。

技术

1. 切口：从髁上近端 5cm 至外上髁切开皮肤，再向远端延长 4cm（图 8.22）。

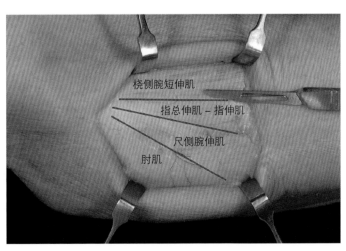

桡侧腕短伸肌
指总伸肌 - 指伸肌
尺侧腕伸肌
肘肌

图 8.20

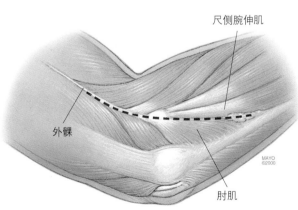

尺侧腕伸肌
外髁
肘肌

图 8.21

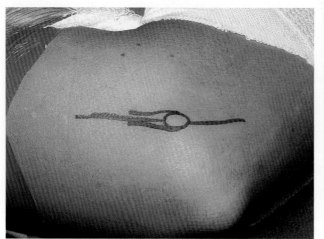

图 8.22

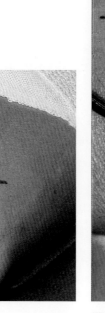

图 8.23

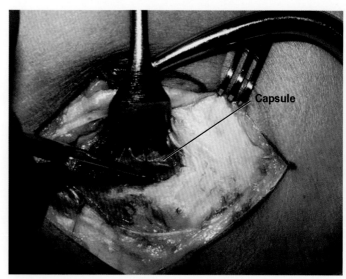

图 8.24

　　2. 识别肱桡肌远端纤维和桡侧腕长伸肌起点并从外髁及上髁上牵开（图 8.23），可显露前外侧关节囊。行肘关节切开术，显露关节（图 8.24），于侧副韧带表面做切口切开关节囊显露肱桡关节。切除关节囊（图 8.25）。

　　3. 如果关节后方需要显露，这很容易做到，因为肱三头肌很容易从关节后方翻开（图 8.26）。展示前后柱。准备关闭入路（图 8.27）。

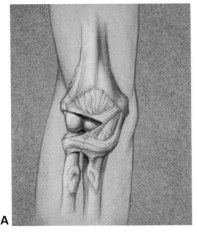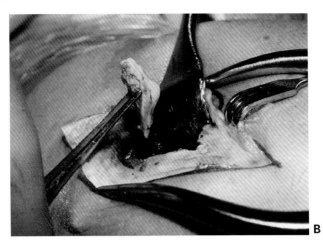

图 8.25

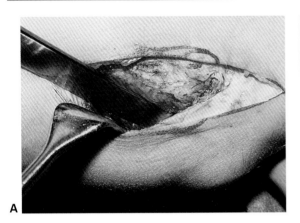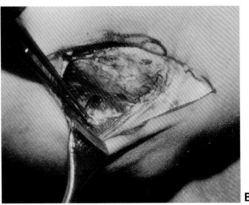

图 8.26

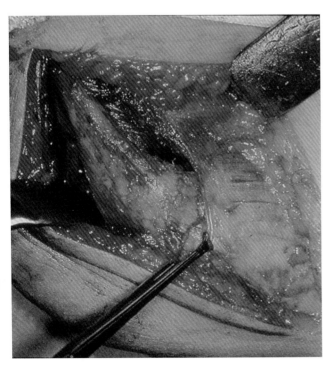

图 8.27

经验/教训/评论

- 用骨膜剥离子从关节囊前内侧分离肱肌。该操作安全，因关节切开术为关节内外提供了准确的空间定位。
- 设计特殊波纹形牵开器，能使软组织牵开更容易（图 8.28）。
- 如考虑延伸入路，可做后侧切口。延长后外侧皮肤切口并牵开外侧皮瓣，可达到同样深的显露。

Kaplan 入路显露桡骨头/颈

皮肤切口

类似于 Kocher 入路，略微向前，从外侧髁近端到远端延伸 1~2cm，与伸肌纵纹一致为 4~5cm（图 8.29）。

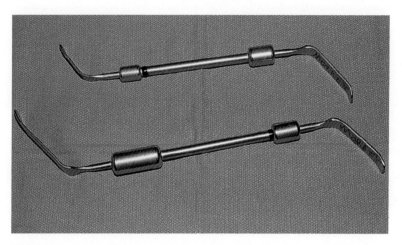

图 8.28

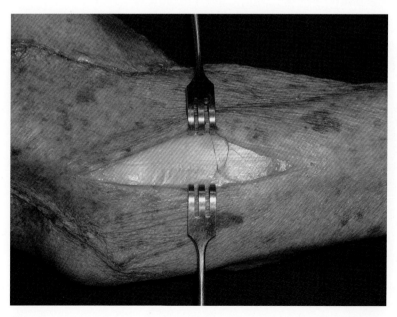

图 8.29

评论

　　此入路比 Kocher 入路更容易获得前方显露。如果需要更多的桡骨头和颈部前方显露则需要清楚识别骨间背侧神经的距离和位置，这是非常有用的（图 8.30）。劈开肌肉穿过伸肌到达深部。从近端关节囊进入，露出桡骨头（图 8.31A）。前臂内旋可保护骨间背侧神经（图 8.31B）。

- **注意：** 在做深部分离到达关节线时，向下的延伸不应超过 2 指的宽度，但这足以安全地显露桡骨颈。

肘关节有限 Kocher 入路

适应证
简单桡骨头切除和尺骨外侧副韧带修复。

体表标志
外上髁、桡骨头、肘肌与尺侧腕伸肌间隙。

体位
患者取仰卧位，上肢置于胸前。

技术
1. 切口：从尺骨皮下边缘起斜向经 Kocher 间隙达肱骨外上髁近端（图 8.32）。
2. 辨认并进入肘肌与尺侧腕伸肌的间隙（图 8.33）。
3. 为切除桡骨头，将尺侧腕伸肌剥离并向前牵开，肘肌向后方牵开（图 8.34）。

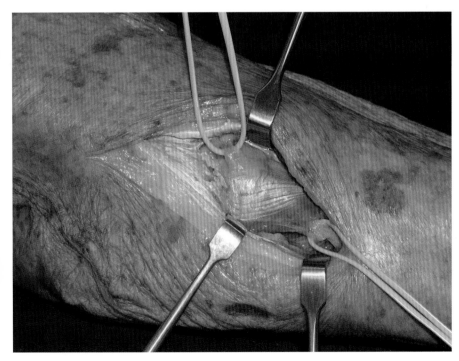

图 8.30

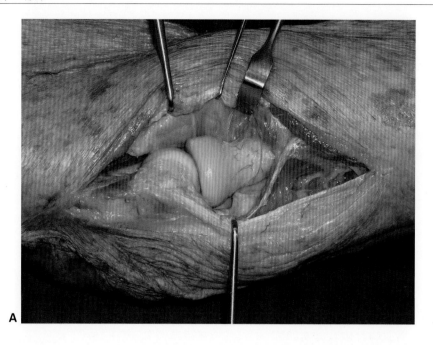

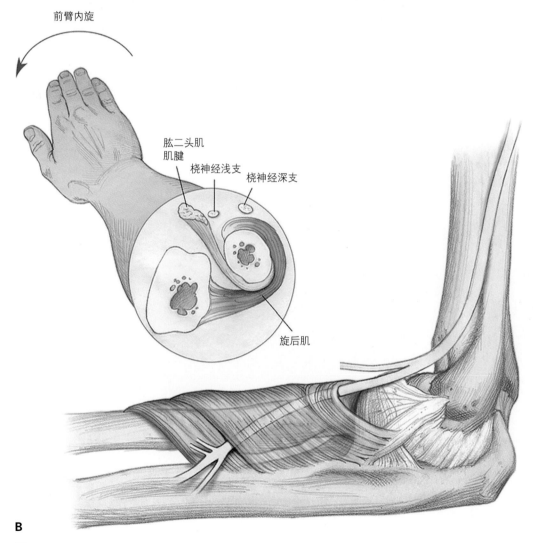

图 8.31

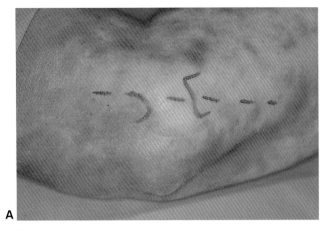

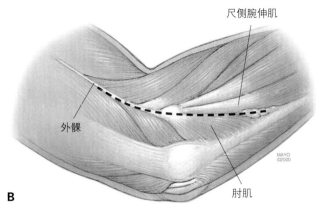

图 8.32

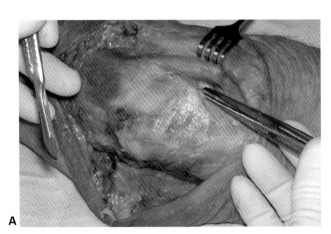

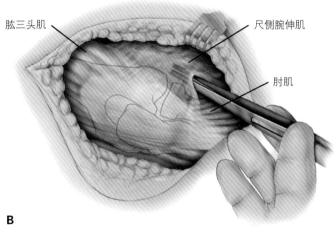

图 8.33

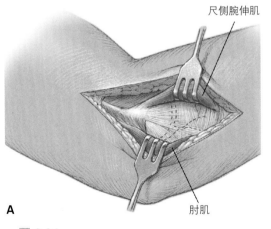

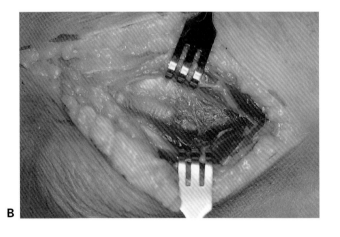

图 8.34

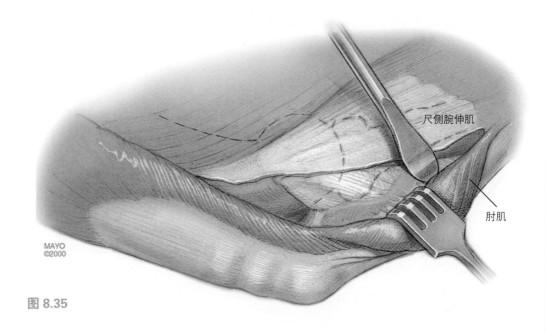

尺侧腕伸肌

肘肌

MAYO
©2000

图 8.35

远端延伸

体表标志

- 外上髁、尺侧腕伸肌后缘、肘肌前缘、旋后肌。
- 由尺骨翻开肘肌，可触及旋后肌结节（图 8.35）。

Kocher 后外侧延伸入路

这是 Kocher 描述的经典延伸入路：关节囊前方切开，外侧副韧带松解。

适应证

重建手术，包括切开复位内固定、全肘关节置换术（非铰链）、嵌入式关节成形术。

体表标志

近端外侧面、肱骨内上髁、远端 Kocher 间隙。

体位

患者取仰卧位，上肢置于胸前。

技术

基本方法是联合应用上述两种手术入路：髁显露和远端 Kocher 显露有限。松解外侧副韧带，延长皮肤切口至外上髁近端 6~7cm，从肱骨后面牵开肱三头肌（见图 8.1）。

1. 进入 Kocher 间隙，将尺侧腕伸肌牵开。

2. 辨认伸肌总腱并将其向前方牵开，显露关节囊（图 8.36）。

3. 从肱骨外侧髁及肱骨远端松解桡侧腕长伸肌和肱桡肌远端纤维（图 8.37）。

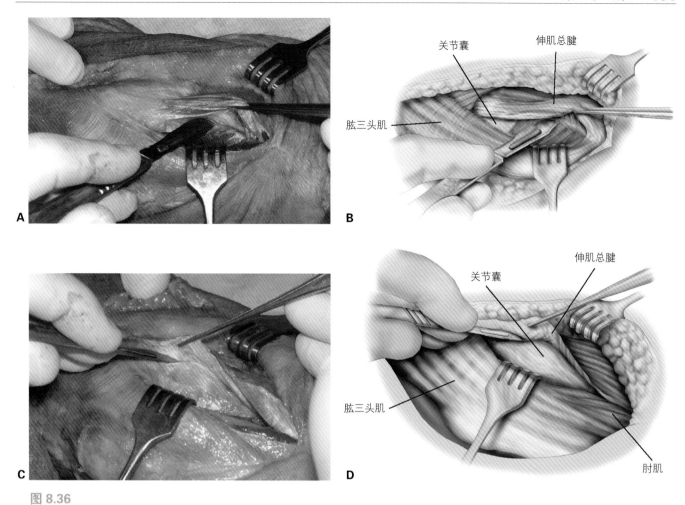

图 8.36

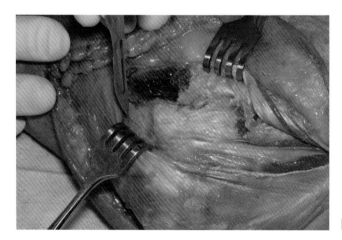

图 8.37

4. 进入前方关节囊（图 8.38），将其松解至足够显露关节前方的程度。

5. 按图 8.38B 所示操作，将肘肌由尺骨及肱骨附着处完全松解（图 8.39）。

6. 正常情况下可很容易从肱肌后缘牵开肱三头肌。即使在创伤后挛缩状态下，也能用骨膜剥离子轻松将肱三头肌牵开（图 8.40）。

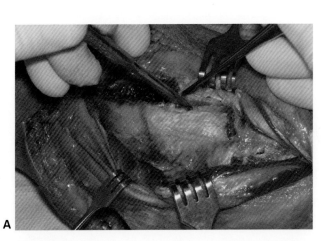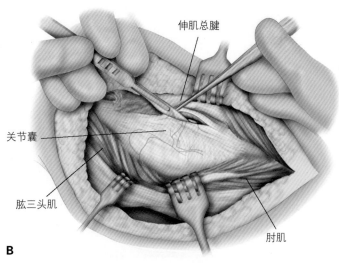

伸肌总腱

关节囊

肱三头肌

肘肌

A   B

图 8.38

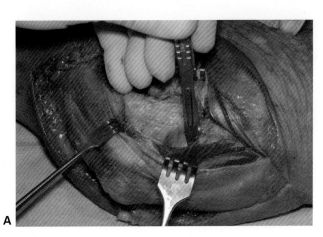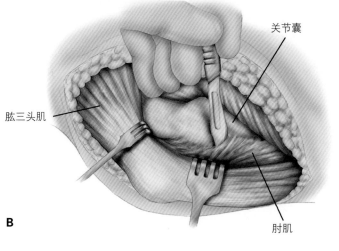

关节囊

肱三头肌

肘肌

A   B

图 8.39

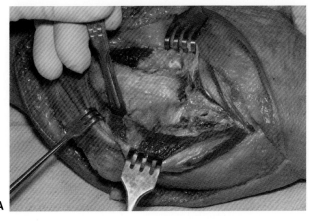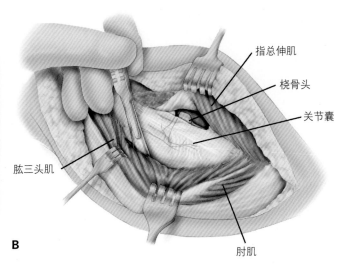

指总伸肌

桡骨头

关节囊

肱三头肌

肘肌

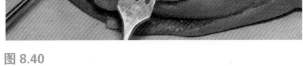

A   B

图 8.40

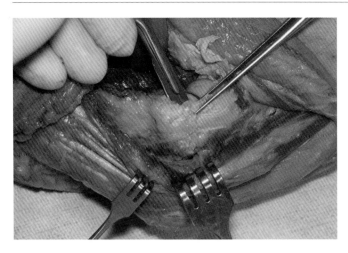

图 8.41

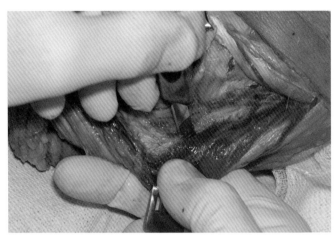

图 8.42

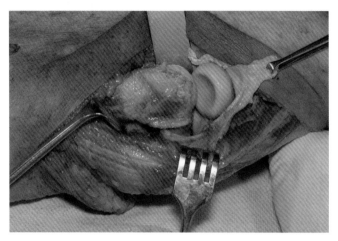

图 8.43

7. 外侧副韧带作为单独的结构从肱骨起点松解。如果前期手术已引起瘢痕，可随伸肌总腱一同松解（图 8.41）。

8. 然后完全切开前后囊。为了使关节半脱位并产生内翻、旋后的压力，我们发现有必要松解肱三头肌约 25% 的尺骨附着点，以利于肱三头肌的翻转（图 8.42）。肘关节内翻旋后，如同一本书的绞合分隔尺骨内侧副韧带和指总屈肌（图 8.43）。肱三头肌仍附着于尺骨。检查尺神经，确保其不受压迫。如果存在受压，从肘管松解出尺神经。

Mayo 改良的 Kocher 后外侧延伸入路

Mayo（R.S.Bryan）改良的 Kocher 后外侧延伸入路包括牵开和松解外侧 20%~30% 尺骨鹰嘴尖端的肱三头肌附着点，其方式类似于 Mayo 入路。这种显露方法操作简单，可以显著改善肱骨关节面以及尺骨近端的显露。用于关节成形术时可保留肱三头肌，也可以用于假体置换。如果骨折分离超过 50%，我们建议植骨。此外，进行 Mayo 改良的 Kocher 后外侧延伸入路时，必须显露和松解尺神经，以避免前臂内翻成角操作时压迫尺神经。

适应证

与以前的手术显露步骤相比，需要更广泛地显露时。关节成形术和人工关节置换术。

技术

1. 切口：用较钝的刀片翻起内侧和外侧皮瓣，避免切破皮肤（图 8.44）。根据病例特点，保护或移位皮瓣。

2. 向外侧翻开肱三头肌，松解肱三头肌的肱骨附着（图 8.45）。

3. 从鹰嘴尖端锐性分离肱三头肌 – 肘肌肌袖（图 8.46）。

4. 由外向内牵开全部伸肌装置，包括肘肌（图 8.47）。

- **注意：** 为了获得肘关节完全显露，根据病变情况选择由肱骨剥离外侧副韧带（图 8.48）。

5. 屈肘、旋转尺骨并移动鹰嘴尖端，显露关节面和肱骨后面（图 8.49）。

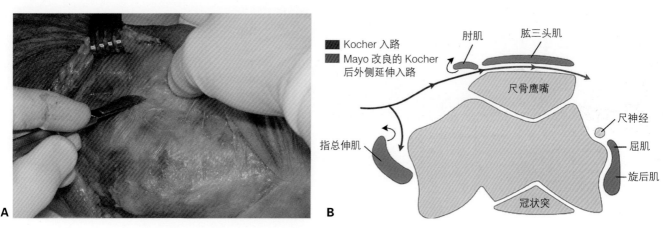

图 8.44

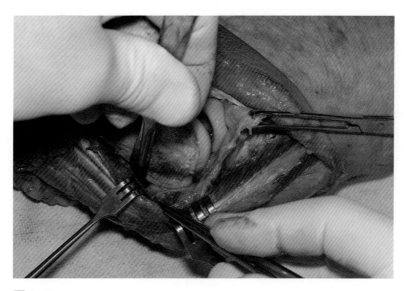

图 8.45

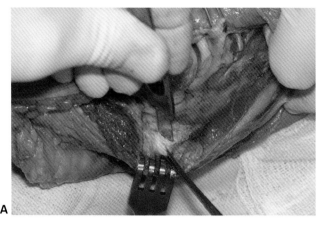

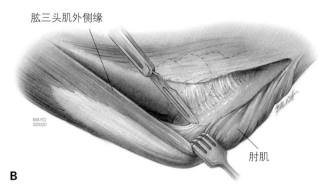

图 8.46

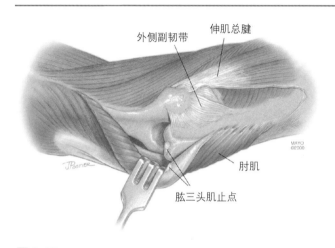

图 8.47

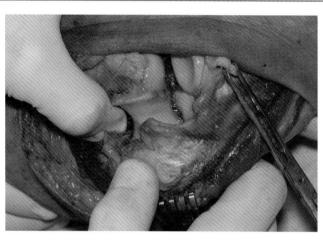

图 8.48

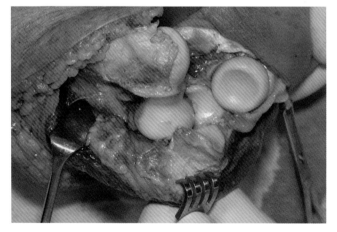

图 8.49

后入路（后内侧进入关节）——Mayo 改良的 Kocher 入路

适应证

关节僵硬松解术，全肘关节成形术，内髁切开复位内固定（ORIF），肱骨远端骨折。

体位

患者取仰卧位，上肢置于胸前。

体表标志

内上髁、鹰嘴和尺骨皮下边缘。

技术

1. 切口：贴鹰嘴尖内侧，近端7cm，远端7cm。

2. 从肱三头肌边缘松解尺神经，并从底部将其牵开（图8.50）。打开肘管支持带，松解尺神经至第1运动支。设计皮下袋，打开肌间隔（图8.51），神经向前方移位。

3. 从尺骨内侧缘翻起包括前臂筋膜和尺骨骨膜的组织袖。

4. 锐性分离，松解肱三头肌在鹰嘴附着点（图8.52）。

5. 从尺骨上掀起前臂远端筋膜和尺骨骨膜。

6. 继续从外上髁掀起伸肌装置和关节囊，从尺骨松解肘肌（图8.53）。

7. 在全肘关节成形术中，外侧和内侧副韧带都要松解，伸肌装置向外侧牵拉达上髁（图8.54）。屈曲肘关节并移位鹰嘴尖，以显露关节（图8.55）。

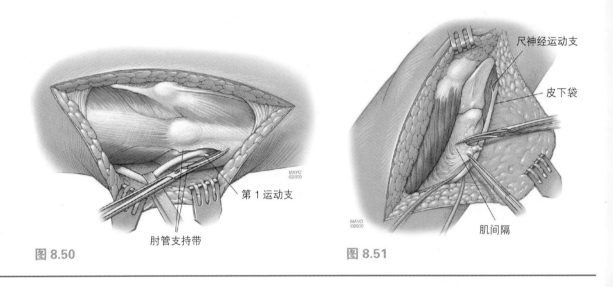

第1运动支

肘管支持带

图8.50

尺神经运动支

皮下袋

肌间隔

图8.51

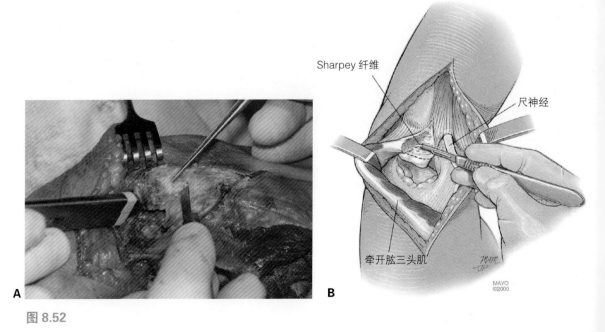

Sharpey 纤维

尺神经

牵开肱三头肌

A

B

图8.52

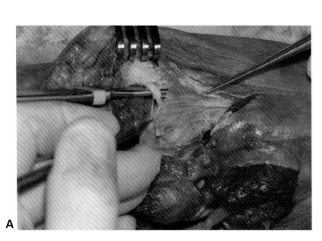

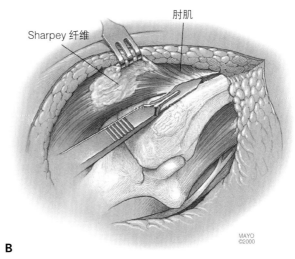

Sharpey 纤维　　肘肌

图 8.53

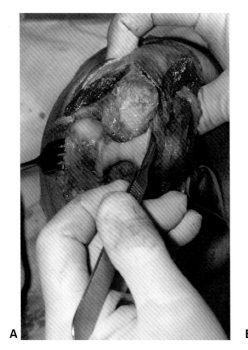

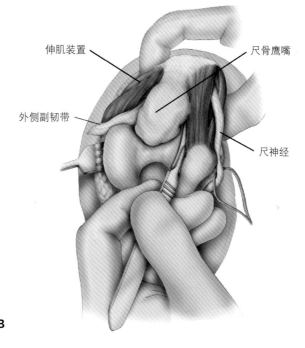

伸肌装置　　尺骨鹰嘴

外侧副韧带　　尺神经

图 8.54

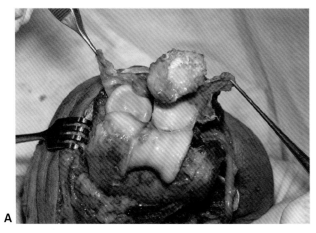

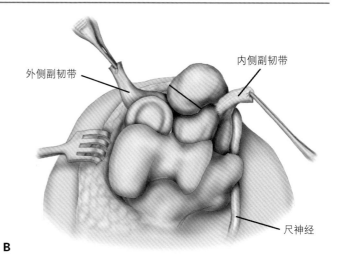

外侧副韧带　　内侧副韧带

尺神经

图 8.55

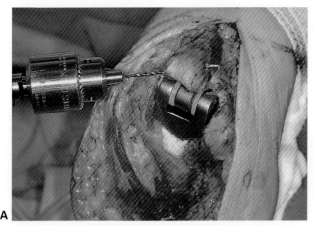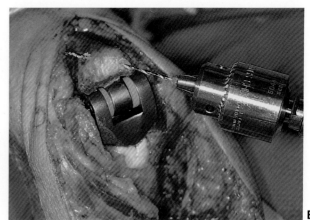

图 8.56

评论

对于每一个肱三头肌完全翻开的病例，必须确保用"十"字法将其缝合在鹰嘴的附着点上。

1. 从尺骨鹰嘴近端到远端交叉钻孔，孔深 3cm（图 8.56）。

2. 通过尺骨鹰嘴横向钻第 3 个空（图 8.57），以获得双重稳定缝合的保护。注意尺骨鹰嘴最后的骨形态准备（图 8.58）。

3. 先用 Alis 钳夹住肱三头肌边缘，并拉向尺骨鹰嘴。

4. 用直针引导 1 根 5 号非可吸收缝线，从远端外侧穿过近端内侧。

5. 屈肘 90°，缝线第一次通过鹰嘴尖，并穿过肱三头肌组织的解剖附着处（图 8.59）。

- **注意：** Bryan-Morrey 入路后再缝合时，我们愿意将肌腱稍向内侧移位。改良的 Kocher 入路中显露后再缝合时，我们愿意将肌腱稍向外侧移位。

6. 肌腱内行第一个锁定缝合，紧接着第二个锁定缝合应用于更近端的肌腱波形部分。缝线穿过肱三头肌腱到达锁定附着点的对侧。

7. 接着缝线由近端到远端穿过鹰嘴对侧的孔（图 8.60）。缝线穿出后被带过尺骨顶部，穿过伸肌袖软组织的远端扩张部。

- **注意：** 为避免刺激和皮肤坏死，打结缝线应离开尺骨皮下缘。

8. 为将肱三头肌更好地牢固在鹰嘴上，用第 2 根缝线横向穿过尺骨，同样也是从翻开肱三头肌的一侧开始（图 8.61A）。缝线带回时横向穿过肱三头肌肌腱，在肌腱中央或外侧部分打结（图 8.61B）。缝线接着穿过屈肘时肱三头肌的边缘，离开皮缘打结。

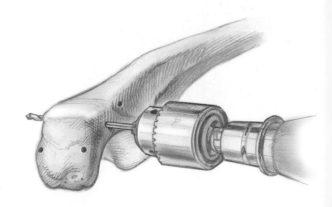

图 8.57

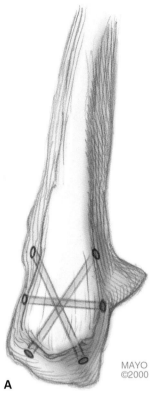

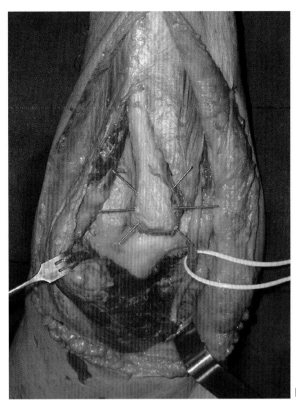

图 8.58

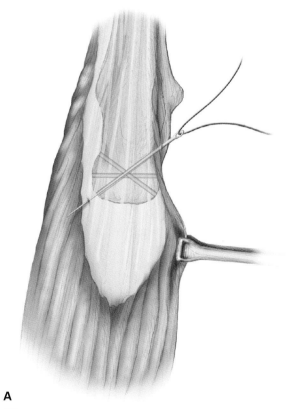

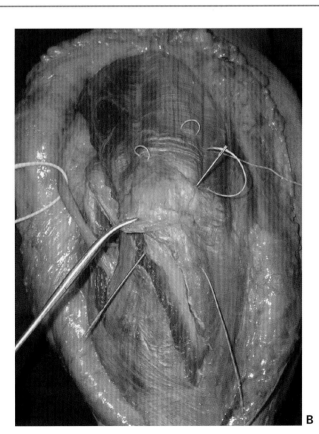

图 8.59

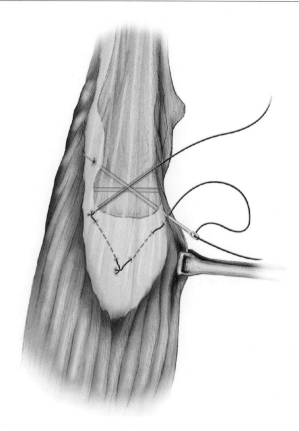

图 8.60

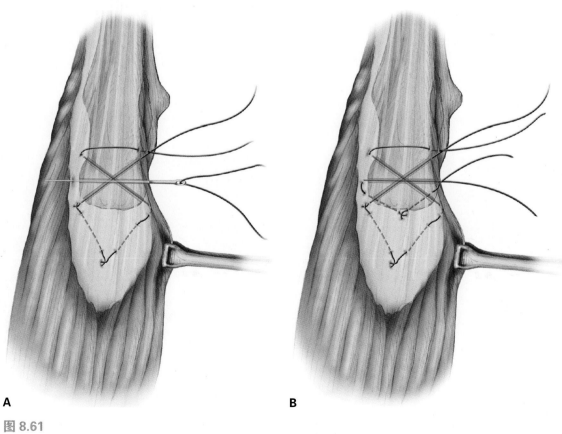

A

B

图 8.61

所有缝线均在屈肘 90° 下打结，线结要离开皮缘。

经验

- 松解侧副韧带对于获得完全显露至关重要。
- 修复肱三头肌时，我们将附着点略微内移，以确保肌肉不会外移而导致肱三头肌功能障碍。

教训

- 避免牵拉太薄的皮瓣，以减少血肿或切口愈合问题的发生。
- 与所有入路一样，反复显露会损伤肌肉附着。在被当作感染来治疗的病例中，25%以上其实是肱三头肌不良。因此，保留肱三头肌的做法更受欢迎。
- 最大的缺点是不能充分修复肱三头肌至尺骨鹰嘴。

确保尺神经得到保护以避免后续问题。资料表明这意味着移位。

保留肱三头肌的鹰嘴周围入路

我们之前的一位研究员 King 及其同事最近报道了保留肱三头肌关节入路的进展。入路的远端结构与 Boyd–Anderson 入路的远端结构相同。近端变化是在肱三头肌肌腱中部附着点的外侧做深部切口，并且向近端继续在中线分开腱膜。有趣的是，我的前同事 Andrea Celli 提出了一个类似的概念，但需要将肘肌从肱三头肌分开以便更好地显露关节。在这里我们只阐述 King 和他的同事们保留肘肌的方法。

位置：仰卧位或侧卧位

切口

一个狭窄的中线切口正好位于鹰嘴尖端内侧。将肘肌从其尺骨附件牵开，并将切口横向移至肱三头肌的中央滑动附件处（图 8.62A）。肱三头肌在中线向近端分开，使肱三头肌附着完整（图 8.62B）。根据偏好解剖尺神经，但我们松解尺神经和移位神经。肱三头肌的内侧缘从肱骨牵开。屈肌从内上髁分离，切除前、后关节囊（图 8.62C）。肱三头肌的外侧面和伸肌附着处从外上髁分离（图 8.62D）。前、后关节囊被切除。然后，如果正在进行置换，前臂可以在内侧（图 8.62E）或横向（图 8.62F）移位，这取决于显露尺骨的容易程度。闭合只是修复近端肱三头肌支持带，并允许肘肌向远端复位并使其插入（图 8.62G）。然后用 1 根缝合线缝合肘肌上的筋膜。

经验

- 当治疗挛缩时，需充分地松解关节囊以足够活动尺骨，从而允许关节脱位。
- 要充分显露，则需要完全松解屈肌和伸肌。
- 肱三头肌挛缩可能需要饼样外壳技术或其他松解、滑动步骤。
- 屈肌和伸肌起点分别在闭合时附着到内侧和外侧三头肌。

教训

- 尺神经松解不充分。
- 肱三头肌有明显的挛缩时可能需要使用肱三头肌延长术，而这种技术不易施行。
- *注意：* 关于能提供延伸操作的最佳入路目前有很多争论。我们的感觉是，尺骨鹰嘴旁入路提供了极好的尺骨显露，同时保留了肱三头肌的附着点。我们预计这将成为初次肘关节置换、需要更多延伸显露的其他急性和重建手术的首选入路方法。

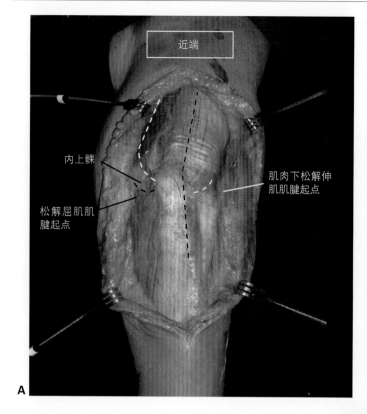

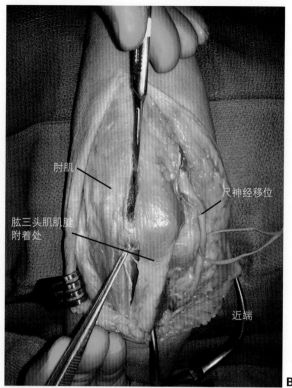

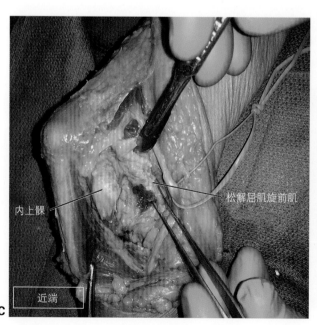

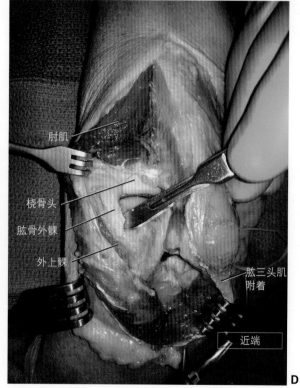

图 8.62

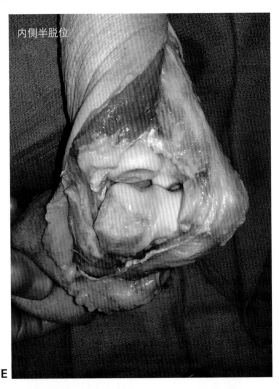

内侧半脱位

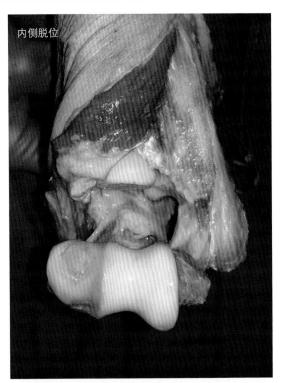

内侧脱位

E

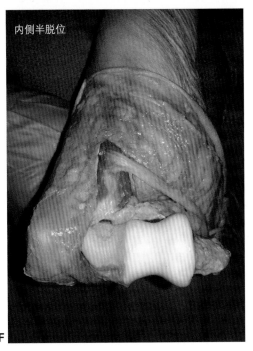

内侧半脱位

F

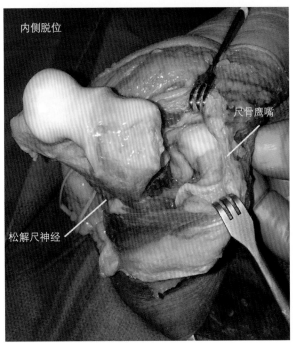

内侧脱位

尺骨鹰嘴

松解尺神经

图 8.62（续）

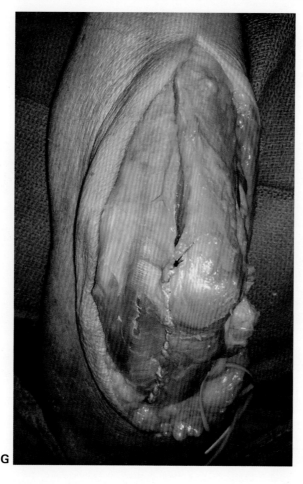

G
图 8.62（续）

内侧入路

肘关节内侧有两种相关的入路。第一种专门用于观察和处理冠状突骨折；第二种是更广泛的内侧入路，可有机会松解前部和后部肘关节囊，以及处理骨折和较广泛的病变。

专门的冠状突内侧显露

尽管这是一种有限入路，但能够改良为下述的延伸入路。

适应证

冠状突骨折，尤其是支撑钢板的应用。

体表标志

内上髁、尺神经、尺侧腕屈肌。

体位

患者仰卧，手臂置于肘板上。

技术

1. 皮肤切口：从内上髁近端 5cm 到远端 7cm。

2. 辨认内上髁与尺神经，游离尺神经，松解肘管支持带（图 8.63）。

3. 切开尺侧腕屈肌，允许尺神经进一步游离。切口深部可触及高耸结节（图 8.64）。

4. 锐性分离，松解关节囊前方的肌肉（图 8.65A）和后方的肌肉（图 8.65B）。

5. 借助骨膜剥离子进一步识别关节囊。辨认高耸结节，进入关节囊。

6. 松解关节囊后可清晰辨认内侧副韧带前缘的冠状突（图 8.66）。

7. 当需要应用支撑钢板或冠状突内固定时，可向远端延长切口。

8. 切口近端充分延长可准确显露以重建侧副韧带（图 8.67）。

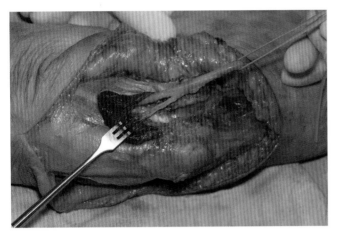

图 8.63

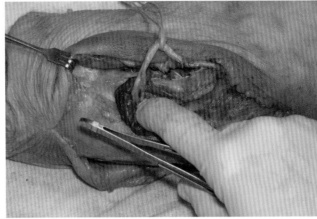

图 8.64

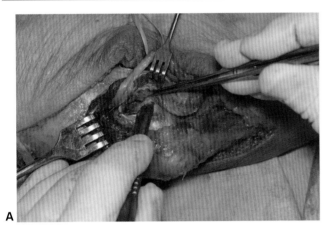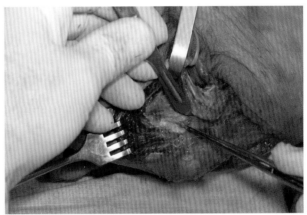

图 8.65

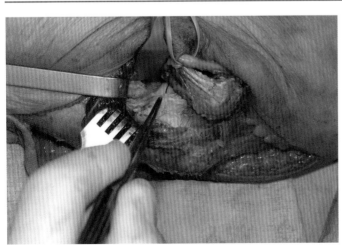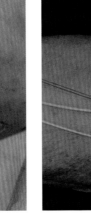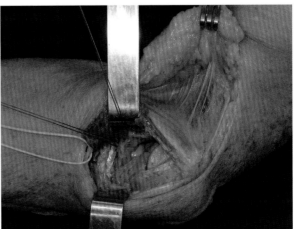

图 8.66

图 8.67

教训

尺神经非常靠近高耸结节处的侧副韧带（图8.68）。因此，在许多情况下必须广泛游离神经以避免损伤。

内侧髁的显露（"经最高点""Hotchkiss"）

适应证

显露冠状突但不破坏桡骨头，处理尺神经病变时松解前关节囊，内侧前后方异位骨切除，前后关节囊切除。

- **注意：**
  - 如需要从肘关节外侧切除异位骨或需要显露桡骨头，此入路不适用。
  - 方便实现在Bryan-Morrey、Mayo和Hotchkiss入路间的转换或延长切口，但很少使用。

体表标志

肱骨内侧髁上嵴、内侧肌间隔、旋前圆肌起点及尺神经。

体位

患者仰卧，肢体置于手桌或肘桌上（图8.69）。

技术

1. 皮肤切口位于内上髁近，远端5cm。

2. 辨认内侧肌间隔。于肌间隔前方、筋膜浅面（不在皮下组织层），辨认和保护前臂内侧皮神经（图8.70）。于远端辨认尺侧腕屈肌和旋圆肌的间隙，于近端辨认肌间隔。

- **注意：** 如果患者有手术史，在远端解剖前常可于近端较容易地辨认尺神经。

3. 游离尺神经。向前后方显露内侧肌间隔，然后向近端松解约5cm（图8.71）。

4. 定位内侧髁上嵴，用骨膜剥离子掀起前方肱肌。

5. 骨膜下掀起远端肱骨前方的结构，以允许置入较大的牵开器。

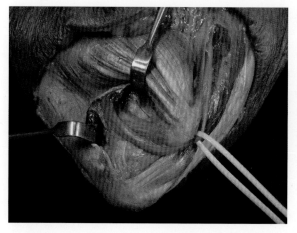

图8.68

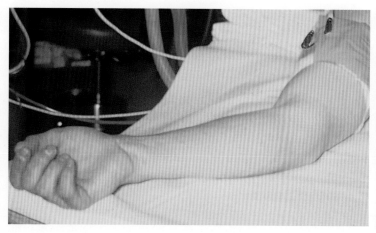

图8.69

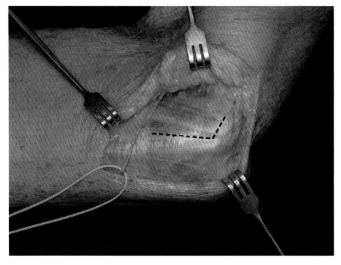

图 8.70

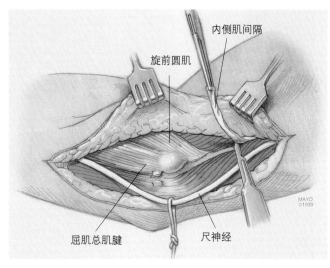

图 8.71

内侧肌间隔

旋前圆肌

屈肌总肌腱

尺神经

6. 于旋后肌和尺侧腕屈肌的间隙，按纤维走行方向切开旋前圆肌。保留尺侧腕屈肌肌腱在内上髁的部分附着（图 8.72）。位于肱肌浅面的正中神经、肱动脉和肱静脉不需要显露。

- *注意：* 翻开肌肉时，可于髁上嵴保留少部分起始纤维，以便于缝合。

7. 将旋后肌掀离关节囊，与已向外侧掀开的肱肌一起拉开。

- *注意：* 也可能需要近端横行切开，以充分牵拉肱肌。

8. 旋前肌从关节囊掀开后，即可显露全部前关节囊（图 8.73）

9. 如有必要，也可由远端肱骨外侧附着点翻开肱三头肌而显露后关节囊（图 8.74）。

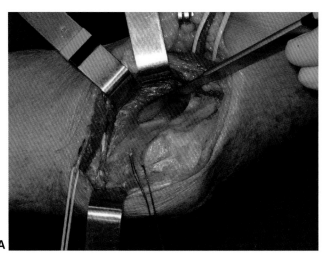

A

图 8.72

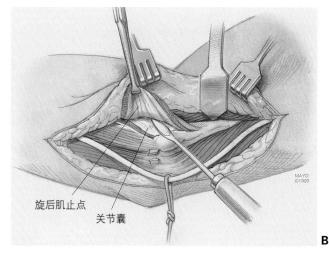

旋后肌止点

关节囊

B

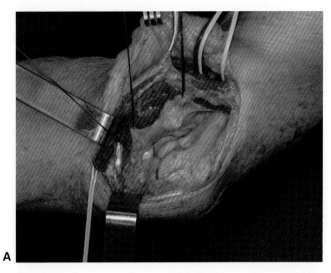

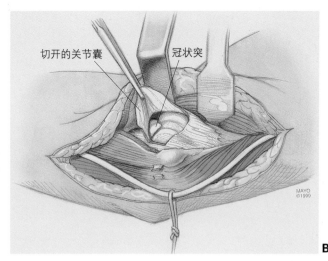

图 8.73

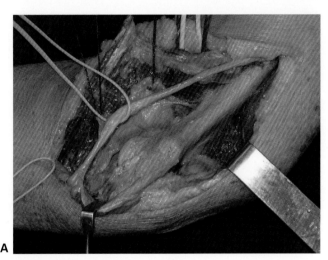

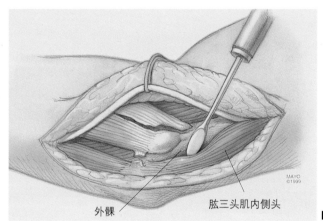

图 8.74

结果

很少有描述一种或其他肱三头肌保护入路效果的尝试。在以往的文献中，我们比较了 Mayo 入路与肱三头肌劈断或肱三头肌附着点横向剥离入路的临床效果。Mayo 入路中肱三头肌被连续剥离 75% 时不会损害肱三头肌，横向剥离肱三头肌时约 20% 出现并发症。Wolfe 和 Ranawat 在他们的改良入路中也没有发现肱三头肌功能障碍的病例。Mayo 内侧显露还表现出对全肘关节成形术后肱三头肌肌力的改善。与 Campbell 筋膜翻转式（Van Gorder）入路相比，以此种方式显露肘部后伸肘力量可增强约 20%。

今天，我们的愿望和重点是避免松解肱三头肌的中央条带，并提供了两种方案来实现这一目标。

并发症

此前描述入路的一个优点是并发症的相对减少，但现在许多问题是与病变而不是与手术入路相关。

难以处理的关节僵硬，往往伴有严重肿胀，常见于全肘关节成形术后的患者。然而，切口愈合一般不成问题，它与先前切口状况和解剖范围有关，松解肘关节僵硬就是典型例子。较大的内外侧皮瓣掀起不会延缓愈合，但偶尔可引起皮下血肿，根据我的经验，一般不需要处理或引流。在我的职业生涯中，我已经引流了一个切口相关的血肿。

近 10 多年来全肘关节成形术的感染率在我们机构已经从 1970 年的 11% 下降到大约 3%。这种减少与采用 Mayo 肘关节入路是一致的，但是其他技术更新也在这个时期出现，包括抗生素骨水泥和伸直位夹板疗法的应用。然而，免疫调节剂的引入增加了肘部手术感染的频率。

尺神经损伤似乎更常见于未显露尺神经且肘关节向内侧副韧带方向屈曲的情况，如经典的 Kocher 可延伸入路。单纯显露尺神经，尽管可减少并发症，但不能完全避免损伤。Mayo 入路允许尺神经移位，但其理论上的不足是阻断了尺神经的血液供应和解剖时易刺激尺神经。在 500 多例使用了这种特定入路的病例中，永久性尺神经损伤伴运动功能障碍的发生率小于 1%。因此，我愿意将显露和移位尺神经作为 Mayo 肱三头肌保护入路的必要过程。

尽管某些桡骨头入路后会出现骨间后神经麻痹，然而通过 Kocher 间隙显露肘关节几乎不会发生该并发症。Mayo 改良的 Kocher 可延伸入路以及 Mayo 内 – 外侧入路中，肱三头肌损害都很少见。

因此在我们的实践中，全肘关节置换术后肱三头肌损害的发生率小于 5%。然而，在初期任何一个操作之后肱三头肌都可能发生损害。如果有足够的组织可用，可以按初期操作重新附着肱三头肌。如果剩余组织不够用，就要通过肘肌滑动或者异体跟腱移植重建来恢复肱三头肌肌力。

参考文献

[1] Barco R, Sanchez-Sotelo P, Morrey ME, et al. The distal triceps tendon insertional anatomy—implications for surgery. J Shoulder Elbow Surg. 2017;1(2):98-103.

[2] Morrey BF. Surgical exposures. In: Morrey BF, ed. Master Techniques in Orthopedic Surgery: The Elbow. 3rd ed. Philadelphia, PA: Lippincott Williams & Wilkins; 2015.

[3] Morrey BF. Surgical exposures of the elbow. In: Morrey BF, ed. The Elbow and Its Disorders. 5th ed. Philadelphia, PA: WB Saunders; 2017:126-150.

[4] McKee MD, Wilson TL, Winston L, et al. Functional outcome following surgical treatment of intra-articular distal humeral fractures through a posterior approach. J Bone Joint Surg Am. 2000;82(12):1701.

[5] Kamineni S, Ankem H, Patten DK. Anatomic relationship of the radial nerve to the elbow joint: clinical implications of safe pin placement. Clin Anat. 2009;22:684-688.

[6] Morrey BF, Morrey MC. Masters Techniques in Orthopedic Surgery. Relevant Surgical Exposures. 1st ed. Philadelphia, PA: Lippincott Williams & Wilkins; 2009.

[7] Bryan RS, Morrey BF. Extensive posterior exposure of the elbow: a triceps-sparing approach. Clin Orthop. 1982;166:188.

[8] MacAusland, WR. Ankylosis of the elbow: with report of four cases treated by arthroplasty. JAMA. 1915;64:312.

[9] Mansat P, Morrey BF. The column procedure: a limited lateral approach for extrinsic contracture of the elbow. J Bone Joint Surg Am. 1998;80(11):1603-1615.

[10] Kocher T. Text-book of Operative Surgery. 3rd ed. London, UK: A and C Black; 1911.

[11] Duquin TR, Jacobson JA, Schleck CD, et al. Triceps insufficiency after the treatment of deep infection following total elbow replacement. Bone Joint J. 2014;96-B(1):82-87.

[12] Rispoli DM, Athwal GS, Morrey BF. Neurolysis of the ulnar nerve for neuropathy following total elbow replacement. J Bone Joint Surg Br. 2008;90(10):1348-1351.

[13] Studer A, Thaw GS, MacDermid JC, et al. The lateral para-olecranon approach for total elbow arthroplasty. J Hand Surg [Am]. 2013;38:2219-2226.

[14] Celli A. A new posterior triceps approach for total elbow arthroplasty in patients with osteoarthritis secondary to fracture: preliminary clinical experience J Shoulder Elbow Surg. 2016;25:e223-e231.

[15] Kasparyan NG, Hotchkiss RN. Dynamic skeletal fixation in the upper extremity. Hand Clin. 1997;13:643-663.

[16] Wolfe SW, Ranawat CS. The osteo-anconeus flap: an approach for total elbow arthroplasty. J Bone Joint Surg Am. 1990;72:684.

[17] Morrey BF, Askew LJ, An KN. Strength function after elbow arthroplasty. Clin Orthop. 1988;234:43-50.

[18] Jeon IH, Morrey BF, Anakwenze OA, et al. Incidence and implications of early postoperative wound complications after total elbow arthroplasty. J Shoulder Elbow Surg. 2011;20(6):857-865.

[19] Morrey BF, Bryan RS. Complications of total elbow arthroplasty. Clin Orthop. 1982;170:204-212.

[20] Ewald FC, Jacobs MA. Total elbow arthroplasty. Clin Orthop. 1984;182:137.

[21] Hoppenfield S, deBoer P. Surgical Exposures in Orthopaedics: The Anatomic Approach. Philadelphia, PA: J.B. Lippincott Co.; 1984.

[22] Kaplan EB. Surgical approaches to the proximal end of the radius and its use in fractures of the head and neck of the radius. J Bone Joint Surg. 1941;23:86.

[23] Strachan JH, Ellis BW. Vulnerability of the posterior interosseous nerve during radial head resection. J Bone Joint Surg Br. 1971;53:320.

[24] Celli A, Arash A, Adams RA, et al. Triceps insufficiency following total elbow arthroplasty. J Bone Joint Surg Am. 2005;87(9):1957-1964.

[25] Sanchez-Sotelo J, Morrey BF. Surgical techniques for reconstruction of chronic insufficiency of the triceps—rotation flap using anconeus and tendo Achillis allograft. J Bone Joint Surg Br. 2002;84(8):1116-1120.

第9章　肱骨

Mark E. Morrey, Bernard F. Morrey

本章的主题是肱骨前后方延伸入路。当然，根据待处理的病变情况，也会采用这些入路的有限显露。该入路的灵活运用在处理上臂大多数病变时相当有效。

肱骨前外侧延伸入路

到达肱骨前方最常用的入路是通过前外侧延伸入路。这种入路的价值在于通过胸三角肌间隙延伸可显露肱骨近端，远端延伸甚至还可以充分显露肘关节前方。

适应证

肱骨接近中央部或干体中间的骨折、恶性肿瘤、骨髓炎、假体周围骨折及矫形手术。

体位

患者取半坐位，类似理发椅位置或者仰卧于手术床，上臂置于体侧，前臂置于腹部。

■ *注意：*通过向对侧倾斜手术台 10°，可提供更稳定的肩胛带并减少重力的影响。

术前准备

近端显露时，肩臂部分充分自由悬垂，这样必要时可以延伸切口至锁骨以及显露肩关节。

体表标志

近端胸三角肌间沟、肱二头肌外侧缘。

技术

近端部分

1. 皮肤切口：由喙突或其远端开始，向远端外侧走行于胸三角肌间沟内，至三角肌止点处折向远端肱二头肌外侧缘（图 9.1）。

2. 辨认并进入胸三角肌间沟。辨别近端三角肌内侧缘和头静脉。可行钝性和锐性分离（图 9.2）。辨认胸大肌止点。

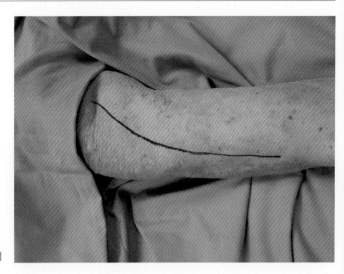

图 9.1

3. 肱骨近端的显露可以通过切开内侧的胸肌肱骨止点，游离并牵开外侧的三角肌内侧缘完成。这样可以显露肱骨近端至三角肌止点处。辨认切口内侧的肱二头肌长头肌腱（图 9.3）。旋肱前动脉位于胸肌肱骨止点的近侧。

4. 向外侧牵开三角肌，向内侧牵开胸大肌，可充分显露肩胛下肌远端、肱二头肌长头肌腱外侧的近端肱骨干（图 9.4）。

经验/教训

- 如果需要更广泛的内 / 外侧显露，可将胸肌腱性附着部由肱骨游离，将三角肌止点由肱骨外侧掀起。
- 牵拉三角肌时必须注意避免损伤腋神经。

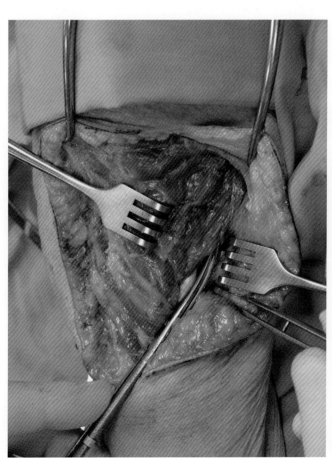

图 9.2

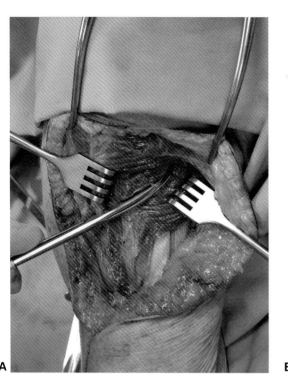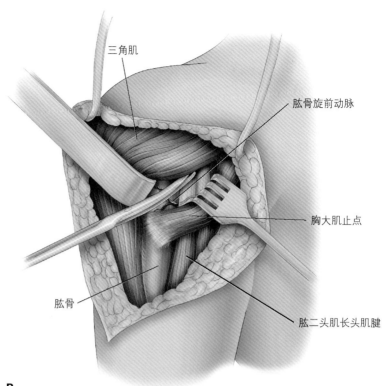

三角肌

肱骨旋前动脉

胸大肌止点

肱骨

肱二头肌长头肌腱

A　　　　　　　　　　　　　　　**B**

图 9.3

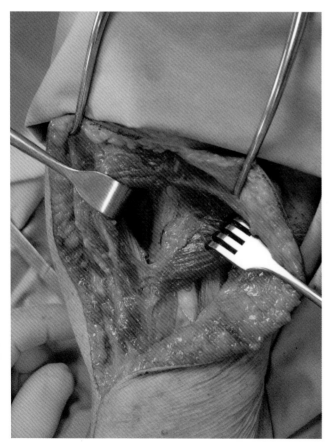

图 9.4

远侧延伸——肱骨干前/外侧

1. 远侧延伸时，皮肤切口应沿肱二头肌外侧缘进行，直至达到需要的范围（图9.1）。

2. 向远端劈开上臂筋膜以显露肱二头肌外侧缘。臂外侧皮神经于肌腱联合处绕过肱二头肌的前外侧，应予辨认和保护（图9.5）。

3. 辨认肱二头肌与肱肌之间的间隙，钝性和锐性分离。向内侧牵开肱二头肌，这样可以观察到位于两肌肉之间的肌皮神经，将肌皮神经随肱二头肌牵向内侧（图9.6）。

4. 肱骨干的显露可通过纵向劈开肱肌或者从肱骨肌间隔翻开外侧附着肌肉实现，任何一种选择都可以保护桡神经和肌皮神经（图9.7）。然后向内外侧沿骨膜下剥离，以显露肱骨近侧1/2（图9.8）。

经验/教训

最安全的肱骨干显露方法是劈断肱肌，这样可避免损伤桡神经。

更远段延伸

5. 如果需要更远端的延伸显露，可进一步利用桡神经经肌间隔穿出后的肱肌和肱桡肌间隙。

6. 桡神经可于肱桡肌深面触及或观察到，锐性分离显露（图9.9）。

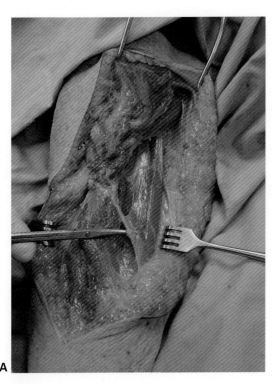

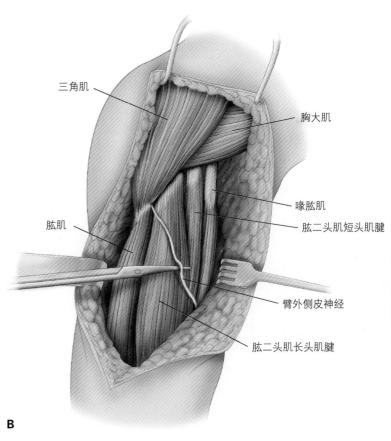

三角肌

胸大肌

喙肱肌

肱二头肌短头肌腱

肱肌

臂外侧皮神经

肱二头肌长头肌腱

A　　**B**

图 9.5

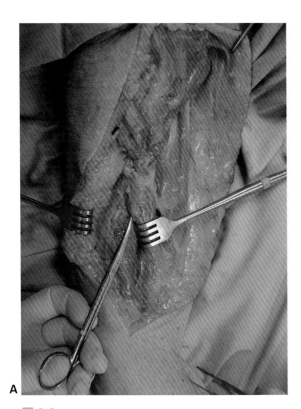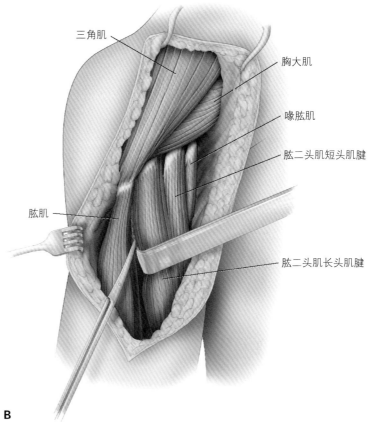

三角肌

胸大肌

喙肱肌

肱二头肌短头肌腱

肱肌

肱二头肌长头肌腱

图 9.6

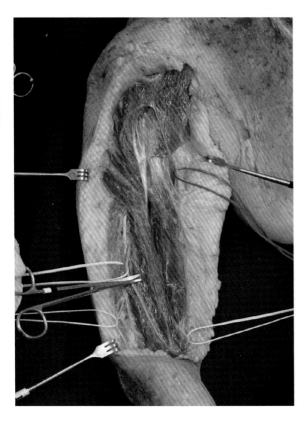

图 9.7

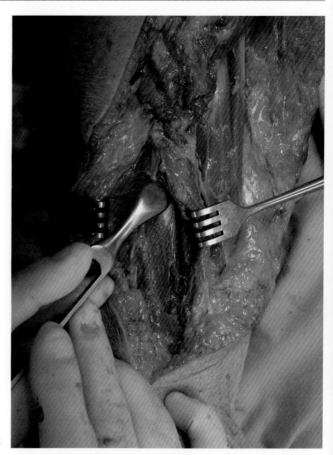

图 9.8

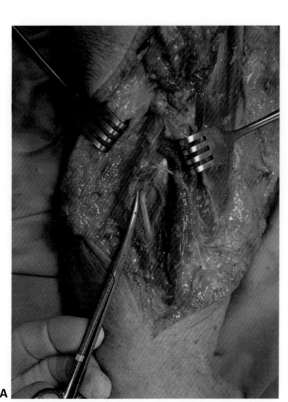

A

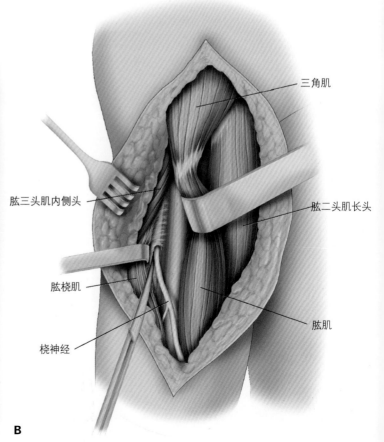

B

三角肌

肱三头肌内侧头

肱二头肌长头

肱桡肌

肱肌

桡神经

图 9.9

7. 肱肌在远端急剧分裂并向内侧缩回，保护肌皮神经的皮支。肱骨干用骨膜剥离子显露。桡神经予以保护并牵向外侧（图 9.10）。

8. 通过锐性分离近侧的肱肌外侧起始部，即三角肌远端附着部，可进一步显露近端和远端的肱骨干（图 9.11）。所有肌肉附着均可游离，以彻底显露肱骨干近端 2/3（图 9.12）。

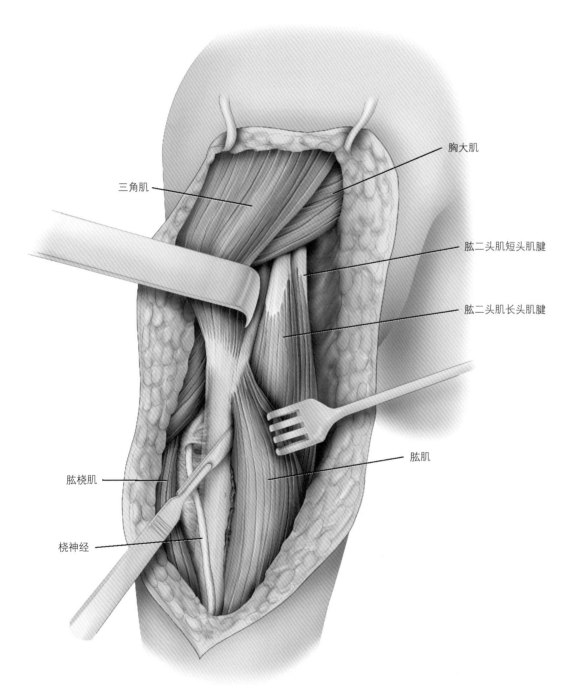

三角肌

胸大肌

肱二头肌短头肌腱

肱二头肌长头肌腱

肱肌

肱桡肌

桡神经

图 9.10

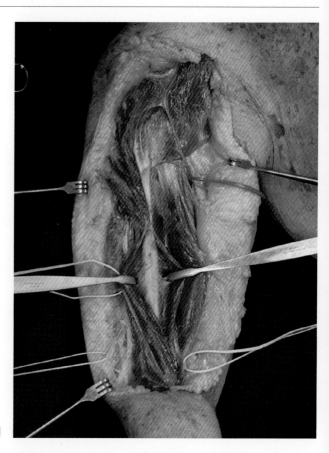

图 9.11

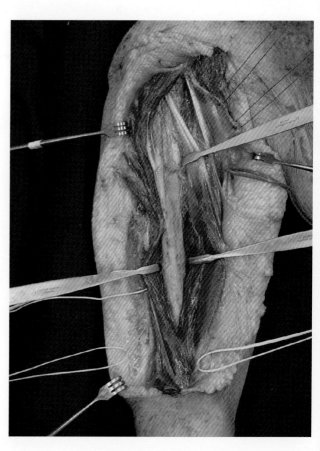

图 9.12

后侧入路

肱骨后内侧延伸入路（Mayo 入路）

我们已发现此入路对于显露肱骨后方非常有价值。因为通过从鹰嘴处翻开肱三头肌，可充分向远端延伸显露。Mayo 入路的特色体现在显露和保护桡神经的方式上。

适应证

肱骨后方骨折、全肘、肱骨和尺骨矫形的延伸显露。

体位

患者取仰卧位，手臂抱于胸前。手术台向对侧倾斜 10°。

- **注意：**侧卧位是一些外科医生的首选。

体表标志

尺骨鹰嘴、肱骨远端内上髁、肱三头肌肌肉近端中线。

技术

1.皮肤切口：从近端的肱三头肌后内侧，与长头肌腱方向一致，到远端的肱骨内上髁和尺骨鹰嘴之间（图 9.13）。

- **注意：**必要时可沿尺骨皮下缘向远端延长皮肤切口，这样可以显露肘关节和全长肱骨干。

2.切开皮肤和皮下组织：于肱三头肌的内侧缘或肘管的远端辨认尺神经，向远端内侧翻起皮瓣（图 9.14）。

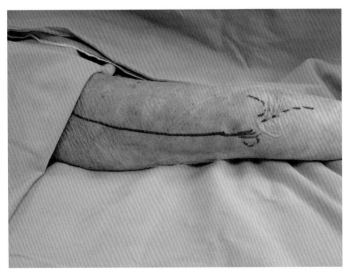

图 9.13

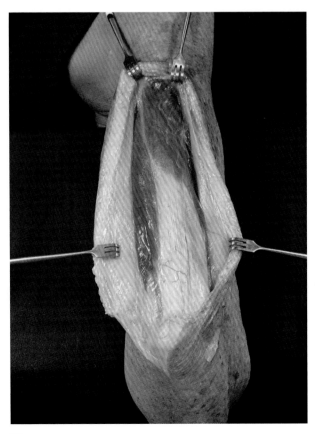

图 9.14

3. 尺神经位于肌间隔的前面，应予松解。神经游离涉及近端支柱韧带的松解。辨认尺神经至远端肘管水平。肘管支持带一般不松解，除非要向远端进行扩大显露（图 9.15）。

4. 锐性解剖，由肱骨远端游离出肱三头肌内侧头，向外侧拉开肱三头肌（图 9.16）。

5. 用骨膜剥离子可以很容易地将肌肉自肱骨后内侧面掀起（图 9.17）。

▪ **注意：** 此入路危险之处在于向外侧沿骨膜下拉开桡神经，以显露肱骨更近端时。

6. 此时恢复肱三头肌的位置，并向内侧牵开。皮瓣牵向外侧，触摸确认穿过肌间隔的桡神经位置（图 9.18）。

7. 再次牵拉肱三头肌，由内侧向外侧翻开。辨认桡神经穿出肌肉部位，自肱骨外侧面牵开（图 9.19）。这样能更好地显露肱骨近端（图 9.20）。

8. 保护桡神经，并向外侧牵开，以更好地显露近端肱骨后方（图 9.21）。

经验 / 教训

如果担心侵犯或压迫桡神经，可显露桡神经并切开肌间隔减压（图 9.22）。不管怎样，桡神经由肌间隔游离出来后，可以被安全地保护起来并随远端肱桡肌牵向内侧。如果有任何问题，将桡神经规则地从隔膜中释放出来，并进一步确保在牵拉时没有损伤。

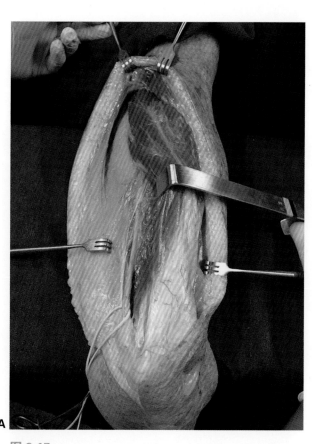

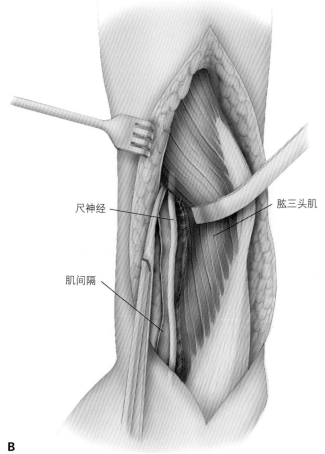

尺神经

肱三头肌

肌间隔

A　　　　　　　　　　　　　　　　　　　　**B**

图 9.15

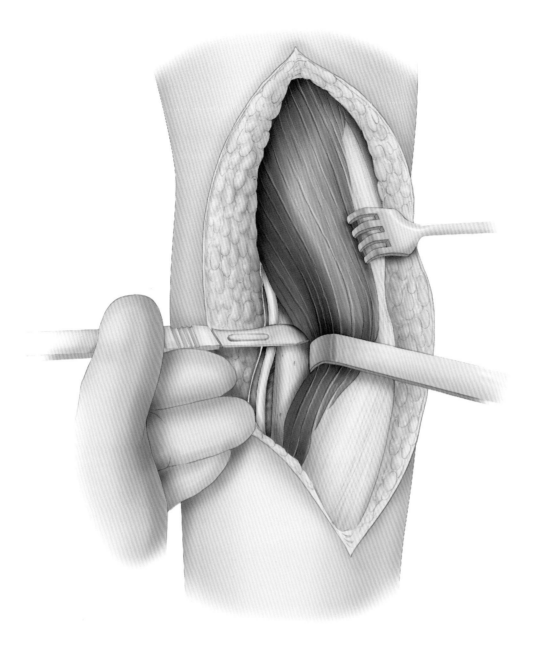

图 9.16

9.闭合：肌肉应该恢复其解剖位置。如果肱三头肌被翻开，推荐的附着固定方法已于"肘"一章中叙述。否则，只需要缝合皮下和皮肤层。

远端延伸

如果需要更大范围的远端显露，则需借助 Bryan-Morrey 技术将肱三头肌从尺骨鹰嘴尖上松解下来（见第 8 章）。这样就能显露整个后方肱骨、肘关节和近端尺骨。

后方肱三头肌入路

此入路和尺骨显露入路都是上肢最简单和最安全的入路。

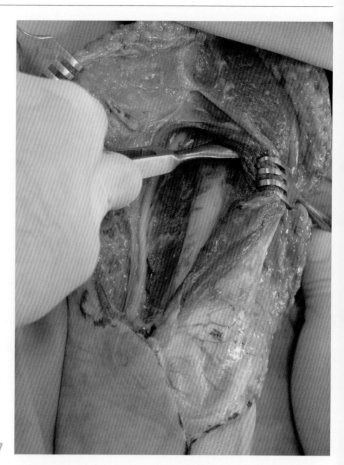

图 9.17

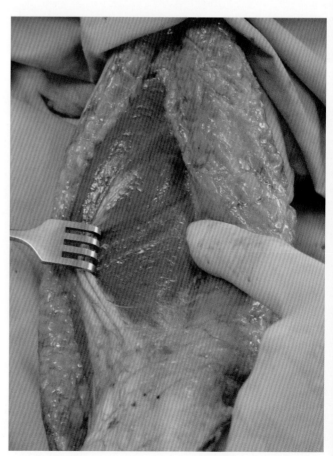

图 9.18

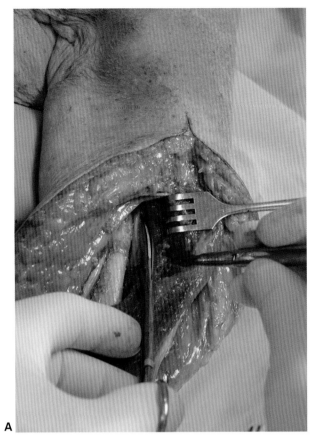

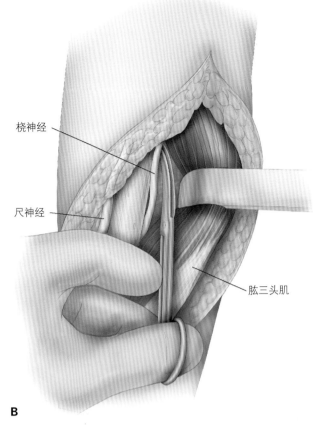

桡神经

尺神经

肱三头肌

A

B

图 9.19

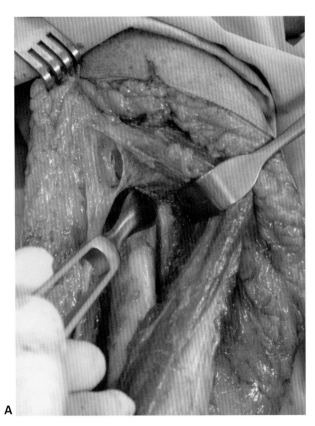

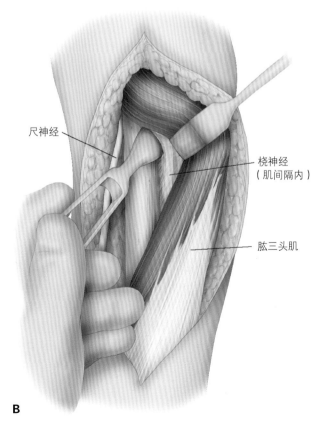

尺神经

桡神经
（肌间隔内）

肱三头肌

A

B

图 9.20

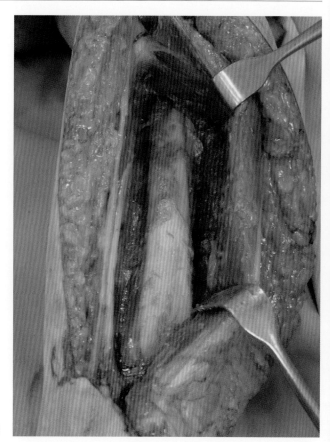

图 9.21

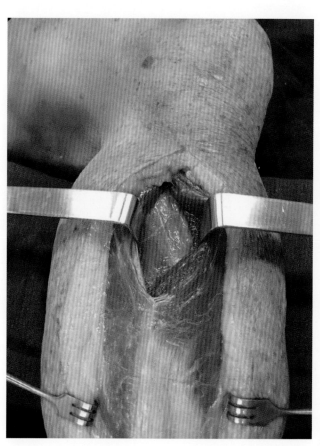

图 9.22

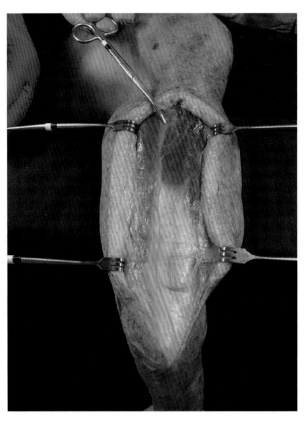

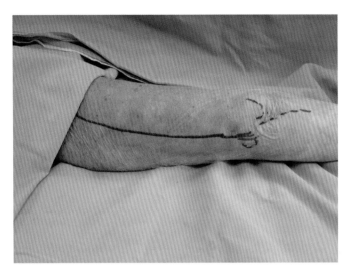

图 9.23

图 9.24

适应证

肱骨干中段和远端骨折。远侧延伸后也用于全肘关节成形术和肱骨干骺端骨折。

体位

患者取仰卧位，前臂抱于胸前，手术床向健侧倾斜 10°。

体表标志

鹰嘴尖、尺神经、内外上髁。

技术

1. 皮肤切口：从远端尺骨鹰嘴到近端三角肌后缘做纵向切口。切口长度取决于具体病变情况（图 9.23）。

2. 向内外侧掀开皮瓣。辨认远端肱三头肌肌腱和近端肌肉纤维（图 9.24）。

3. 为避免损伤，桡神经穿过肌内隔远端至三角肌入口时应被触诊（图 9.25）。

4. 于肱三头肌肌腱取纵向切口，以显露肱骨后方（图 9.26）。

5. 向近端和远端劈开肱三头肌。肱三头肌肌腱切至鹰嘴附着处。骨膜下内外侧剥离，显露肱骨后方（图 9.27）。

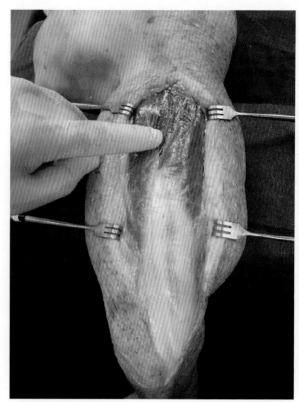

图 9.25

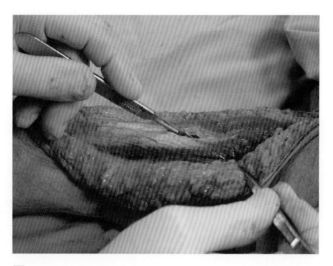

图 9.26

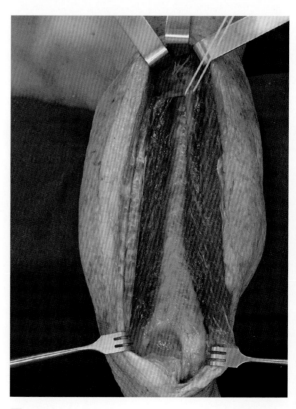

图 9.27

参考文献

[1]　Banks S, Laufman H. An Atlas of Surgical Exposures of the Extremities. Philadelphia, PA: W.B. Saunders Co.; 1953.

[2]　Campbell WC. Incision for exposure of the elbow joint. Am J Surg. 1932;15:65-67.

[3]　Grant JCB. An Atlas of Anatomy. 6th ed. Baltimore, MD: Williams & Wilkins Co.; 1972.

[4]　Gray H. The Anatomy of the Human Body. 29th ed. Philadelphia, PA: Lea & Febiger; 1975.

[5]　Henry AK. Extensile Exposure. 2nd ed. New York, NY: Churchill-Livingstone, Inc.; 1963.

[6]　Hollinshead WH. Anatomy for Surgeons: The Back and Limbs. 3rd ed. Philadelphia, PA: Harper & Row; 1982.

[7]　Hoppenfeld S, de Boer P, Buckley R. Surgical Exposures in Orthopaedics: The Anatomic Approach. 5th ed. Philadelphia, PA: Wolters Kluwer; 2016.

[8]　Kuhne MA, Friess D. Supine extensile approach to the anterolateral humerus. Orthopedics. 2016;39(1):e193-e195. doi: 10.3928/01477447-20151222-17.

[9]　Morrey BF. Exposures of the elbow. Chapter 11. In: Morrey BF, Sanchez-Sotelo J, Morrey ME, eds. Morrey's Elbow and it's Disorders. 5th ed. Philadelphia, PA: WB Saunders/Elsevier; 2017.

[10]　Reckling FW, Reckling JB, Mohr MC. Orthopedic Anatomy and Surgical Approaches. St. Louis, MO: Mosby Yearbook; 1990.

[11]　Tubiana R, McCullough CJ, Masquelet AC. An Atlas of Surgical Exposures of the Upper Extremity. London, UK: Martin Dunitz Publisher; 1990.

[12]　Zlotolow DA, Catalano LW III, Barron OA, Glickel SZ. Surgical exposures of the humerus. J Am Acad Orthop Surg. 2006;14(13):754-765.

第 10 章　肩关节

Christina I. Brady, John W. Sperling, Anil Dutta

修复肩袖的前上方入路

适应证

- 肩峰成形术。
- 肩袖修复术。

体位

患者取沙滩椅位。腰部屈曲约45°，膝部屈曲约30°。手术台稍倾斜，使术侧肩部抬高。可在肩胛骨后面垫放折叠毛巾，防止整个肢体向后下垂。

体表标志

术者应该触诊肩胛冈、肩峰外侧缘、肩峰前缘，以及前方锁骨和喙突。并用标记笔标出（图10.1）。如果在开放手术之前先进行关节镜检查，可以先标记出标准的前方皮肤切口，以便将前方关节镜入口置于切口线上。

技术

1. 切口：肩部前上方入路的皮肤切口存在多种选择，包括斜切口、水平切口以及垂直切口。根据术者的个人偏好而选择使用。

2. 切口越过肩上方，平行于肩峰外侧缘，与Langer线的方向一致。皮肤切口长度通常为4~5cm。将皮肤和皮下脂肪一起切开。仔细分离皮瓣。

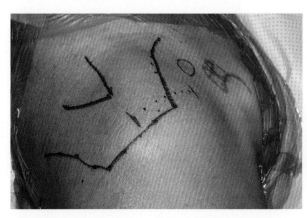

图 10.1

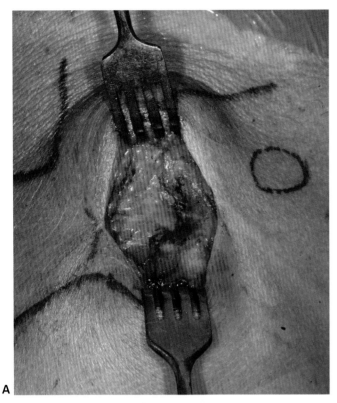
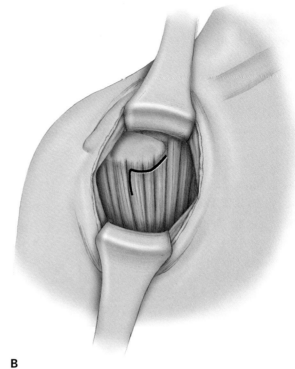

图 10.2

3. 仔细辨认三角肌。不同术者分离三角肌的方法不尽相同（图 10.2）。在本病例中，三角肌从肩峰前缘全层剥离（图 10.3）。分离三角肌时，仔细将三角肌的深、浅层筋膜一同剥离至关重要。然后术者可以自肩锁关节起沿肌纤维走向切开 3~4cm 三角肌前束，或者选择向后方扩大剥离三角肌，至越过肩峰外侧缘。剥离三角肌越过肩峰外侧缘的范围，可以根据肩袖撕裂的大小来调整。劈开三角肌时必须小心，避免超过肩峰缘数厘米远，以免损伤腋神经。三角肌近端劈裂处予缝线标记（图 10.4）。三角肌远端劈裂处用缝线缝合，避免继续向下撕裂（图 10.5）。

4. 此时可根据术者意愿进行肩峰成形术（图 10.6）。于肩袖撕裂处预置缝线（图 10.7）。然后进行肩袖修复（图 10.8）。

5. 关闭切口时，需要仔细修补三角肌。手术结束时，三角肌修复可采用腱 – 腱缝合或者腱 – 骨缝合方式（图 10.9~ 图 10.11）。如果骨骼很薄或质量差，最好将斜方肌直接覆盖肩峰，使用腱 – 腱缝合修复。于肩峰上钻孔，采用腱 – 骨缝合固定。此外，三角肌自身的劈裂采用侧 – 侧缝合修补。该入路的并发症可能与术后三角肌撕裂有关。

经验和教训
- 为避免术后三角肌撕裂这种并发症，术中必须对三角肌进行细致有力的修复。在显露和修复三角肌的过程中，仔细识别三角肌的深、浅筋膜至关重要。
- 在向肩锁关节内侧继续进行三角肌分离时，可以在肩锁前缘和后缘形成更大的全厚皮瓣，尤其是在骨骼较弱或翻修显露时。

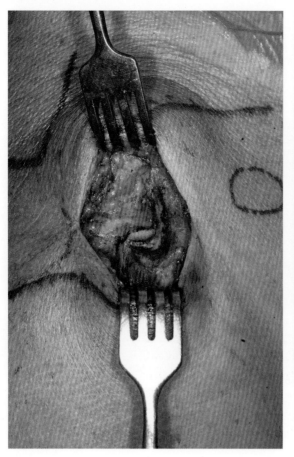
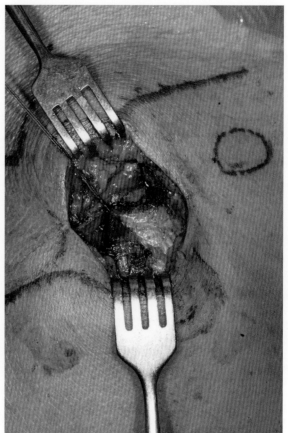

图 10.3　　　　　　　　　　　　　　　　图 10.4

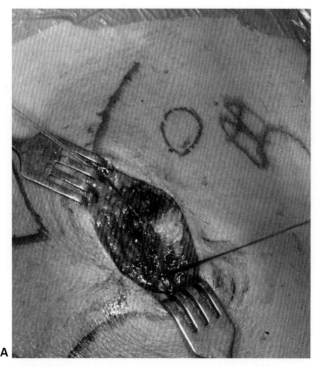
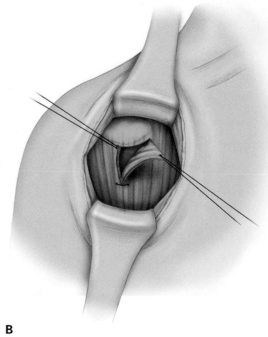

A　　　　　　　　　　　　　　　　　　B

图 10.5

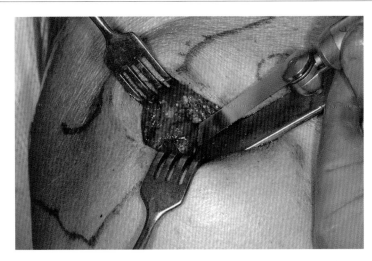

图 10.6

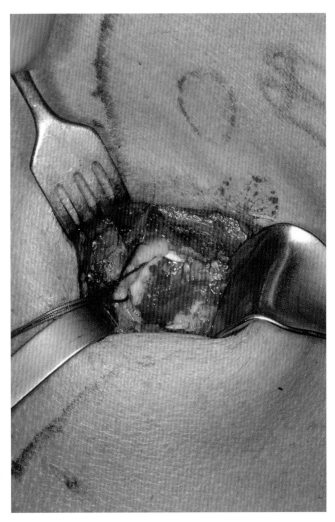

图 10.7

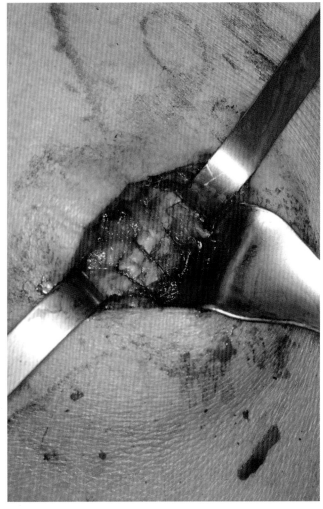

图 10.8

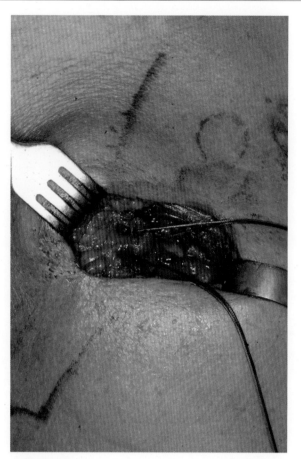

图 10.9

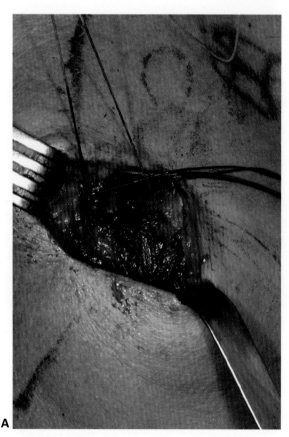

A

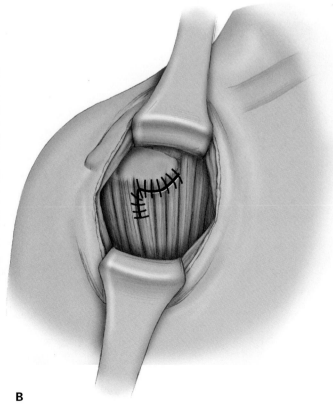

B

图 10.10

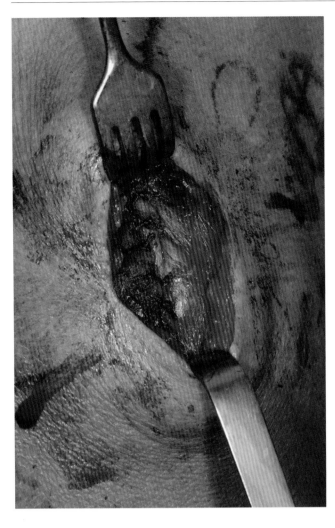

图 10.11

锁骨骨折及骨不连的水平入路

适应证

锁骨骨折或骨不连。

体位

患者于手术台取沙滩椅位。整个上肢常规消毒、铺巾。气管插管置于嘴角对侧。肩胛骨内侧缘垫折叠巾单，以便于锁骨显露。或者，可以将患者置于仰卧位，在肩胛骨之间垫卷垫。如果存在神经血管损伤或纵隔受累的情况，则应根据心胸外科手术的要求准备整个胸部和腹部。

技术

1. 切口：切口沿着锁骨下缘与 Langer 线平行，经过骨折不愈合处（图 10.12）。于锁骨下缘切开，这样瘢痕就不会直接位于钢板正上方。皮肤和脂肪一起切开。仔细解剖并尽量识别所有锁骨上神经（图 10.13）。尽量保护这些锁骨上神经。仔细辨认与解剖覆盖斜方肌和三角肌的筋膜。用缝线标记筋膜末端，以便于缝合。

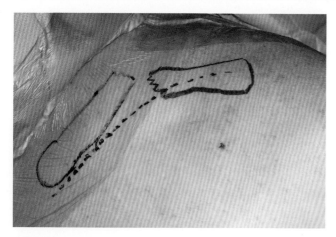

图 10.12

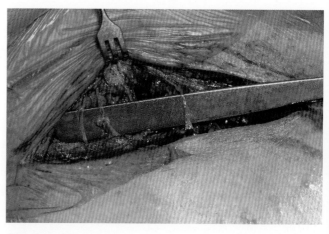

图 10.13

2. 此外，在手术过程中，需警惕位于锁骨下方的神经血管结构。沿锁骨后缘钝性分离，以牵开神经血管，防止骨折碎片或手术器械损伤。在解剖过程中，可以使用钳子向前轻提锁骨。

3. 然后清理骨折端、复位骨折（图 10.14）。如果使用前侧钢板，则将胸大肌和前方的三角肌从锁骨前方掀起，以放置钢板。如果使用上方钢板，则在锁骨上表面的骨膜下剥离，前后解剖根据骨折复位的需要决定。固定方式根据术者的喜好选择（图 10.15）。关闭切口（图 10.16）。

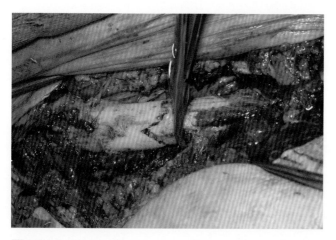

图 10.14

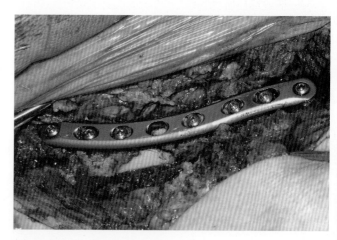

图 10.15

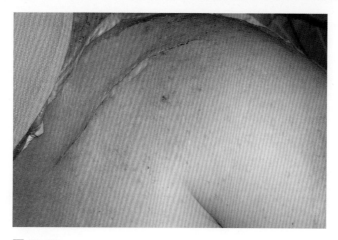

图 10.16

经验和教训

- 注意锁骨上神经的识别和保护，避免产生神经瘤。
- 手臂应自由放置，允许上肢的牵引和移动，以便于骨折复位。
- 当患者伴随并发伤，取沙滩椅位困难时，更适宜采用仰卧位。包括存在颈椎损伤，医疗状态不佳且不能耐受沙滩椅位的患者，以及因身体习惯限制锁骨内侧显露的患者。

肩锁关节重建的前上方入路

适应证

- 肩锁关节急性损伤修复。
- 陈旧性肩锁关节脱位修复。

体位

患者取沙滩椅位。腰部屈曲约 45°，膝部屈曲 30°。手术台稍倾斜，使术侧肩部抬高。重要的是能够获得肩锁关节的真实前后位和腋轴位成像。

体表标志

仔细触诊肩胛冈后缘、肩峰外侧缘、肩峰前缘、锁骨和喙突的前部。用标记笔标出。

技术

1. 切口：切口始于喙突上方 1cm 处，经喙突中心垂直切开（图 10.17）。切口长约 15cm。

2. 切开皮肤及脂肪层。分离内外侧皮瓣。如果需要，可以清晰显露肩峰外侧，同时牵开斜方肌，显露锁骨后侧缘（图 10.18）

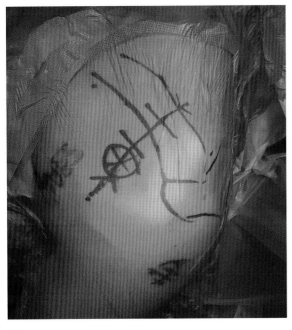

图 10.17

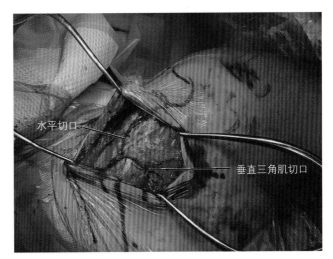

图 10.18

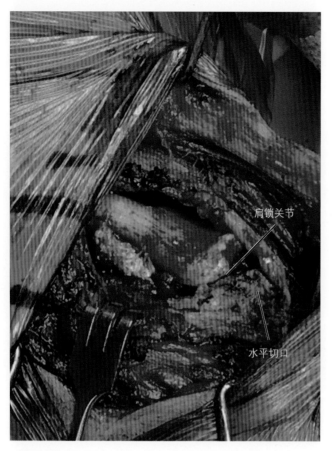

图 10.19

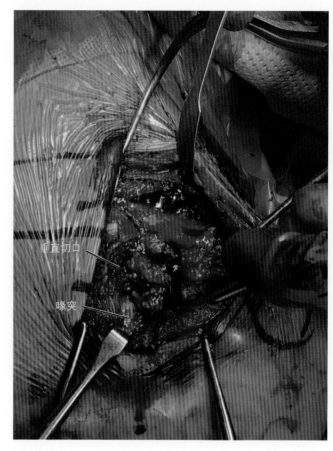

图 10.20

3. 在三角肌和斜方肌之间水平分离。然后从内向外行骨膜下剥离肌肉。如果要获取喙肩韧带行韧带转位，可经过肩锁关节继续水平分离，可向外延伸至肩峰外侧缘（图 10.19）

4. 然后使用电刀垂直切开前三角肌。这可以延长到喙突水平（图 10.20）。

5. 然后钝性分离喙突上表面。重要的是从前向后掀离喙突上方的肌肉，以避免损伤冈上肌肌腹部。如果韧带或缝合线要通过喙突，那么显露喙突下表面也很重要。使用血管钳帮助韧带或缝合线通过喙突。

6. 然后根据术者的偏好选择肩锁关节的固定方式（图 10.21）。

7. 闭合切口时首先修复前三角肌的垂直劈裂，然后通过间断缝合（采用腱 – 腱缝合方式）将三角肌缝合到斜方肌上，重要的是将三角肌叠瓦状缝合到斜方肌上，以加强三角肌的修复，并对锁骨的垂直运动提供二次约束（图 10.22）。

经验和教训

- 如同衬衣掖在裤子里一样，将三角肌覆盖在斜方肌上缝合，以增强肩锁关节的稳定性。
- 在喙突钻孔时，始终将钝性牵开器置于喙突下方，以保护下方的神经血管结构。

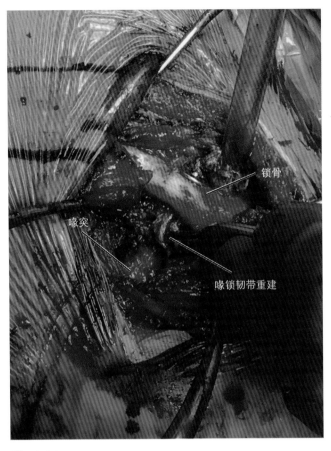

图 10.21

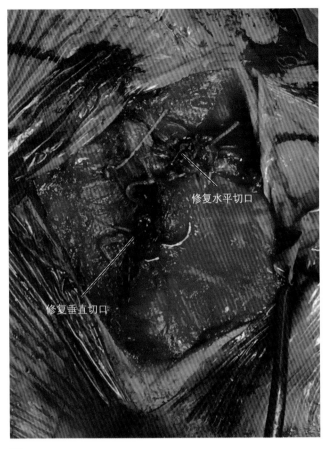

图 10.22

骨折与肩关节置换术的三角肌入路

适应证

- 全肩关节或半肩关节置换术。
- 肱骨近端骨折开放复位内固定。

体位

将患者仔细保护好后，取沙滩椅体位。腰部弯曲约 45°，膝部屈曲 30°。手术台稍倾斜，使术侧肩部抬高。此外，在肩胛骨内侧缘的放置卷起的巾单，有助于显露肩部区域。

体表标志

仔细触诊肩部体表标志，用标记笔标记出肩胛冈后缘、肩峰外侧缘、肩峰前缘、锁骨前缘和喙突。

技术

1. 切口：切口始于锁骨前缘，经喙突外侧约 1cm 处，走行于上臂内侧 40% 和外侧 60% 交界区（图 10.23）。切口长约 15cm。近端切口可稍向外侧弧形。

2. 切口皮肤及皮下脂肪层。分离内外侧皮瓣。

3. 胸大肌与三角肌的近端间隙易于寻找。三角肌和胸大肌间隙近端通常存在一个小三角形的脂肪区域（图 10.24）。找到该间隙后，继续向远端分离。头静脉留置于内

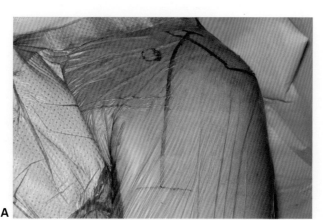
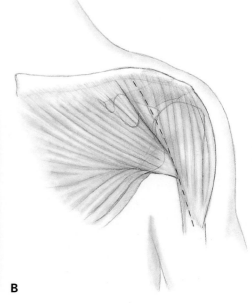

图 10.23

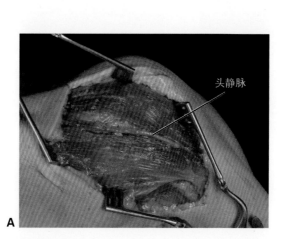

头静脉

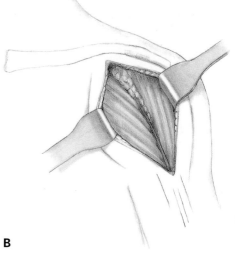

图 10.24

侧（图 10.25）或者外侧，不予分离。将手臂固定于 Mayo 支架上，并外展约 30°，以便于解剖胸大肌三角肌间隙。胸大肌三角肌间隙通常存在多个血管分支需电凝止血。将牵开器置于三角肌下方，即可向远端分离胸大肌三角肌间隙。

4. 仔细切开位于肩胛下肌前方的胸锁筋膜及其联合部。然后用手指钝性分离肩胛下肌与联合部的间隙，置入撑开器。

5. 再仔细触摸腋神经位置。用食指分离肩胛下肌下缘的组织。然后通过"牵拉试验"来确认位于三角肌深面更外侧的腋神经。

6. 然后仔细切开并清理肩峰三角肌下间隙，松解三角肌以便置入三角肌牵开器。首先清理上方肩峰深面的滑囊，然后清理外侧，最后清理前方。然后置入牵开器牵开三角肌（图 10.26）。有时为了更好地显露，可以沿胸大肌向上松解 1cm。接下来，仔细清理肩袖表面的滑囊，以便清楚显露深面的肩袖。在内侧进行钝性分离，并在联合

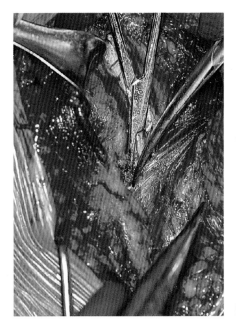

图 10.25

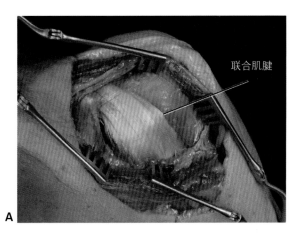

联合肌腱

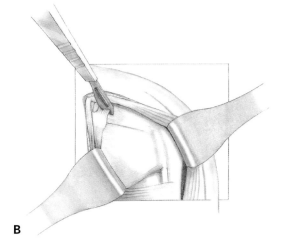

A

B

图 10.26

肌腱下触诊肌皮神经。内侧牵开器置于联合肌腱下方。根据术中情况决定是保护还是结扎旋肱前回旋血管（图 10.27）

- **注意：** 可以切断喙肩韧带以获得更好的显露（图 5.20B）。但是，如果合并肩袖损伤，则需要保持韧带完整。

7. 在肩关节置换术的病例中，需要决定如何切断肩胛下肌。在常规肩关节置换术中，不同的医生处理方法不完全一样。有几种选择方式，包括切断肩胛下肌肌腱以利于后期进行修复（图 10.28）。另一种选择切断肩胛下肌的止点。然后，可以进行小结节截骨术。

8. 外旋上臂，使肱骨头脱位（图 10.29）。

经验和教训

- 仔细松解三角肌对于骨折内固定和肩关节置换术的显露至关重要。
- 在所有通过胸大肌三角肌间隙进行的肩关节手术过程中，均应仔细识别并保护腋神经。"牵拉试验"是准确定位腋神经的简单有效方法。

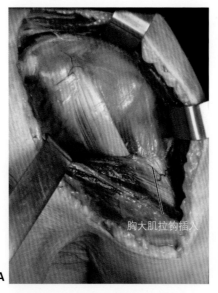
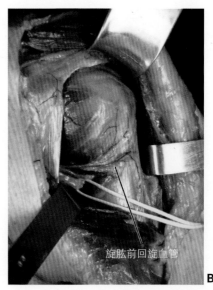

胸大肌拉钩插入

旋肱前回旋血管

图 10.27

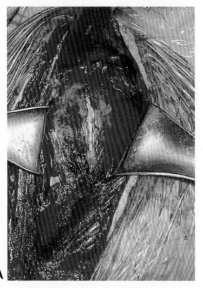
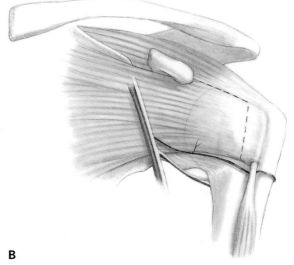

图 10.28

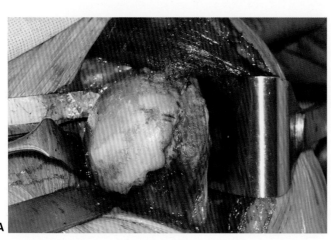
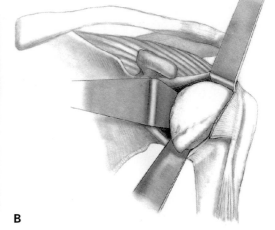

图 10.29

肩关节不稳定的前下方入路

适应证

肩关节不稳定。

体位

仔细固定患者，取沙滩椅体位。患肢全长常规消毒铺巾。

技术

1. 切口：标准的腋窝切口，起于喙突下缘，沿皮肤皱褶延伸到腋下。通过内收上臂观察皮肤皱褶线（图 10.30）。有些术者希望做腋窝下切口以求美观。然而，做腋窝下切口需要行更广泛的皮下游离。

2. 依次切开皮肤、皮下脂肪，显露胸大肌三角肌间隙。此间隙近端较容易识别。于胸大肌三角肌间隙的最近端通常存在一个脂肪三角区。确定胸大肌三角肌间隙，然后继续向远端解剖。头静脉常向外侧牵开（图 10.31）。胸大肌止点上方 1cm 处可游离以扩大术野。三角肌止点不需要从锁骨或肱骨上剥离。游离胸大肌止点上方 1cm 处时，必须特别小心，避免损伤肱二头肌的长头肌肌腱。

3. 在三角肌外侧置入 Richardson 型牵开器。然后切口覆盖联合肌腱及肩胛下肌的胸锁筋膜直至联合部。游离联合部。在内侧置入牵开器（图 10.32）。接下来，仔细识别腋神经，通过沿着肩胛下肌下缘下伸入 1 根手指触摸，可轻易识别腋神经。

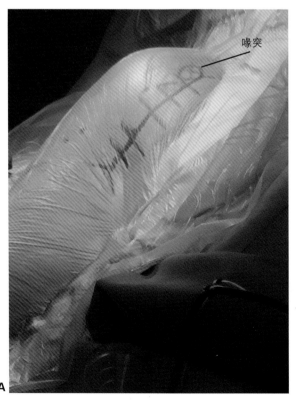
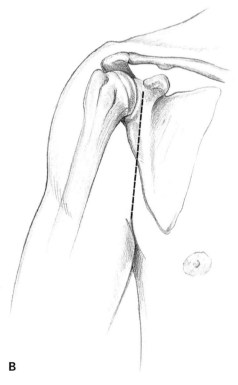

喙突

A　　　　　　　**B**

图 10.30

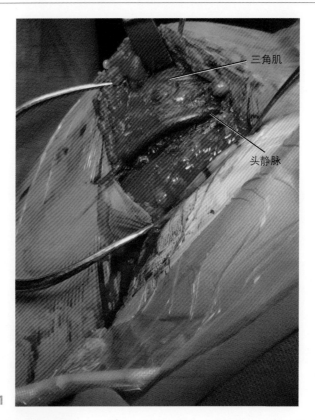

三角肌

头静脉

图 10.31

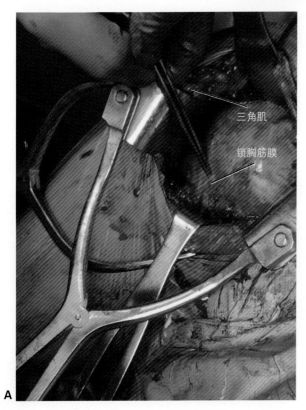

三角肌

锁胸筋膜

A

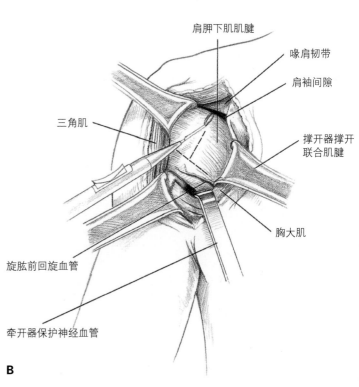

肩胛下肌肌腱

喙肩韧带

肩袖间隙

撑开器撑开
联合肌腱

三角肌

胸大肌

旋肱前回旋血管

牵开器保护神经血管

B

图 10.32

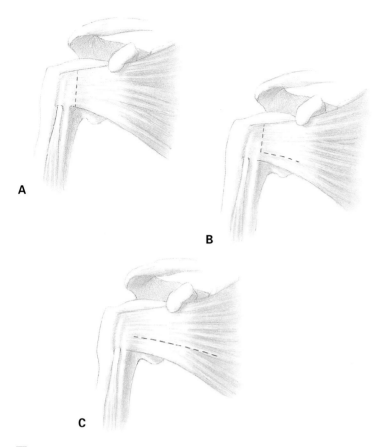

图 10.33

4. 仔细辨别肩胛下肌边缘。肩胛下肌的上缘有明显的回旋肌间隙。这通常是一个"软区"，正好位于肩胛下肌的上缘。肩部关节多向不稳定患者的该间隙增大或者完全张开。肩胛下肌的下缘可由"三姐妹"确定。"三姐妹"是指前肱旋动脉和两条伴行的静脉。

- **注意：** 切开肩胛下肌肌腱有多种方法，如下（图 10.33）：
  - 第一种是在小结节止点内侧 1~2cm 处切断肩胛下肌，然后小心翻起，显露下面的关节囊。
  - 第二种是 Rockwood 推荐的方法。保留肩胛下肌的下 1/4~1/3。仅切开肩胛下肌肌腱的上面部分（图 10.34）
  - 第三种是水平切断肩胛下肌，显露其下面的关节囊。

5. 仔细识别深层关节囊后，于肩胛下肌做标记线。清理关节囊表面的肌肉。关节囊的处理方法不同，可选择以内侧或者外侧为基底切开。这取决于关节囊撕裂情况及术者偏好（图 10.35）。

6. 在切开关节囊之后，将深部关节盂牵开器放置在关节中。这有助于显露前关节盂，以便于植入缝合锚钉和治疗前关节盂病变（图 10.36）。

经验和注意事项

- 仔细分离胸大肌三角肌间隙内所有软组织，以及从关节囊上游离出肩胛下肌肌腱，是小切口充分显露的关键。
- 在整个手术过程中，必须仔细识别和保护腋神经。"牵拉试验"是确认腋神经位置的有效方法。
- 肩胛下肌在关节囊外侧黏附更多，更容易在内侧分离成两层。因此，在下方关节囊分离肩胛下肌肌腱外侧部分时，可能有一些纤维束残留在关节囊上。

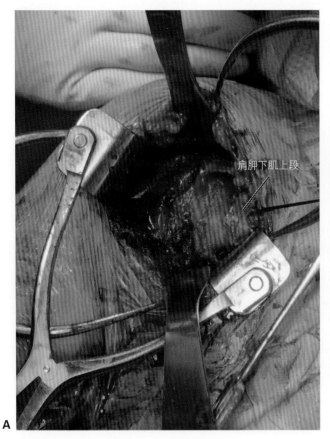

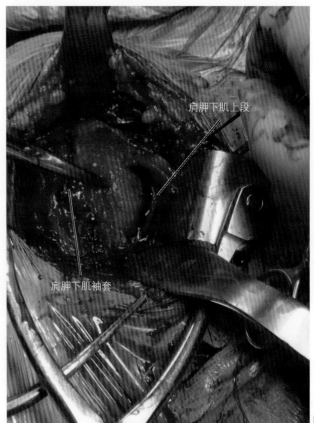

图 10.34

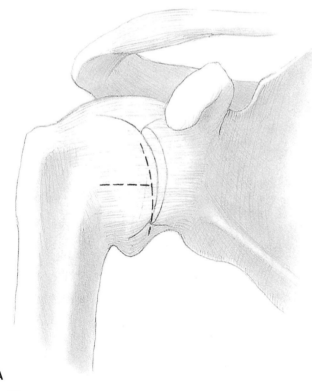

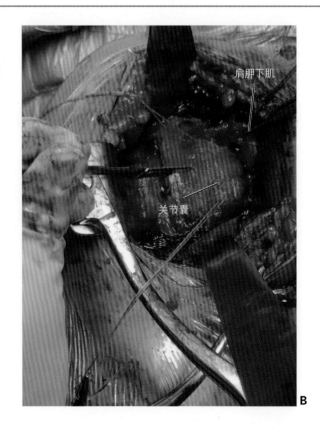

图 10.35

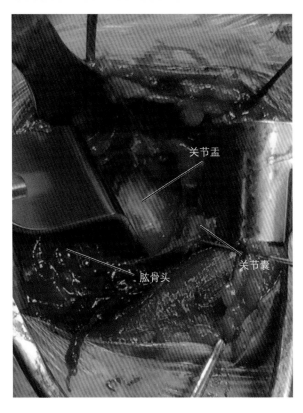

关节盂

关节囊

肱骨头

图 10.36

钢板 / 髓内钉治疗肱骨近端骨折和小切口修复肩袖的肩关节上方入路

适应证

- 肱骨近端骨折。
- 肩袖撕裂和肱二头肌肌腱疾病。

体位

仔细固定患者，取沙滩椅位。术侧上肢全长予以常规消毒、铺单。

体表标志

肩峰的前外侧角、肩锁关节的后部和三角肌前中束间隙。使用标记笔平行于肩峰外侧缘 5cm 和 8cm 处分别做水平线，2 条平行线之间的区域作为腋神经区域的参考点。

技术

1. 切口：切口线应为肩峰前外侧角和三角肌前中束远端间隙的水平线。切口线应向远侧标记到距离肩峰远端 5cm 处，近端起自肩锁关节后部。所需的实际切口通常正好位于肩峰前外侧尖端的内侧，距离尖端约 3cm 远（图 10.37）。

2. 掀离皮肤及皮下组织，辨认三角肌前束和三角肌中束之间的间隙。迅速分离肌间隙，如果间隙中的脂肪束明显，有助于指导解剖。有些患者脂肪束发育不完善，可以通过三角肌前、中束纤维的不同走行进行辨别分离（图 10.38）。用缝线缝合标记肌间隔的远端。这是为了避免肌肉进一步向远端撕裂至腋神经支配的区域，因为腋神经通常在距离肩峰外侧尖端约 5cm 处，从后向前穿过。

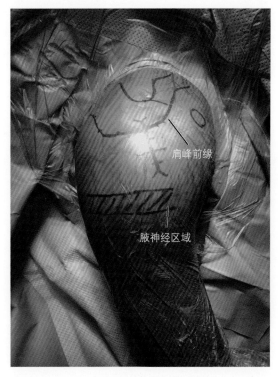
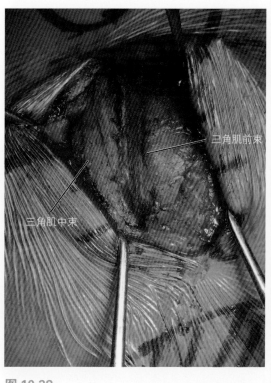

图 10.37　　　　　　　　　　　　　　　图 10.38

　　3. 切除肩峰下和三角肌下滑囊，充分显露肱骨大结节。清除整个肩峰下关节的粘连，以便于直视肩袖前部和后部。然后将缝线置于肩袖中，以便控制肱骨头（图 10.39）。

　　4. 小切口肩袖修复：在步骤 1~3 中完成三角肌分离和滑囊切除术后，将肩部向外旋转显露肩袖间隙和肩胛下肌。如果将手臂向外旋转，可以显露肱二头肌肌腱并进行肌腱固定术。肩胛下肌的浅面也可以修复。肩部内旋，用于修复冈上肌和冈下肌（图 10.40）。将手臂外展，改善外侧皮质显露，以便于外排修复。

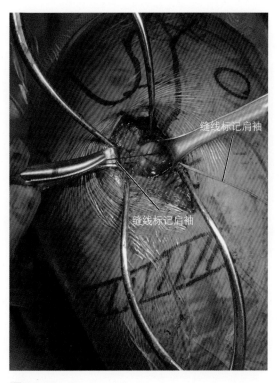
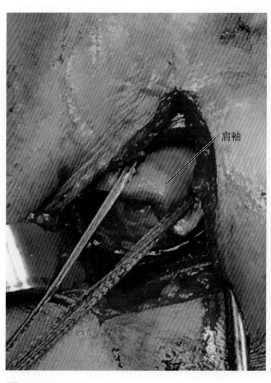

图 10.39　　　　　　　　　　　　　　　图 10.40

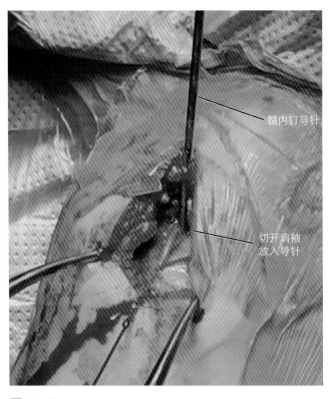

髓内钉导针

切开肩袖
放入导针

图 10.41

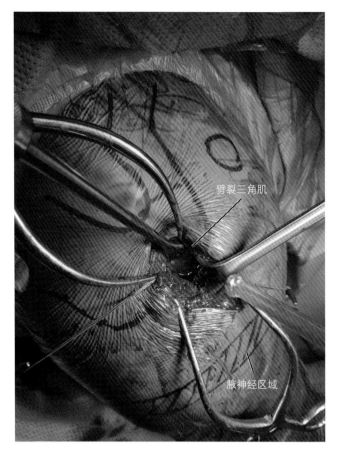

劈裂三角肌

腋神经区域

图 10.42

5. 肱骨髓内钉：在步骤 1~3 中完成三角肌分离和滑囊切除术后，将缝合线置于肩袖中，然后用于牵引肱骨头。肱骨头的中心通过触诊和透视成像来识别。开口锥放至在肱骨头的中心（图 10.41）。沿肩袖肌纤维走行切开肩袖，显露进钉点，然后使用铰刀或锥子进行股骨头开口。

6. 锁定钢板：在步骤 1~3 中完成三角肌分裂和滑囊切除术后，沿三角肌的深面触诊腋神经。使用钝性撑开器小心撑开肱骨外侧的软组织（图 10.42）。撑开器保持在肱骨皮质表面至关重要，以避免损伤腋神经，并且可能需要额外的钝性解剖以从肱骨外侧表面游离腋神经。当获得清晰的通道时，撑开器进一步前进以形成肱骨近端板植入通道（图 10.43）。然后沿着所形成的通道，将肱骨近端钢板直接放置在骨骼上（图 10.44）。使用线缆临时固定钢板近端（图 10.45）。然后，在距离肩峰外侧缘 8cm 以远处，沿着肱骨的外侧面做第二切口。这使第二个切口位于安全区，在腋神经的风险区域之外。切开皮肤并形成皮瓣，将三角肌沿肌纤维走行切开（图 10.46），然后显露肱骨皮质和钢板的远端。当骨折复位后，固定钢板远端（图 10.47）。

经验和教训

- 腋神经必须通过钝性解剖轻轻抬高，可能或多或少地比预期更靠近端。
- 在近端劈裂的三角肌中的植入螺钉，必须在腋神经的交叉点上方。
- 调整手臂位置来改善肩袖的术野至关重要。
- 在肩袖内留置缝线，以便控制肱骨头，并且应在显露早期放置。

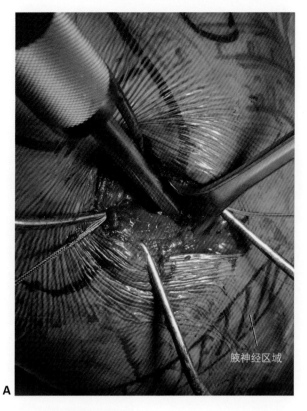

腋神经区域

A

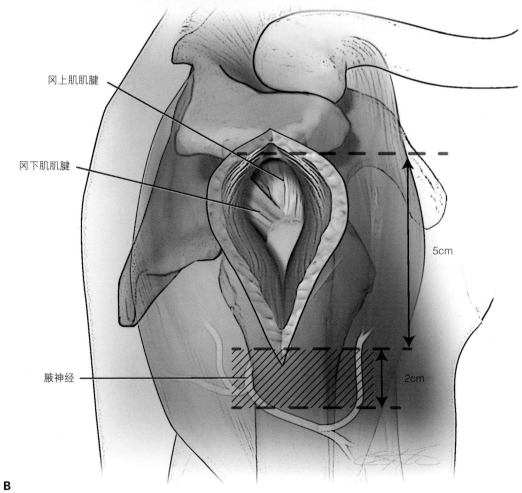

冈上肌肌腱

冈下肌肌腱

腋神经

5cm

2cm

B

图 10.43

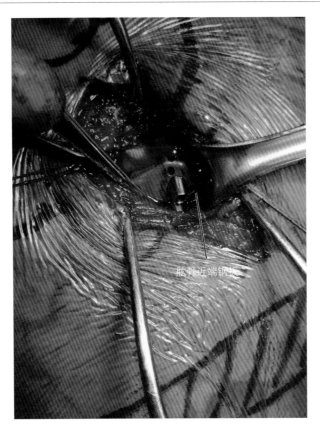

图 10.44

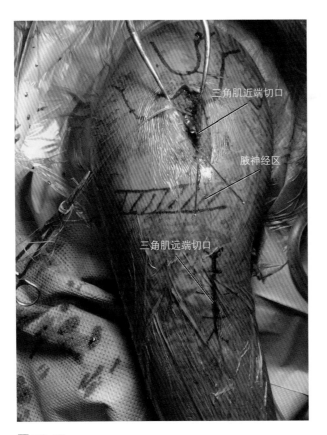

图 10.45

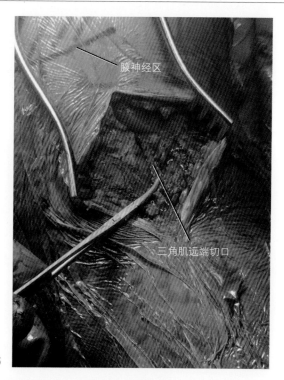

腋神经区

三角肌远端切口

图 10.46

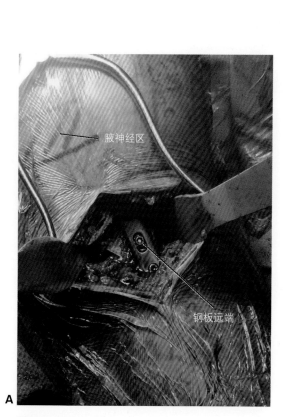

腋神经区

钢板远端

A

图 10.47

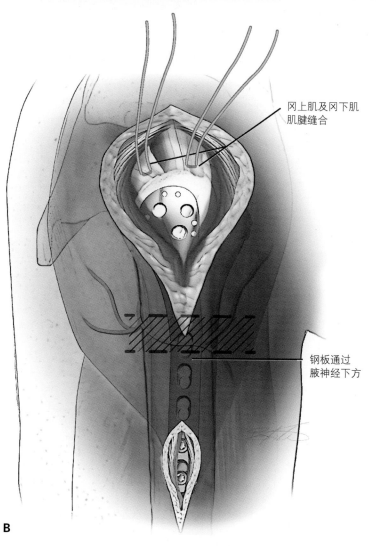

冈上肌及冈下肌
肌腱缝合

钢板通过
腋神经下方

B

复发性肩部后方不稳定的后侧入路

适应证

肩关节后侧入路常用于治疗非手术治疗无效的肩关节后方不稳定患者。

体位

仔细固定患者，取侧卧位，术侧肩部朝上。另外，有些术者喜欢取沙滩椅位行肩关节后侧入路。但是，取沙滩椅位要求患者接近 90° 或者稍向前倾。在更加传统的侧卧位时，必须要注意给予足够的衬垫，包括给予下肢衬垫，预防腓总神经麻痹。

体表标志

常规消毒、铺单，仔细触摸并标记肩部解剖标志，包括肩胛骨冈、肩峰、锁骨和喙突。

技术

1. 切口：肩关节后侧入路的标准切口起自肩锁关节后方，在肩峰外侧缘偏内侧 1~2cm，并沿腋后线皮肤褶皱向远端延伸（图 10.48）。切口长 6~8cm。依次切开皮肤及皮下脂肪。游离内侧、外侧、上方和下方的皮瓣。只要浅层组织分离，就可以显露下面的三角肌。

2. 于肩峰后内侧约 2.5cm 沿肌纤维方向切开三角肌。切口长度 4~5cm，以避免损伤其深面的腋神经（图 10.49）。后侧修复手术的本身不用剥离三角肌在肩胛冈或肩峰上的起点。仔细剥离三角肌皮瓣。使用自动牵开器牵开三角肌，可以充分显露深面的肩袖肌群。

3. 只要分离三角肌，就可以显露其深面的冈下肌和小圆肌。通常，难以辨认小圆肌与冈下肌间隙。因此，许多术者主张在冈下肌的两个头之间进行切开，而不用经过小圆肌和冈下肌之间的间隙（图 10.50）。冈下肌的两个头之间存在特殊的脂肪条纹，

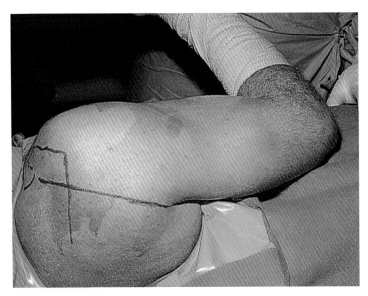

图 10.48

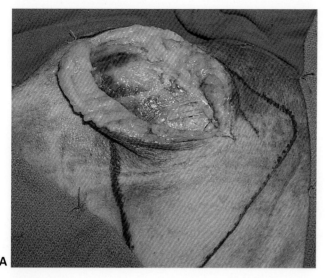
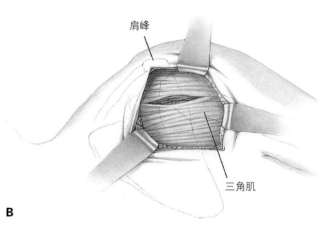

肩峰

三角肌

图 10.49

为解剖提供了方便。但是在这两个头之间分离必须非常小心，不能超过关节盂内侧 1.5cm，以避免损伤肩胛上神经。

4. 仔细从其下面的关节囊游离出冈下肌。关节囊外侧黏附一般比内侧紧密。充分显露冈下肌及关节囊之间的平面是后期修复关节囊的关键所在。可以在冈下肌两个头之间置入自动牵开器，有利于清晰地显露深面的关节囊。

5. 关于具体关节囊的修复，术者根据喜好可选择不同的修复方法。通常术者更愿意以外侧为基底修复关节囊。不管选用内侧还是外侧为基底修复关节囊，均应以"T"形切口切开显露病变处（图 10.51）。

经验和教训

后侧入路可通过小圆肌与冈下肌间隙或者冈下肌的两个头之间间隙来显露。冈下肌两个头之间的脂肪条纹是更容易识别的标志，该间隙可能更适合显露操作。

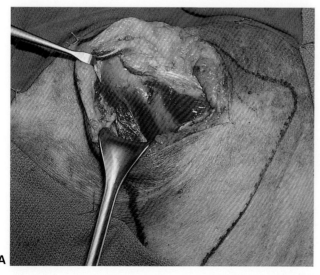
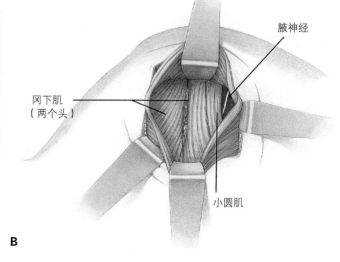

腋神经

冈下肌
（两个头）

小圆肌

图 10.50

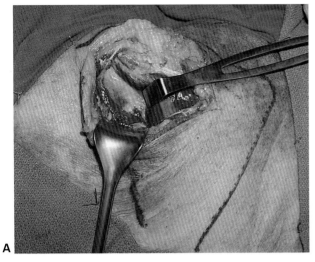

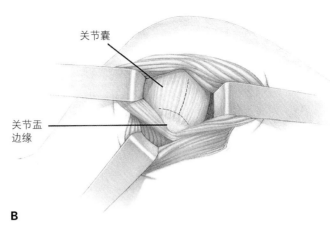

关节囊

关节盂
边缘

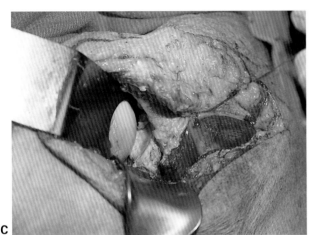

图 10.51

肩胛骨骨折的后侧入路

适应证

肩胛骨体部、颈部和关节盂的骨折。

体位

1. 侧卧位：将患者仔细固定，取侧卧位于豆袋上，并将术侧肩置于上方。放置腋窝垫以减轻臂丛的压力。手术侧手臂放置在对侧 Mayo 支架上或者手臂定位器内。

2. 沙滩椅位：一些骨折本身需行肩关节后方入路，导致患者需取沙滩椅位。然而，取沙滩椅位要求患者接近 90° 或者稍向前倾。对于肩峰和肩锁关节 / 锁骨的复合损伤，如果只需单独上方入路来处理这些骨折，沙滩椅位是最合适的。

体表标志

常规消毒、铺单后，仔细触摸并标记肩部的解剖学标志，包括肩胛冈、肩胛骨内侧缘、肩峰、锁骨和喙突。

技术

1. 切口：肩胛骨后入路的标准切口是经典的 Judet 切口：沿肩胛冈上方平行于上

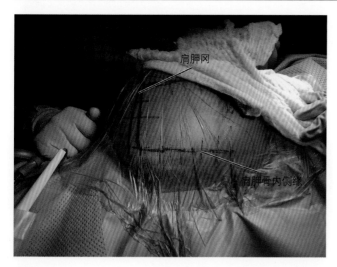

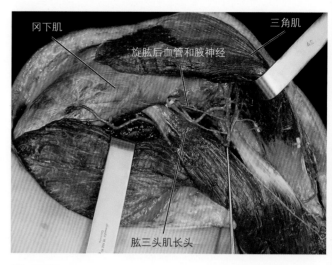

图 10.52

图 10.53

肢，沿肩胛骨内侧缘垂直于上肢。反 Judet 切口则沿肩胛冈上方平行于上肢，沿肩胛骨外侧缘垂直于上肢。这两种入路都可用于肩胛骨和关节盂骨折的切开复位内固定术的显露，根据术者的偏好决定哪种入路（图 10.52）。充分掀起皮瓣，提供足够的术野显露肩胛骨后侧面整体（图 10.53）。重要的是要意识到，一旦掀开皮瓣，整个肩部后方解剖结构就显露出来，术者必须对该区域内解剖结构了如指掌（图 10.54）。

2. 显露三角肌后束，并将其与深面的冈下肌游离出来。这两个肌肉之间通常存在筋膜间隙，应该钝性分离。从肩胛冈松解三角肌后束时使用电刀标记（图 10.55）。然后可以沿着肩胛骨冈切断三角肌后侧束起点，余留部分三角肌以便后续修复。然后将三角肌瓣牵向外侧（图 10.56）。另外，如果不需要广泛的显露，可以保留三角肌后束附着点。

3. 只要牵开三角肌，就可以显露其深面的冈下肌和小圆肌。与盂肱关节的后方显露一样，可以使用冈下肌入路或冈下肌与小圆肌间隙入路。在植入钢板时需要注意肩胛骨的外侧角，沿着肩胛骨的外侧缘进行钝性解剖以显露肩胛骨的外侧部。如此就可以显露关节盂颈部。沿着肩胛骨的外侧角存在旋胛肩胛动脉，如损伤可能导致大量出血，这需要通过结扎或电凝术来止血。向下牵拉小圆肌和背阔肌以显露，完成骨折复位和固定（图 10.57）。

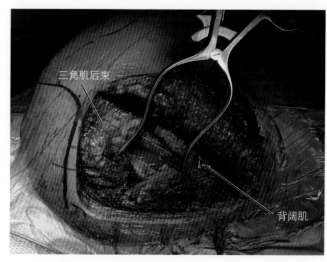

图 10.54

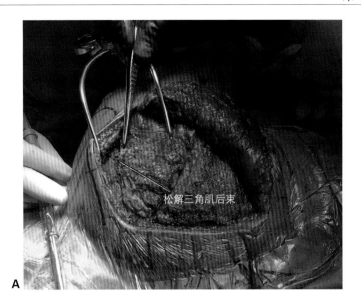

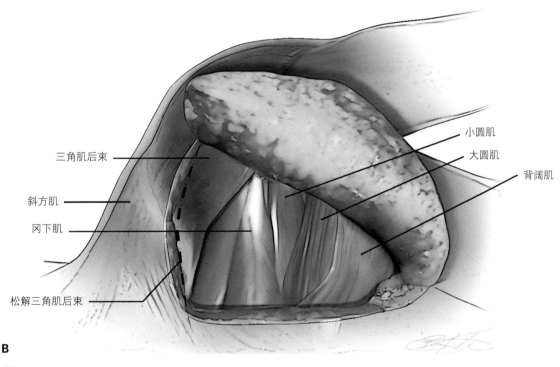

图 10.55

4. 对于关节盂的显露，冈下肌也可以在其止点内侧 1cm 处松解，并且在肩胛上神经的肩胛下分支的蒂部内侧牵开。必须非常小心地保护肩胛下神经，因为其从冈盂切迹进入冈下肌。

5. 仔细从其下面的关节囊游离出冈下肌。关节囊外侧黏附一般比内侧紧密。充分显露冈下肌及关节囊之间的平面是后期修复关节囊的关键所在（图 10.58）。

6. 根据骨折复位的需要，将关节内牵开器置于盂肱关节中。为了及时控制肱三头肌长头下方的关节盂骨折碎片，可能需要松解肱三头肌长头的起点。进一步显露关节盂时，因为腋神经正好从四边孔穿出，所以必须小心保护腋神经。

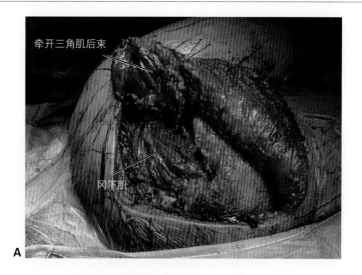

A

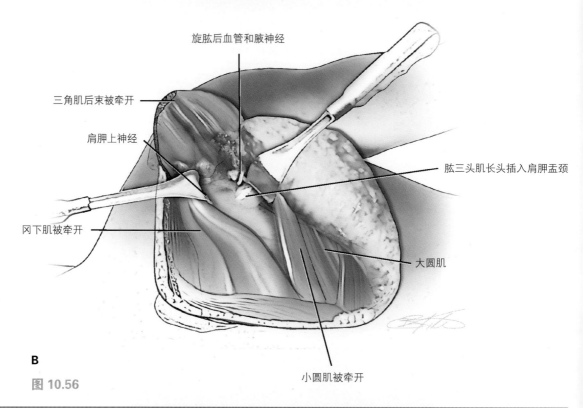

旋肱后血管和腋神经

三角肌后束被牵开

肩胛上神经

肱三头肌长头插入肩胛盂颈

冈下肌被牵开

大圆肌

小圆肌被牵开

B

图 10.56

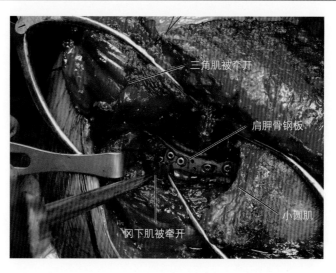

三角肌被牵开

肩胛骨钢板

小圆肌

冈下肌被牵开

图 10.57

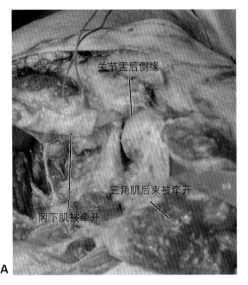
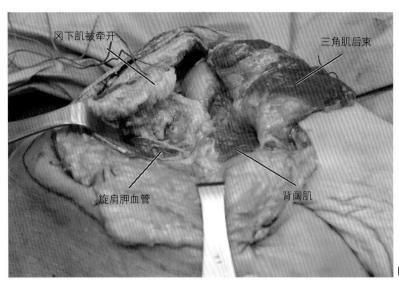

关节盂后侧缘

三角肌后束被牵开

冈下肌被牵开

A

冈下肌被牵开

三角肌后束

旋肩胛血管

背阔肌

B

图 **10.58**

经验和教训

- 可以通过冈下肌和小圆肌的间隙或者冈下肌两个头之间的间隙进行后部显露。冈下肌两个头之间的脂肪条纹是更容易识别的解剖标志，可能是更适合于手术操作的间隙。
- 保护腋神经和旋肱后血管非常重要，因其正好穿出四边孔。小心地将牵开器直接放置在肩胛骨外侧，有助于防止术者损伤经四边孔穿出的结构。
- 避免冈下肌过度收缩，避免损伤肩胛上神经的肩胛下分支，因为其从冈盂切迹进入冈下肌。

参考文献

[1] Cetik O, Uslu M, Acar HI, et al. Is there a safe area for the axillary nerve in the deltoid muscle? A cadaveric study. J Bone Joint Surg Am. 2006;88(11):2395-2399.

[2] Cleeman E, Brunelli M, Gothelf T, et al. Releases of subscapularis contracture: an anatomic and clinical study. J Shoulder Elbow Surg. 2003;12(3):231-236.

[3] Gardner MJ, Boraiah S, Helfet DL, Lorich DG. The anterolateral acromial approach for fractures of the proximal humerus. J Orthop Trauma. 2008;22(2):132-137.

[4] Gill DR, Cofield RH, Rowland C. The anteromedial approach for shoulder arthroplasty: the importance of the anterior deltoid. J Shoulder Elbow Surg. 2004;13(5):532-537.

[5] Gray H. The Anatomy of the Human Body. 29th ed. Philadelphia, PA: Lea & Febiger; 1975.

[6] Henry AK. Extensile Exposure. 2nd ed. New York, NY: Churchill-Livingstone, Inc.; 1963.

[7] Hollinshead WH. Anatomy for Surgeons: The Back and Limbs. 3rd ed. Philadelphia, PA: Harper & Row; 1982.

[8] Hoppenfeld S, deBoer P. Surgical Exposures in Orthopaedics: The Anatomical Approach. 1st ed. Philadelphia, PA: JB Lippincott Co.; 1984.

[9] Reckling FW, Reckling JB, Mohr MC. Orthopedic Anatomy and Surgical Approaches. St. Louis, MO: Mosby Yearbook; 1990.

[10] Robinson CM, Khan L, Akhtar A, Whittaker R. The extended deltoid splitting approach to the proximal humerus. J Orthop Trauma. 2007;21:657-662.

[11] Salassa TE, Hill BW, Cole PA. Quantitative comparison of exposure for the posterior Judet approach to the scapula with and without deltoid takedown. J Shoulder Elbow Surg. 2014;23(11):1747-1752.

[12] Thompson JE. Anatomical methods of approach in operations on the long bones of the extremities. Ann Surg. 1918;68:309-329.

[13] Tubiana R, McCullough CJ, Masquelet AC. An Atlas of Surgical Exposures of the Upper Extremity. London, UK: Martin Dunitz Publisher; 1990.

[14] Uz A, Apaydin N, Bozkurt M, et al. The anatomic branch pattern of the axillary nerve. J Shoulder Elbow Surg. 2007;16(2):240-244.

[15] Zlotolow DA, Catalano LW III, Barron OA, et al. Surgical exposures of the humerus. J Am Acad Orthop Surg. 2006;14(13):754-765.

第Ⅱ部分　下肢

骨盆与髋

第11章　骨盆

S. Andrew Sems

骶骨与骶髂关节的后侧入路

适应证

- 骶骨骨折的切开复位内固定。
- 骶髂关节骨折脱位的切开复位内固定。
- 骶髂关节脱位的切开复位内固定。
- 骶髂关节脱位合并髂骨骨折（新月形骨折）的切开复位内固定。

体位

患者取俯卧位，利用胸部垫枕使腹部自由悬空（图 11.1）。使用完全通透射线的手术台以便多角度摄像，包括 Judet 位像、入口位像和出口位像。胸部垫枕应尽量靠近端放置，使骨盆自由悬空，这样有助于骨折的复位。通过支撑患者的胸部而不是直接置于骨盆前方，中轴骨骼近端可达到稳定，单侧骨盆可自由悬空及向前方复位。

体表标志

髂后上棘和整个髂嵴可触及。骶骨和腰椎的棘突应辨认。

技术

1. 切口：纵向切口（图 11.2）。切口可适当向内侧或外侧偏移以适应特殊类型骨折。对于骶骨骨折，偏内侧切口是合适的；然而对于新月形骨折或者单纯骶髂关节脱位，切口应偏外侧；对于月牙形骨折或者骶髂关节脱位，切口应取在髂后上棘外侧。

169

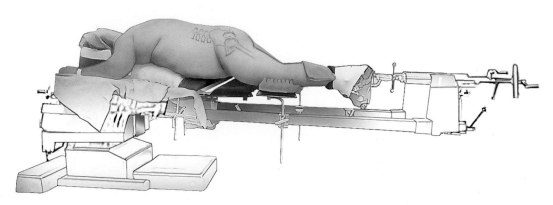

图 11.1　俯卧位时重力有助于骨折及单侧骨盆的复位

切口可弧形向外，沿髂嵴向前外侧走行。而垂直切口也有利于充分显露。对于比较瘦弱的患者，手术切口不应直接位于髂后上棘上。因为骨突部位的皮下组织少，可造成愈合困难及切口裂开。

> ▪ **注意：** 皮肤切开前在切口部位注射利多卡因和肾上腺素混合物，有助于控制切口出血。切口部位皮下有很多脂肪，血供充足。如果出血，将影响手术视野的显露。皮下分离时重视止血是很重要的。

2. 辨认臀大肌，其起点位于髂后上棘和髂嵴。沿髂后上棘切开臀大肌腱性部分，髂后上棘侧保留少许组织以备缝合（图 11.3）。

3. 向后方扩展分离时，沿骶骨中线切开臀肌肌腱。可完全牵开臀大肌，显露髂后上棘与髂骨后方。注意不要剥离椎旁肌肉，特别是多裂肌，除非必须解剖骶骨时。对于大多数骶髂关节脱位及新月形骨折，这些椎旁肌肉是需要保持原样的。对于骶骨骨折，创伤与骨折最初的移位常造成椎旁肌肉的严重损伤。在手术入路过程中，一些局部清创术是必要的，以便充分显露骨折处。

4. 从髂骨后面到坐骨大切迹，沿骨膜下翻起臀大肌，可显露整个新月形骨折和骶髂关节（图 11.4）。

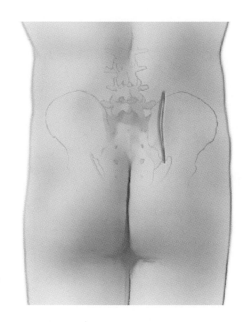

图 11.2　后路切口可呈弧形或自然垂直，取决于骨折的确切位置

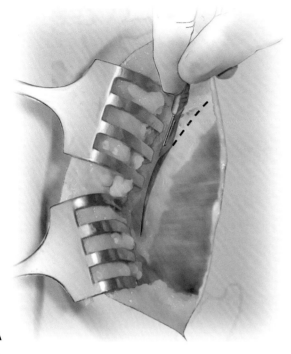 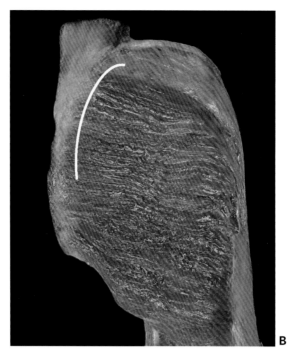

图 11.3 （A）臀大肌肌腱起于髂后上棘，向中线走行。切开其腱性部分，内侧保留少许组织以备缝合。（B）髂后上棘和臀大肌部位的皮肤切口

5. 用手指触摸坐骨大切迹下方，评估骶髂关节脱位的前方复位情况。显露坐骨大切迹有利于安置复位钳来纠正骨盆后环损伤时单侧骨盆的垂直移位。解剖坐骨大切迹附近时要注意保护坐骨神经及臀上神经和血管（图 11.5）。

6. 一旦后环复位固定完成，用耐用的缝线如 0 号 Ethibond 线，仔细修补臀大肌起点。皮下组织分层缝合。根据出血量决定是否放置引流管。

经验 / 教训

• 避免在髂后上棘最突出部分做切口。特别是对于比较瘦的患者，这点尤为重要，否则在患者仰卧恢复过程中，切口可能裂开。

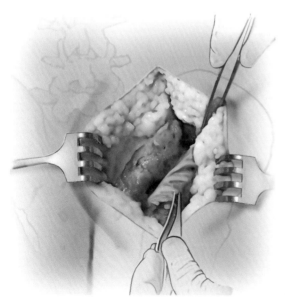

图 11.4 臀大肌牵向骶髂关节外侧，最远可至坐骨大切迹

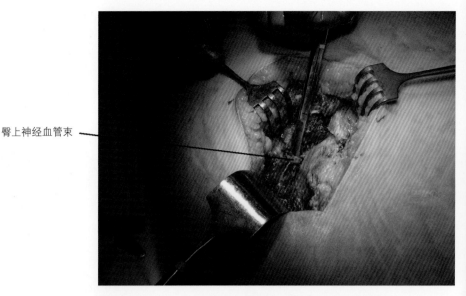

臀上神经血管束 ————

图 11.5 　臀上神经血管束阻碍臀大肌的进一步外侧牵拉

- 沿髂骨外侧骨膜下剥离能识别近端新月形骨折的程度。髂骨外侧使用钝性撑开器或可调式牵引器可显露骨折端并实现解剖复位。另外，骶髂关节植入螺钉也能为骶髂关节脱位及新月形骨折的固定提供更多的稳定性。这些螺钉应远离髂骨骨折线，这样才不至于突入骨折断端而导致螺钉植入失败，该入路允许此步骤的可视下操作。然而为了植入螺钉，需要在臀部外侧取经皮切口，因为骶髂关节后路手术中没有植入螺钉所需要的通道。

并发症

- 该切口位于后骨盆最突出的部位，切口容易受压裂开。根据显露的部位可将切口向内侧或外侧移动，对于骶髂关节后部的显露，可将切口向髂后上棘内侧移动；对于髂骨后方或月牙形骨折的显露，可将切口向髂后上棘外侧调整。
- 尽可能增加皮瓣的厚度，避免破坏或牵拉薄皮瓣。术后患者仰卧位的持续压迫，会使得切口皮肤、皮下组织和筋膜边缘的灌注减少，进而发生坏死。

经髂腹股沟的髋臼入路

适应证

- 髋臼双柱骨折。
- 髋臼前柱并后半横形骨折。
- 髋臼前柱骨折。
- 联合 K–L 入路（Kocher–Langenbeck），复位固定髋臼横形或"T"形骨折。

体位

患者仰卧于可透过射线的手术台上（图 11.6）。骨折复位常需牵引。最好有 Judet–Tasserit 或 ProFX 骨折手术台，不仅能透射线而且允许多向牵引。

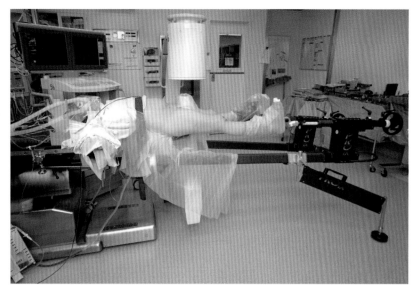

图 11.6　患者仰卧于射线可穿透的骨折手术台上，会阴置于合适位置以便行双下肢皮肤牵引

体表标志

整个髂嵴及髂前上棘应触及。耻骨结节和耻骨联合应辨认。

技术

1. 切口：切口由后向前沿髂嵴走行，至腹股沟韧带距耻骨联合约 2cm 处（图 11.7）

2. 显露髂嵴上附着的腹肌。腹肌腱膜止于臀外展肌与腹肌间的无血管区近端。找到此区域，然后由此切至髂嵴（图 11.8）。

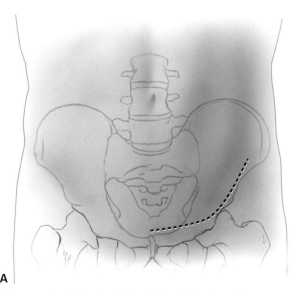

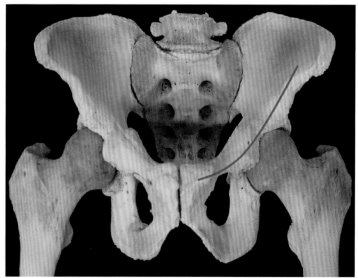

图 11.7　（A）切口经髂嵴、髂前上棘至耻骨联合。（B）切口途经的骨盆骨性解剖标志

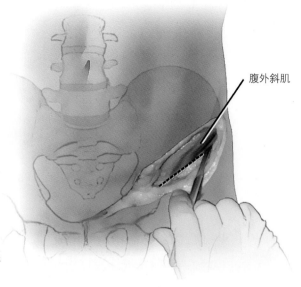

图 11.8   于其腱膜处切开腹肌并
掀离髂嵴

3. 沿髂嵴骨膜下剥离，掀起腹肌止点，到达骨盆内侧面，显露外侧窗。然后剥离髂腰肌，局部填塞棉垫，继续向远端显露。

4. 延伸皮肤切口，从髂前上棘到距耻骨联合约 2cm 处。

5. 寻找腹外斜肌及其腱膜，其纤维由外上向内下走行至腹股沟浅环。找到精索，用橡皮条包绕保护，并允许向内、外侧牵拉（图 11.9）。

6. 于腹股沟韧带止点近端，沿纤维方向切开腹外斜肌（图 11.10）。继续向腹股沟浅环的深部进行解剖。尽可能保留浅环，避免修补。

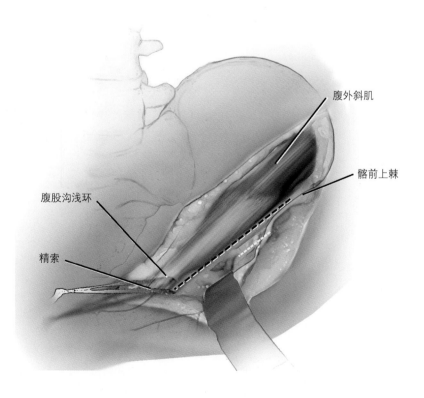

图 11.9   确认腹外斜肌和精索，用橡皮条包绕精索并牵拉保护

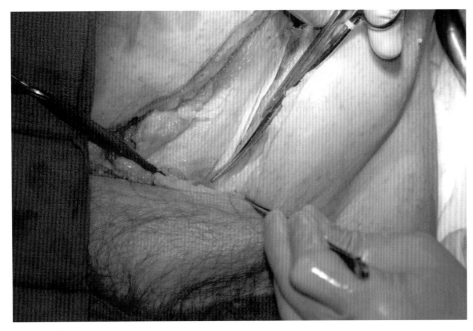

图 11.10 找到腹外斜肌腱膜，于腹股沟韧带近端沿纤维方向切开

7. 找到止于腹股沟韧带的腹内斜肌和腹横肌联合肌腱。于腹股沟韧带止点处沿肌纤维切开联合肌腱，两侧要保留足够多，便于最后修补（图 11.11）。

8. 于髂前上棘附近找到穿过腰肌的股外侧皮神经。为完整显露髋臼，可能要切断此神经，但开始时要尽量保护此神经。

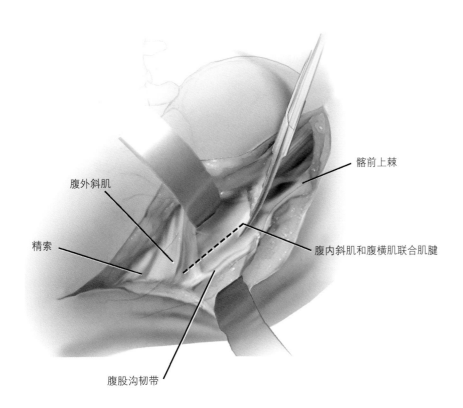

髂前上棘

腹外斜肌

精索

腹内斜肌和腹横肌联合肌腱

腹股沟韧带

图 11.11 找到腹内斜肌和腹横肌联合肌腱，于腹股沟韧带止点处切开

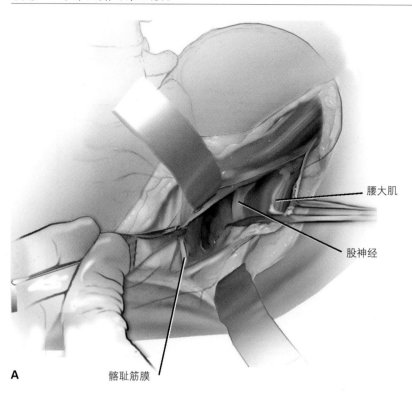

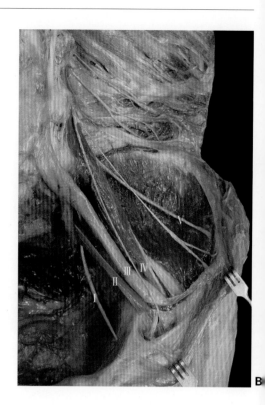

图 11.12 （A）利用橡皮条包绕腰大肌和股神经予以保护。（B）解剖演示：（Ⅰ）闭孔神经，（Ⅱ）髂外静脉，（Ⅲ）髂外动脉，（Ⅳ）腰大肌与股神经，（Ⅴ）股外侧皮神经

9. 识别腰大肌和股神经并始终将它们作为一个整体用橡皮条包绕予以保护（图 11.12）。仔细完整地将腰大肌从髂窝剥离，尽可能减少肌肉损伤。

10. 整个腰大肌和股神经被橡皮条保护后，可向外侧牵开。找到髂耻筋膜，于其内侧仔细解剖，使其与髂外血管分隔开。一旦髂耻筋膜与髂外血管分开后，即可用手指放在髂耻筋膜与血管间触摸血管的搏动，确认血管在手指的内侧。

11. 确认髂外血管在内侧并分离髂耻筋膜后，用剪刀剪开髂耻筋膜直至骨盆边缘（图 11.13）。

12. 腹内斜肌和腹横肌联合肌腱靠止点附近切开，继续向内侧剥离。少部分腹直肌在耻骨结节的止点正位于精索或圆韧带内侧，需横向切开（图 11.14），以显露髂外血管的内侧。

13. 在血管束周围包绕橡皮条，可向内、外侧牵开髂外血管（图 11.15）。

14. 至此，髂腹股沟入路的全部 3 个窗口均已被显露，可进行髋臼骨折的复位和固定。

15. 固定后注意紧密修复腹股沟区的结构，防止术后疝的发生。彻底冲洗伤口后，横断的腹直肌重新用 0 号 -Ethibond 缝线间断修复。然后，用多股 0 号 Ethibond 缝线将腹内斜肌和腹横肌联合肌腱缝回腹股沟韧带。

 ▪ **注意**：建议多股单纯间断缝合。1 股松动或断裂时，其余缝线能保持修复的完整性。

16. 建议分层闭合。腹外斜肌用 0 号 Ethibond 缝线闭合。如在剥离过程中注意保存了腹股沟浅环，常可在其下方闭合筋膜层，使浅环保持完整。

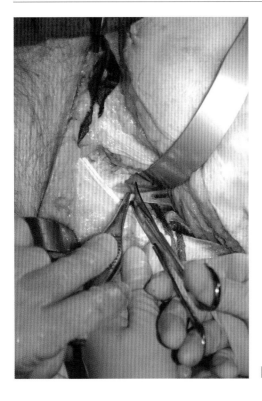

图 11.13　找到髂耻筋膜，并剪开至骨盆边缘

17.髂骨内窝放置引流管，于切口外侧引出。用多股 0 号 Ethibond 缝线缝合腹肌腱膜。分层缝合皮下组织。皮肤用不可吸收的单丝线或 "U" 形钉闭合。

经验 / 教训

- 肥胖患者的显露可能非常困难。可考虑向近侧稍微调整切口，以方便使用螺钉和工具操作。切口向近侧移动几厘米后，软组织不需过度牵拉，螺钉轨道操作舒适。

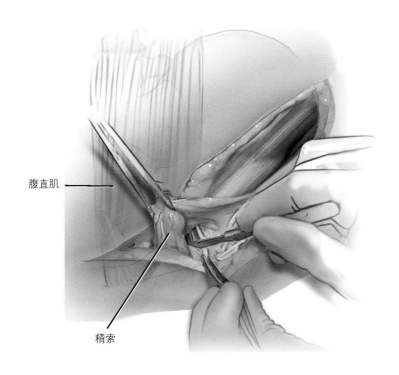

腹直肌

精索

图 11.14　靠精索内侧横断腹直肌

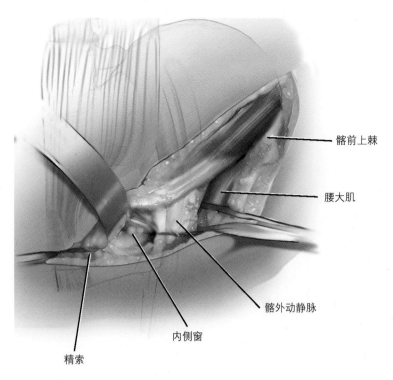

髂前上棘

腰大肌

髂外动静脉

内侧窗

精索

图 11.15 髂外神经血管束可用橡皮条包绕控制

- 仔细寻找沿腰肌走行的股神经，然后围绕此神经肌肉群放置橡皮条。有时股神经会有很多分支，应注意不要把它们分开或在没有控制所有分支的情况下牵拉其分支。
- 牵开髂外血管时应小心。可调式撑开器放置于中间窗，将血管向内侧牵开。然而应注意撑开器尖锐的边缘不可挫伤髂外血管。对于老年人或动脉粥样硬化患者，应注意避免过度或暴力牵拉血管，以防止斑块脱落和内膜损伤。

并发症

- 不适当或不充分显露腹壁肌层的患者中可能出现术后切口疝。为避免该并发症，关闭腹横肌和腹内斜肌及腹外斜肌时应分层缝合；多股单纯间断缝合优于连续缝合，可避免连续缝合时缝线断裂致腹壁出现较大缺损。
- 股外侧皮神经损伤很常见，术前讨论应该包括这种情况。锐性横断该神经，避免形成神经瘤，可使神经向近端或远端牵开。
- 髂腹股沟入路手术过程中需显露及牵拉髂外动静脉，损伤髂外动静脉可能导致大出血或血栓形成。手术视野中不能发现血栓，因此术前和术后仔细的血管检查可以有助于明确这种并发症。

耻骨联合入路和 Stoppa 入路

适应证

- 耻骨联合分离的切开复位内固定。
- 耻骨支骨折和耻骨联合旁骨折的切开复位内固定。

- 髋臼四边形面和低位前柱骨折的切开复位内固定。
- 全髋重建时骨盆不连续的前方钢板固定。

体位

患者仰卧于可透射线的手术台上。此入路一般不需要骨牵引，会阴柱可能影响显露和操作。

体表标志

辨认耻骨结节、耻骨体上缘和耻骨上支。

技术

1. 切口：确认通过耻骨联合的腹正中线，于耻骨上沿皮纹方向做横向 Pfannenstiel 形切口（图 11.16）。该切口在耻骨联合上 1~2cm 处。对于肥胖患者该切口可向近端移动，以提供螺钉进入耻骨体的合适轨道。

2. 切开皮肤皮下组织并沿途止血。辨认腹直肌，沿中线切开，从耻骨结节上掀开，保留其远端止点。在切口下方辨认锥状肌。腹直肌筋膜的斜向纤维指向中线并相互交叉。

3. 确认腹直肌中线后，跨耻骨联合做一小的纵向切口。切口应通过腹直肌筋膜，长约 5mm，通过切口足以放置直角钳指向近端。

4. 向前上抬起直角钳，使腹直肌抬离膀胱和膀胱前脂肪。然后在直角钳上方切开腹直肌及其筋膜（图 11.17）。

5. 于正中线切开腹直肌后，可进入 Retzius 间隙。从耻骨结节上剥离腹直肌并牵向前方，腹直肌远端止点应予以保留。此切口应避免横向切断腹直肌。

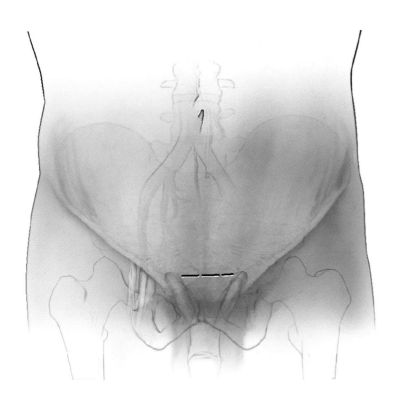

图 11.16　切口位于耻骨体上方和耻骨上支的近端

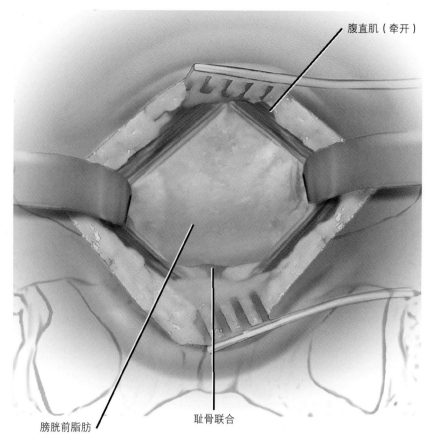

图 11.17 沿肌纤维切开腹直肌并自耻骨结节牵开

6. 耻骨结节表面分离后，放置 Holman 牵开器向外侧牵开腹直肌，显露耻骨联合和耻骨体前方。

7. 进行耻骨联合分离或耻骨联合旁骨折的切开复位内固定。

替代显露

8. 经此切口的 Stoppa 入路是沿耻骨支切至髋臼四边形面。由于切口相对较深，术者常使用头灯。

9. 从耻骨支向髋臼四边形面解剖。应特别注意观察耻骨联合外侧 4~6cm、跨越耻骨上支的髂外血管与闭孔血管的相互吻合的"死亡冠"血管（图 11.18）。

10. 辨认血管吻合支，仔细解剖，在完全显露髋臼四边形面和骨盆前缘时予以结扎。为解剖骨盆缘和髋臼四边形面至足够长度，可将软组织向上下方牵开即可获得足够空间。用可调式撑开器向内侧牵开腹膜腔。

11. 通过该入路可显露髋臼四边形面至骶髂关节（图 11.19）。

12. 骨盆前环切开复位内固定后，用 0 号 Ethibond 缝线闭合腹直肌。分层缝合皮下组织。用尼龙线或"U"形钉缝合皮肤。闭合腹直肌时应注意避免损伤膀胱和膀胱前脂肪。

改良髂腹股沟入路

步骤 1~12 所述的 Stoppa 入路可与髂腹股沟入路的外侧窗入路相结合，通过在步骤 13~16 中持续地施行"改良髂腹股沟入路"。

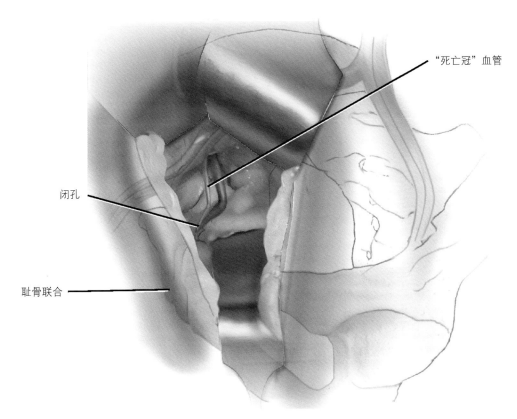

"死亡冠"血管

闭孔

耻骨联合

图 11.18 从耻骨上支向髋臼四边形面延伸显露，辨认髂外血管与闭孔血管吻合支，并予以结扎

13. 切口：切口沿髂嵴的轮廓自后向前，止于髂前上棘水平。

14. 辨别腹肌在髂嵴的止点。腹肌腱膜终止于髂外展肌和腹肌之间的近端无血管区。辨别该区域，向下分离该间隙直至髂嵴（图 11.8）。

15. 掀起腹肌的止点，沿髂嵴行骨膜下剥离，进入骨盆内表面，显露外侧窗。一旦外侧窗显露，髂腰肌自髂骨内窝被剥离，这部分创面应该用吸收性明胶海绵填塞。

16. 髂耻筋膜自髂骨剥离，进入耻骨下区，与之前显露的 Stoppa 入路相连接。

经验 / 教训

- 对于肥胖的患者，为了器械的恰当放置，切口应向近端移动。为了在耻骨体植入螺钉并钉入耻骨下支，向近端牵拉腹部脂肪。
- 在任何情况下，应避免横行切断腹直肌。可于耻骨结节表面解剖，掀起腹直肌，并保留其远端止点。
- 耻骨结节处放置牵开器不应太过靠外侧，进入闭孔可能损伤该区域的神经血管结构。

并发症

- 骨盆内前入路需要骚扰膀胱，因此建议在整个手术中使用 Foley 导尿管对膀胱减压。此外，直视下看到导尿管是很有用的，术中血尿的发生，预示着膀胱损伤，可以识别和同时处理出现的损伤。
- 闭孔神经沿四边形表面走行，牵开闭孔神经可显露后柱和四边形表面。术中闭孔神经损伤通常会导致髋内收肌无力，但大多数情况下无须进一步干预即可恢复。识别闭孔神经的位置，仔细放置四边形表面的牵引，可以减少这类并发症。

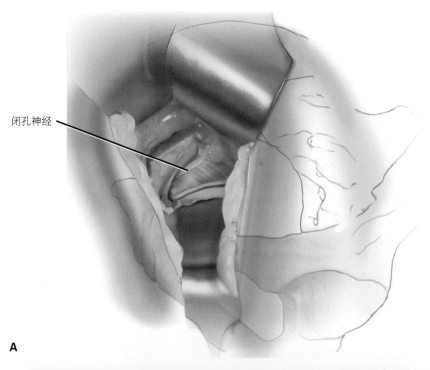

闭孔神经

A

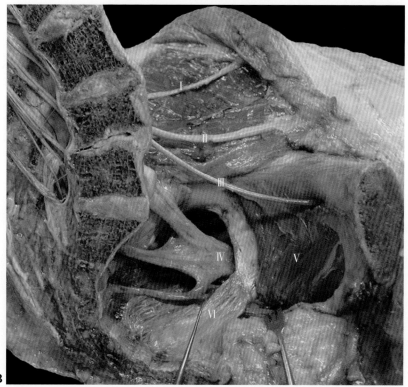

B

图 11.19 （A）完全显露髋臼四边形面和骨盆缘，闭孔神经穿过术野下方。（B）解剖演示：（Ⅰ）股外侧皮神经，（Ⅱ）股神经，（Ⅲ）闭孔神经，（Ⅳ）来自骶丛的坐骨神经，（Ⅴ）闭孔内肌，（Ⅵ）骶棘韧带。闭孔神经途经四边形面进入闭孔外上角，闭孔内肌（Ⅴ）需从四边形面的止点剥离以显露髋臼骨折

- 腹壁缺损导致腹壁疝，这可能是该入路导致的结果。用多股缝线单纯间断缝合腹直肌筋膜可以减少这种并发症的风险。在腹部肌肉组织受到创伤、功能不全或从耻骨止点处撕裂的情况下，关闭切口时补片重建可能是必要的。

骨盆后侧入路（Kocher–Langenbeck 入路）

适应证

- 髋臼骨折的切开复位内固定。
  - 后壁骨折。
  - 后柱骨折。
  - 后壁横形骨折。
  - 后柱 – 后壁骨折。
  - "T" 形骨折。
  - 横行骨折。
- 髋关节切开灌洗术和清创术。

体位

　　Kocher–Langenbeck 入路中可将患者置于侧卧位或俯卧位。为允许术中牵引和缓解坐骨神经张力，术中应一直保持患者的膝关节屈曲 90°。患者俯卧于特殊的骨折床上，术侧肢体穿特制垂直牵引靴，可保持膝关节屈曲（图 11.20）。股骨远端可安置牵引针连于牵引装置上，以精确控制髋关节牵引力。使用术中持续加压装置可预防俯卧位患者深静脉血栓（DVT）形成。

体表标志

　　辨认髂后上棘、大转子和股骨外侧面。

技术

　　1. 切口：切口自髂后上棘至股骨大转子中心，然后沿着股骨外侧面向远端延伸（图 11.21）。切口拐角处可做平滑曲线或锐角转折。

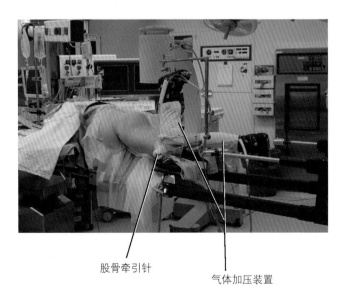

股骨牵引针　　　气体加压装置

图 11.20　患者俯卧于骨折床上，股骨远端置牵引针，膝关节屈曲 90°。腓肠肌持续加压装置帮助预防深静脉血栓形成

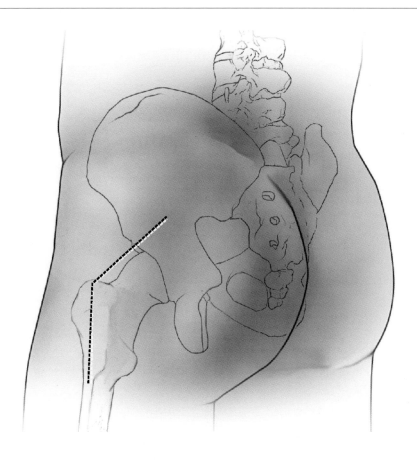

图 11.21 切口自髂后上棘至股骨大转子中心，然后沿股骨向远端延伸

2. 先做臀区后侧切口。切开皮肤和皮下组织，注意止血。辨认臀大肌筋膜和臀肌纤维。

  ▪ **注意：** 对于较肥胖患者，可通过触诊确定股骨大转子的精确位置后实施切口。如有必要，切口可更靠前以达大转子中心。

3. 切口至股骨大转子中心后，沿股骨向远端延伸。

4. 在股骨外侧沿纤维方向切开髂胫束和股外侧筋膜。远端筋膜切开始于臀下皮肤皱褶，此处为臀大肌肌腱位置。切开附着于股骨的肌腱，以充分向后方牵拉肌瓣。

5. 切至大转子中心后，沿下方肌纤维方向切开臀大肌筋膜。再用手指钝性分离臀大肌纤维（图 11.22）。

6. 切开臀大肌和髂胫束后，用 5 号 Ethibond 缝线将后方肌瓣缝于后侧皮肤，辨认短外旋肌。距股骨止点约 1cm 处标记梨状肌并向后牵开。

7. 辨认孖肌和闭孔内肌的联合肌腱并标记，于距股骨止点 1cm 处再次标记（图 11.23）。

  ▪ **注意：** 为保护股骨头血供，不要在距股骨止点 1cm 范围内切断这些肌肉。

8. 由于有破坏股骨头血供的危险，不应切入股方肌。标记并牵开短外旋肌后，沿髋臼背面行骨膜下剥离。

9. 梨状肌牵至坐骨大切迹，闭孔内肌和上、下孖肌牵至坐骨小切迹附近的止点处（图 11.24）。

10. 向后牵开闭孔内肌后，可悬吊保护坐骨神经。

臀大肌（切开）

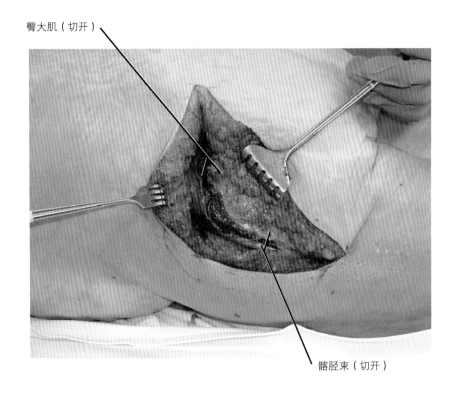

髂胫束（切开）

图 11.22 沿纤维方向切开髂胫束和臀大肌筋膜，做出后方肌瓣。为进一步向后牵开肌瓣，可能需要切开臀大肌的股骨止点处

梨状肌
（已标记）

联合肌腱（闭孔内肌和孖肌）

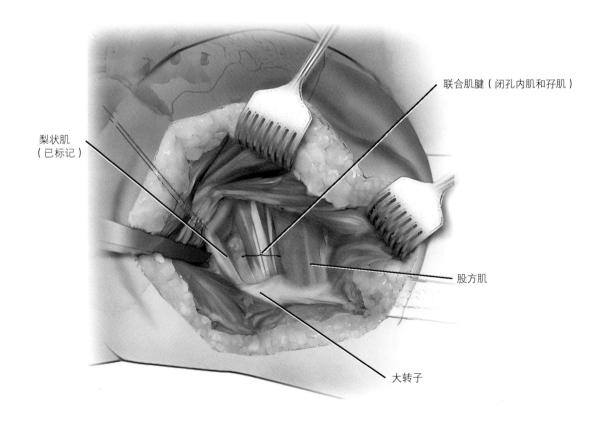

股方肌

大转子

图 11.23 辨认梨状肌和闭孔内肌。距股骨止点 1cm 处标记并切断

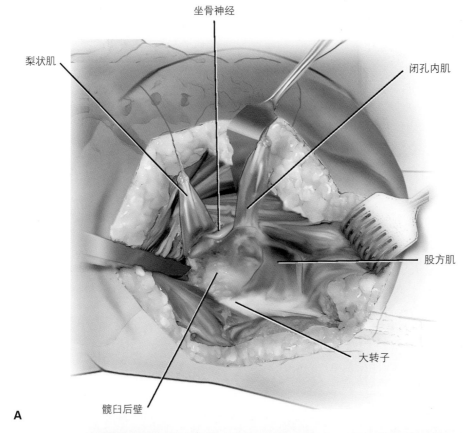

坐骨神经

梨状肌

闭孔内肌

股方肌

大转子

髋臼后壁

A

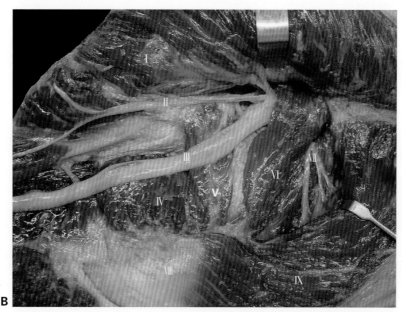

B

图 11.24 （A）在梨状肌和闭孔内肌下方分别分离至坐骨大小切迹，持续牵开闭孔内肌，保护坐骨神经。（B）解剖演示：（Ⅰ）臀大肌，（Ⅱ）股后皮神经，（Ⅲ）坐骨神经，（Ⅳ）股方肌，（Ⅴ）闭孔内肌，（Ⅵ）梨状肌，（Ⅶ）臀上神经，（Ⅷ）大转子，（Ⅸ）臀中肌

11. 显露坐骨小切迹后，可置入牵开器，保持闭孔内肌张力，保护坐骨神经。

12. 分离臀小肌及前方剩余臀外展肌的深面。

13. 于臀外展肌深面放置 Hohmann 牵开器，显露髋臼上缘及更前方，有利于在该区域放置手术器械。

14. 髋臼骨折复位固定后，将短外旋肌缝回股骨大转子。如果患者处于俯卧位且骨折床允许，可外旋患肢，无张力修复短外旋肌。

15. 经转子处钻孔，用 Ethibond 缝线固定短外旋肌，或将它们缝至臀外展肌在大转子止点处的腱性部分。臀大肌后外侧肌瓣用 0 号 Ethibond 缝线缝合。分层缝合皮下组织。关闭皮肤层使用缝线或钉皮器。

经验 / 教训

- 俯卧位显露时，先内旋患肢可使短外旋肌处于伸展位，易于辨认并显露其腱性部分。
- 对于肌肉发达或肥胖的患肢，为进一步向后牵拉肌瓣，需切开臀大肌在股骨止点处的腱束。
- 对俯卧位患者用远端股骨牵引针行小腿牵引后，有助于髋关节显露。应用手术床牵引装置牵引，牵开髋关节后可进行关节内碎骨片清理和股骨头关节软骨损伤的治疗。

并发症

- 坐骨神经损伤可能是由于髋臼骨折脱位的初始创伤与 Kocher-Langenbeck 入路过程中显露和牵拉造成的二次损伤共同作用的结果。术前仔细检查蹬长伸肌和胫前肌的肌力，这些肌肉中任何一块肌力的减弱都应该记录下来并与术后的检查进行比较。在显露过程中，观察坐骨神经并确认它是连续的，任何挫伤或损伤的存在都可以被识别出来。闭孔内肌应仔细识别、标记，并使其在神经周围回缩形成索带起保护神经的作用。仔细放置于坐骨小切迹的撑开器可以安全地牵开闭孔内肌和坐骨神经。
- 由于切口位置的缘故，可能导致切口渗液和裂开。患者术后大部分时间处仰卧位，直接压迫切口。此外，切口位于一个非独立的空间，渗液可能向该方向流动。如果由于患者不能活动、肥胖或该区域软组织损伤而使切口处于危险中，可考虑负压切口引流。
- 髋臼骨折采用 Kocher-Langenbeck 入路可发生异位骨化。对任何失活的肌肉组织进行彻底的清创可以将这种风险降到最低。通常，臀小肌由于靠近髋臼后骨而受到严重损伤，因此有必要对这块肌肉进行彻底的清创。

经髂股延伸入路显露髋臼

适应证

髂股延伸入路在髋臼骨折的常规治疗中很少用到。大多数复杂骨折可通过髂腹股沟和 Kocher-Langenbeck 联合入路治疗，髂股延伸入路为次选。然而某些累及髋臼顶的横行或 "T" 形骨折，髋臼穹顶被破坏或伴随后壁骨折时，髂股延伸入路仍是最好的选择。此入路也用于陈旧性骨折或骨折不愈合的治疗中。

体位

髂股延伸入路要求患者取侧卧位，以显露整个髂骨外侧面。

体表标志

辨认髂嵴（自髂后上棘至髂前上棘）以及髋骨外侧缘。

技术

1. 切口：从髂后上棘到髂前上棘行弧形切口，向髋骨外侧缘延伸。切口需延续至近侧股骨中段以提供充分显露（图 11.25）。

2. 沿髂嵴辨认腹肌与臀肌间隙，松解臀肌起点并沿骨膜下翻至坐骨大切迹（图 11.26）。继续沿髂嵴向前方翻开，松解阔筋膜张肌的髂骨起点处。

3. 然后辨认股前筋膜，并于缝匠肌外侧缘纵向切开（图 11.27）。钝性剥离缝匠肌与阔筋膜张肌之间的间隙。

4. 在此间隙可能遇到旋股外侧动脉的升支，可安全结扎以便进一步显露（图 11.28）。

5. 将阔筋膜张肌牵向外侧，将缝匠肌牵向内侧，继续在内侧股直肌和外侧臀中肌之间分离。股直肌肌腱反射头可由髋臼上方髂骨起点处松解。

6. 由髂骨和髋关节剥离臀小肌，靠近大转子止点处切开其肌腱，保留腱袖以便此后修复。然后靠近大转子止点处切开臀中肌肌腱，注意在大转子侧保留腱袖以便此后修复（图 11.29）。

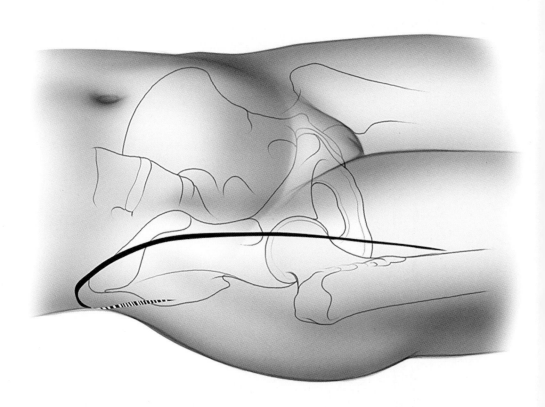

图 11.25　患者侧卧，髂嵴全缘及大腿显露在术野当中。切口依照髂嵴轮廓从髂后上棘到髂前上棘，然后沿股骨前缘至髋骨外侧缘

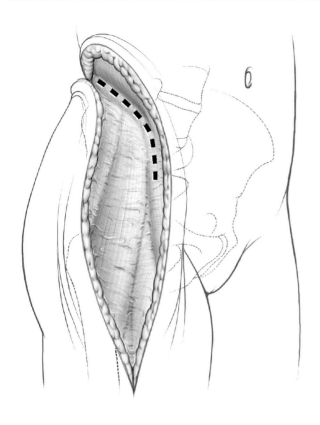

图 11.26 臀肌由接近腹肌腱膜的起点处松解，向坐骨大切迹进行骨膜下剥离

7. 继续剥离大转子后侧，松解梨状肌、上 / 下孖肌和闭孔内肌的附着。

8. 为保护股骨头的血供，上述肌腱切断处应距其股骨止点至少 1cm。然后可将外旋肌群由后关节囊及髂骨背面翻至坐骨大、小切迹处（图 11.30）。

9. 继续向后牵开闭孔内肌，悬吊保护坐骨神经。撑开器可置于坐骨大、小切迹处。

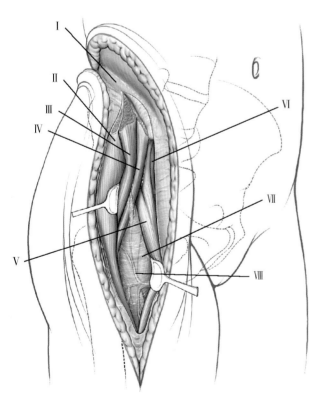

图 11.27 沿股骨方向切开股前筋膜，于缝匠肌（内侧）与阔筋膜张肌（外侧）之间的间隙进入。（Ⅰ）无血管的白线，（Ⅱ）阔筋膜张肌，（Ⅲ）臀中肌，（Ⅳ）臀小肌，（Ⅴ）股直肌，（Ⅵ）缝匠肌，（Ⅶ）覆盖股外侧肌的无名筋膜，（Ⅷ）旋股外侧动脉升支

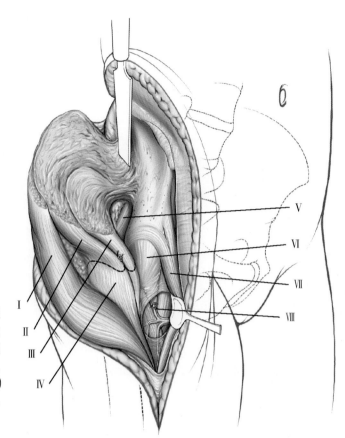

图 11.28　于缝匠肌与阔筋膜张肌之间的间隙内寻找旋股外侧动脉升支并予结扎。（Ⅰ）阔筋膜张肌，（Ⅱ）臀中肌，（Ⅲ）臀小肌，（Ⅳ）大转子，（Ⅴ）梨状肌，（Ⅵ）髋关节囊，（Ⅶ）股直肌的两个头，（Ⅷ）结扎的旋股外侧动脉升支

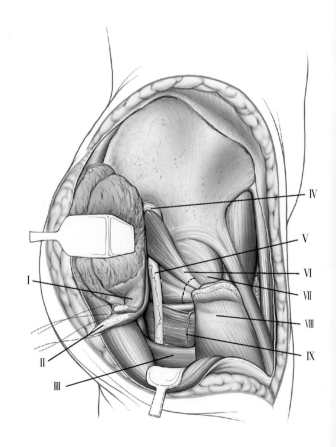

图 11.29　标记并切断臀小肌和臀中肌肌腱，保留腱袖以便此后修复至大转子。（Ⅰ）臀小肌肌腱，（Ⅱ）臀中肌肌腱，（Ⅲ）臀大肌肌腱，（Ⅳ）臀上神经血管束，（Ⅴ）坐骨神经，（Ⅵ）梨状肌及联合肌腱，（Ⅶ）髋关节囊，（Ⅷ）大转子，（Ⅸ）股方肌

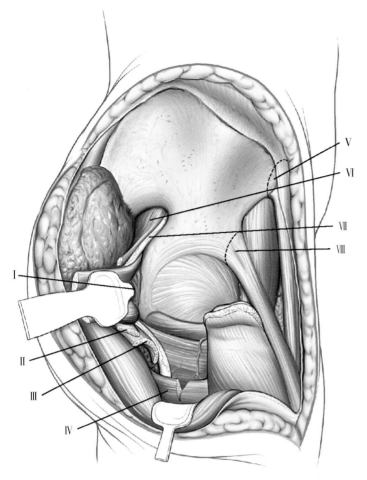

图 11.30　坐骨大、小切迹处置入撑开器后已完成显露。（Ⅰ）坐骨小切迹处的 Homan 钝性撑开器，联合肌腱位于撑开器和坐骨神经之间，（Ⅱ）臀小肌肌腱，（Ⅲ）臀中肌肌腱，（Ⅳ）部分松解的臀大肌肌腱，（Ⅴ）髂前上棘和缝匠肌起点，（Ⅵ）梨状肌，（Ⅶ）坐骨神经，（Ⅷ）髂前下棘和股直肌反射头

10. 若需进一步显露前柱，可于髂前上棘处松解缝匠肌和腹股沟韧带起点。腹肌腱膜止点可沿髂嵴向后方进行松解，类似髂腹股沟入路的外侧窗口显露。

11. 沿髂骨内板行骨膜下剥离，使髂腰肌抬离骨盆缘。

■ *注意：*由髂前上棘和髂嵴完全松解所有结构的另一种方法是在髂嵴截骨，同时要保留腹股沟韧带、缝匠肌和腹肌在髂骨的起止点。预先钻孔后再截骨可使闭合时的复位和固定更容易。

12. 复位固定后，需注意修复由起止点松解的诸多肌腱。自大转子后下方开始，用 0 号或更粗的缝线连续缝合闭孔内肌和孖肌总肌腱。再以相同方式修复梨状肌。然后转向大转子前方分别修复臀中肌肌腱和臀小肌肌腱。同样建议使用 1 号或更粗的缝线缝合修复。臀部肌肌腱修复后，再修复股直肌反折头。

13. 维持髋外展位，利用多重间断缝合将髋外展肌缝回腹肌腱膜和腰背筋膜。修复缝匠肌筋膜，完成深层缝合。接下来分层缝合皮下组织和皮肤以完成操作。

14. 由于必须从髂骨和大转子处掀起髋外展肌，术后髋关节的保护十分有必要。

15. 术后早期患者需用髋部外展枕来维持体位，且需限制主动外展活动至少 6 周。

■ *注意：*此入路下异位骨化的发生率较高。应考虑预防性使用放射线或吲哚美辛治疗。

192 手术入路（第 2 版）

经验 / 教训

- 为完成此入路，诸多肌腱需被松解。为使肌腱能修复回正确位置，腱袖和活动端应予标记，以保证肌腱能够被置于相应位置。
- 沿髂骨开始向后剥离，向前方松解臀中肌。若髂前上棘未能辨认和足够显露，则较难确定缝匠肌与阔筋膜张肌之间的间隙。若此间隙难以确定，可从髂前上棘起向远端沿缝匠肌寻找此间隙。
- 髂嵴预先钻孔后再截骨可使闭合时的复位和固定更容易，更准确。

并发症

- 这种入路令人担心的并发症包括异位骨化、股骨肌腱愈合不良或显露所致髋外展肌损伤均可引起髋关节功能障碍。由于这些原因，它已经成为一种很少使用的方法。双入路采用 Kocher-Langenbeck、髂腹股沟或 Stoppa 入路中的组合，可以在不出现与髂股延伸入路相关的残疾和功能障碍的情况下接近骨盆。

创伤入路

髋臼骨折

Kocher-Langenbeck 入路

- 后壁骨折。
- 后柱骨折。
- 后柱 + 后壁骨折。
- 横行 + 后壁骨折。

任何涉及移位后壁的骨折最好通过 Kocher-Langenbeck 入路治疗。这种入路可直接显露后壁，允许复位和固定。涉及后壁的骨折可能与髋关节脱位和坐骨神经损伤有关，因此在手术过程中，外科医生应仔细保护坐骨神经，并在病例手术开始和结束时检查神经，记录任何撕裂、挫伤或可见的拉伸损伤。

髂腹股沟入路

- 前壁骨折。
- 前柱骨折。

规范的髂腹股沟入路是治疗前壁骨折的首选方法，因为该入路的中间窗口为前壁和前柱的直视，复位和固定提供了最佳的通道。这些入路中需要横断或牵拉股外侧皮神经，在选择这种入路时应考虑这一点。

Stoppa 入路 / 改良髂腹股沟入路

- 横行骨折。
- 前柱 + 后半横行骨折。
- "T" 形骨折。
- 双柱骨折。

Stoppa 入路可与髂腹股沟入路外侧窗相结合，成为改良的髂腹股沟入路。这种方法可以直接显示骨盆内区域、四边形表面和耻骨上支。将入路与外侧窗结合，可同时操作髋臼前后柱。耻骨下钢板可通过这种入路支撑四边形表面并使髋臼碎片和股骨头外移。在此入路中，闭孔神经必须予以小心牵拉和保护。

骨盆环损伤

Stoppa 入路 / 耻骨联合入路

- 耻骨联合脱位 / 中断。
- 耻骨支骨折。

　　耻骨联合的直接入路可沿耻骨上支切开延伸至 Stoppa 入路。这种入路可以直接显示联合部以利于复位和固定，同时显露耻骨上支。耻骨联合的广泛分离可能与腹直肌自耻骨上撕脱以及腹直肌筋膜的斜向撕裂有关。在关闭切口重建腹壁时必须处理所有创伤性破坏。有时，有必要用补片重建腹壁。

骶髂关节后入路

- 骶髂关节骨折脱位。
- 骶骨骨折。
- 新月状骨折。

　　如果需要开放复位骨盆后环，后入路允许直接进入。这种显露几乎没有必要，因为大多数骨盆后环损伤适用于闭合复位和经皮固定。在实施后路入路前，应检查皮肤是否有外伤，如果皮肤有明显损伤，应考虑其他选择。通过严重受损的皮肤进行开放性手术可能会增加术后切口并发症的发生风险。

参考文献

[1] Chesser TJ, Eardley W, Mattin A, et al. The modified ilioinguinal and anterior intrapelvic approaches for acetabular fracture fixation: indications, quality of reduction, and early outcome. J Orthop Trauma. 2015;29(suppl 2):S25-S28.

[2] Cole JD, Bolhofner BR. Acetabular fracture fixation via a modified Stoppa limited intrapelvic approach. Description of operative technique and preliminary treatment results. Clin Orthop Relat Res. 1994;305:112-123.

[3] Griffin DB, Beaule PE, Matta JM. Safety and efficacy of the extended iliofemoral approach in the treatment of complex fractures of the acetabulum. J Bone Joint Surg Br. 2005;87(10):1391-1396.

[4] Guy P. Evolution of the anterior intrapelvic (Stoppa) approach for acetabular fracture surgery. J Orthop Trauma.2015;29(suppl 2):S1-S5.

[5] Jimenez ML, Vrahas MS. Surgical approaches to the acetabulum. Orthop Clin North Am. 1997;28(3):419-434.

[6] Letournel E. The treatment of acetabular fractures through the ilioinguinal approach. Clin Orthop Relat Res. 1993;292:62-76.

[7] Matta JM. Fractures of the acetabulum: accuracy of reduction and clinical results in patients managed operatively within three weeks after the injury. J Bone Joint Surg Am. 1996;78(11):1632-1645.

[8] Matta JM. Operative treatment of acetabular fractures through the ilioinguinal approach. A 10-year perspective. Clin Orthop Relat Res. 1994;305:10-19.

[9] Moed BR, Karges DE. Techniques for reduction and fixation of pelvic ring disruptions through the posterior approach. Clin Orthop Relat Res. 1996;329:102-114.

[10] Phelps KD, Ming BW, Fox WE, et al. A quantitative exposure planning tool for surgical approaches to the sacroiliac joint. J Orthop Trauma. 2016;30(6):319-24.

[11] Qureshi AA, Archdeacon MT, Jenkins MA, et al. Infrapectineal plating for acetabular fractures: a technical adjunct to internal fixation. J Orthop Trauma. 2004;18(3):175-178.

[12] Sagi HC, Afsari A, Dziadosz D. The anterior intra-pelvic (modified rives-stoppa) approach for fixation of acetabular fractures. J Orthop Trauma. 2010;24(5):263-270.

第 12 章　髋

Matthew C. Morrey, Bernard F. Morrey

　　本章主要讲述已经证实可处理大多数髋关节疾病的手术入路。髋臼和骨盆的显露在第 11 章中有论述。在本章中，我们讨论更实用的髋关节延伸入路，通常称为前外侧、外侧（转子）和后外侧入路。每种入路都不尽相同，只要掌握各种入路的基本原则，具体显露方法可因人而异。除此之外，还有 3 种有限入路或者微创入路，如髋关节的"直接前入路"（改良 Smith-Peterson 入路）。本章不会讲述髋关节的每一种手术入路，只讲述对处理大多数髋关节疾病有用且相关的入路。

　　近年来，已有的手术入路都发生了较大的变化。尽管相关的文献总体质量不高，但是在所有实例中都各有利弊。随着报道入路变化的文献不断增加，此时可以得出这样一个结论：最终，术者的偏好和经验决定了手术入路的选择。总之，没有充足的证据显示一种手术入路一定优于另外一种，尤其是在恢复初期之后。

　　作者排斥"最小侵入（Minimally Invasive）"入路这一术语和概念，更喜欢用"有限侵入（Limited Invasive）"这一术语。原因是这个说法提醒我们应尽可能地实现有限显露，避免不必要的组织损伤，而不是要不惜一切代价避免损伤。换句话说就是它传递了"优化"的概念。这里讲述的手术入路都有各自的价值：有效、并发症少、操作简单。这些手术入路的应用标准如下：

　　1. 简短的学习曲线。

　　2. 不增加并发症。

　　3. 最少的肌肉损伤。

　　4. 快速康复。

前外侧入路（Hardinge 入路）

适应证

　　髋关节置换术。前方入路价值：比后方入路更稳定。避免潜在的神经损伤：直接前入路损伤股外侧皮神经，后方入路损伤坐骨神经。

缺点

　　前方入路相比于后方入路，外展肌力恢复更慢，可能损伤臀上神经。

　　▪ **注意：** Hardinge 入路是前外侧入路的一种，与其他前外侧入路，包括 Mayo 有限入路，有一些相似之处。一般来说，前外侧入路的变化主要在于臀中肌止点松解的方式和效果，同时注意避免损伤臀上神经，其通常位于大转子尖近端 3~5cm 处（图 12.1）。

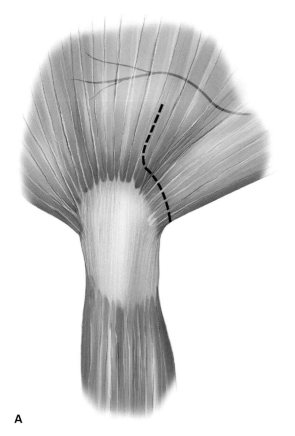

A

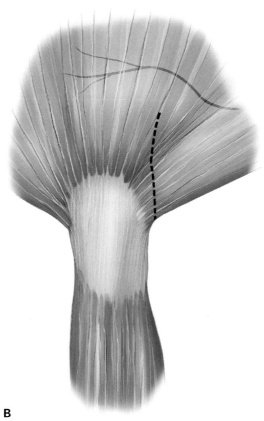

B

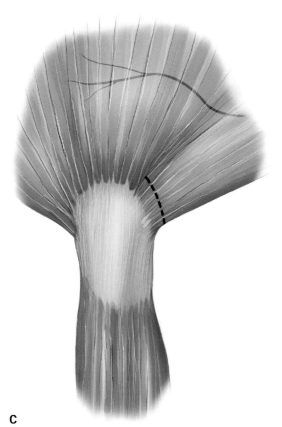

C

图 12.1

体位

患者取侧卧位，也可以取仰卧位（图 12.2）。

技术

1. 皮肤切口：以大转子为中心，做 14~16cm 的皮肤切口。远端沿大转子前缘及股骨干前外侧延伸走行 6~8cm。近端，皮肤切口沿臀大肌纤维方向延伸 6~8cm（图 12.3）。

2. 向远端切开髂胫束后，将臀大肌从近端分开，并向后牵拉臀大肌，向前牵拉阔筋膜张肌（图 12.4）。

- ▪ *注意*：如果臀肌在与阔筋膜张肌交界处分离，则可能需要进一步松解髂胫束，使髋关节脱位。

3. 深部显露始于大转子前缘，向远端延伸，包括股外侧肌的前 1/3（图 12.5）。向近端延伸，距大转子尖端 4~5cm，按肌纤维走行于前 1/3 与后 2/3 交界处切开臀中肌。

- ▪ *注意*：尽量保持由臀中肌和股外侧前部组成的前方肌袖的连续性。

教训

为避免损伤臀上神经，臀中肌的切开不要超过大转子尖近端 4~5cm（图 12.6）。

4. 沿大转子骨膜下松解臀中肌的前斜纤维，方向与中层肌肉近端扇形部分的剩余前纤维一致。

5. 由大转子和近端股骨剥离 5~7cm 的前 1/3 股外侧肌。用窄的 Hohmann 拉钩向前牵开包含此部分外展肌和股外侧肌的组织袖（图 12.7A）。这样可以方便进入前关节囊（图 12.7B）。

6. 从大转子前方剥离臀小肌，并根据显露需要从关节囊剥离。将弧形 Hohmann 拉钩插入股骨颈处，可使臀中小肌群的牵开更容易。

7. 从上唇向下方附着处切开前方关节囊，并进一步向外侧和下方切开。根据需要可以切除前方关节囊（图 12.8）。

8. 屈曲外旋使髋关节脱位。对于这种入路，在准备股管之前，患侧腿可以置于无菌袖套中（图 12.9）。

9. 闭合：完成操作后，用不可吸收缝线对边连续缝合肌肉组织。

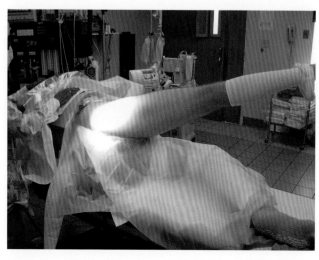

图 12.2

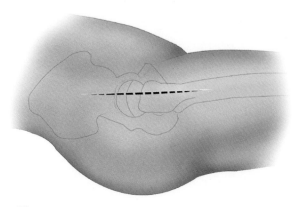

图 12.3

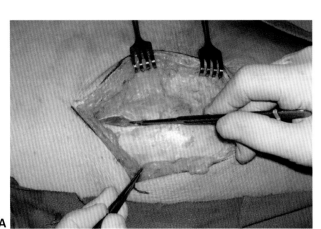

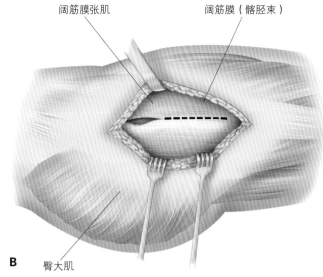

阔筋膜张肌　　　　　阔筋膜（髂胫束）

臀大肌

A　　　　　　　　　　　　　　　　**B**

图 12.4

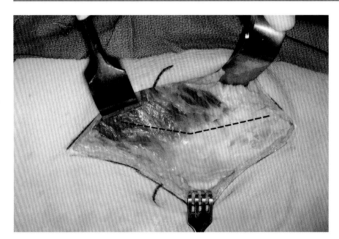

图 12.5

臀上神经和动脉的走行　　　臀中肌（斜纤维）
（距大转子尖端 4~5cm）

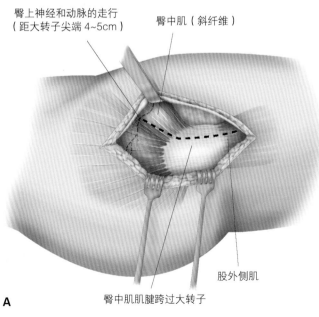

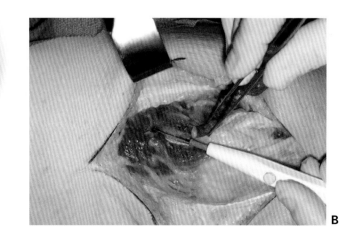

股外侧肌

臀中肌肌腱跨过大转子

A　　　　　　　　　　　　　　　　　　　　　　　**B**

图 12.6

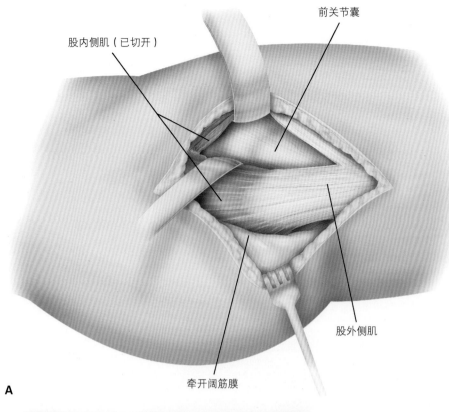

股内侧肌（已切开）

前关节囊

股外侧肌

牵开阔筋膜

A

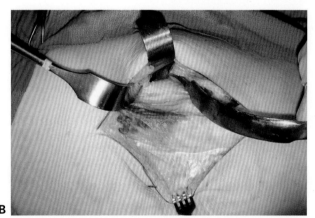

B

图 12.7

Mayo 有限（最小）前入路

此入路由本章作者于 1995 年提出。旨在尽可能多保留臀中肌附着部。它仍然优于目前正在普及的"微创"（最小侵入）方法，因为它满足本章开头提到的优化入路的标准。

适应证

髋关节前方显露，切开、引流；髋关节置换，通常比后方入路更稳定。

体位

患者取侧卧位。骨盆通过选定的方法固定，但应垂直于地板，以便于髋关节置换（图 12.10）。

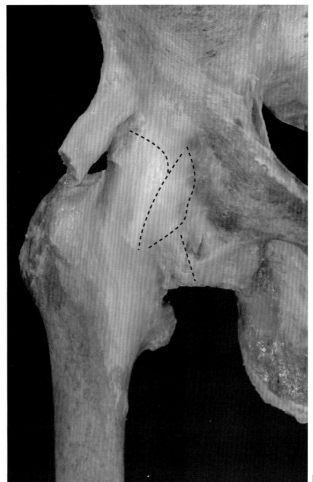

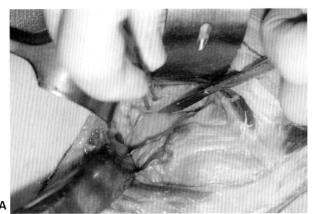

图 12.8

技术

　1. 皮肤切口：切口长 8~10cm，就位于转子中线前方，远端 1/3 位于大转子尖端，近端 2/3 覆盖于臀中肌（图 12.11）。

　2. 通过皮肤切口，找到阔筋膜张肌，自大转子向远端沿中线切开长约 7cm。在近端，切开臀大肌，或者找到臀大肌与阔筋膜张肌之间的间隙后，再分离约 6cm（图 12.12）。

　3. 向前方牵开臀大肌筋膜，向后方牵开阔筋膜张肌（图 12.13）。

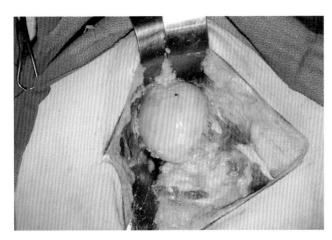

图 12.9

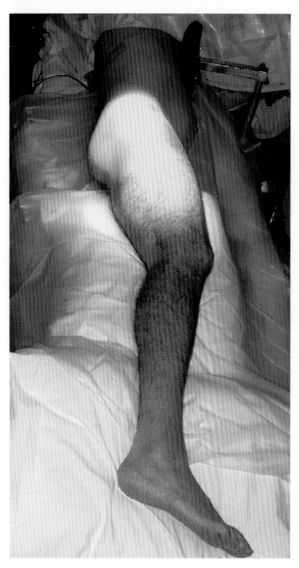

图 12.10

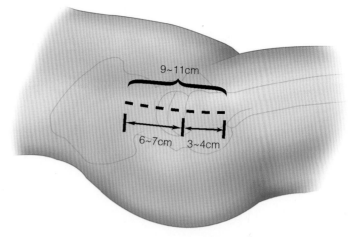

图 12.11

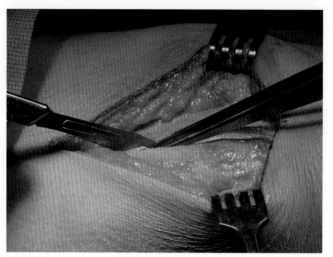

图 12.12

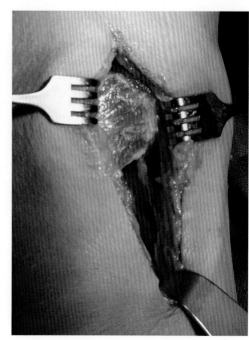

图 12.13

4. 臀中肌的前下肌纤维几乎垂直附着于大转子纵轴上。

5. 分离出臀中肌"前斜"纤维的下缘（图 12.14）。用切割烧灼法分离臀中肌的前下侧缘（图 12.15）。继续向近端松解至臀小肌内侧缘，于转子上保留部分附着（图 12.16）。

6. 继续向近端松解，至臀中肌腱性部分和臀小肌前缘（图 12.17 中箭头）。

■ *注意*：髋关节紧张时，大转子前上角 1cm 的腱性附着部可能需要松解。

7. 将松解的臀中肌前斜纤维牵向近端内侧。辨认关节囊，清理软组织。

■ *注意*：此处显露的关键在于通过松解那些很少的前斜纤维显露前关节囊，这方面缺少报道且解剖特征并不明显。

8. 于臀小肌和关节囊之间置入弯曲的自动撑开器。于髋臼缘前方放置宽的自动撑开器，以显露前关节囊（图 12.18）。

9. 按股骨颈方向进入髋关节。切开前关节囊，松解下方关节囊。用手术刀探至股骨颈外侧，松解外侧关节囊。于髋臼周围多处纵向切开盂唇（图 12.19）。

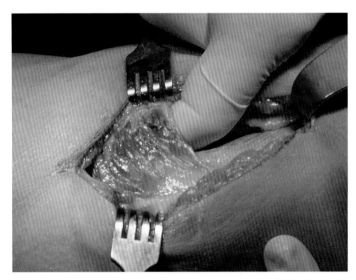

图 12.14

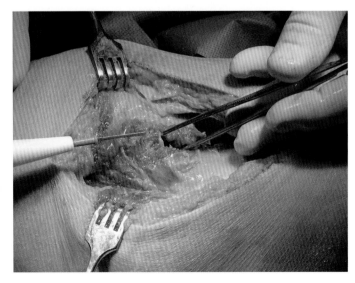

图 12.15

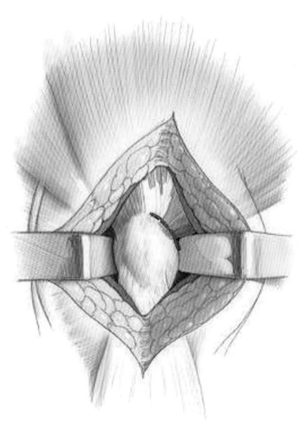

图 12.16

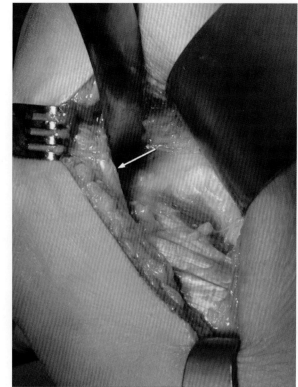

图 12.17

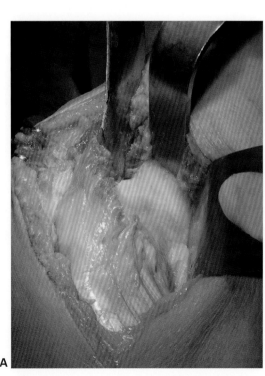

A

图 12.18

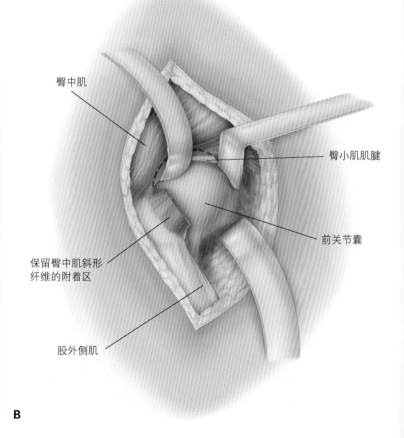

B

臀中肌

臀小肌肌腱

前关节囊

保留臀中肌斜形
纤维的附着区

股外侧肌

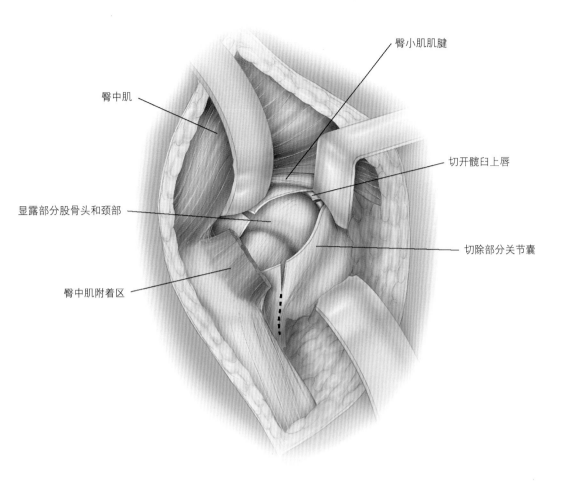

臀小肌肌腱

臀中肌

切开髋臼上唇

显露部分股骨头和颈部

切除部分关节囊

臀中肌附着区

图 12.19

10. 于股骨颈周围放置骨钩。外旋髋关节，即可显露股骨头（图 12.20）。行髋关节置换时，将小腿置于手术台上，外旋显露髋臼。

- ***注意***：如果髋关节脱位困难，可松解髂胫束并允许髋关节脱位时牵向大转子后方。

11. 闭合：作者喜欢使用不可吸收的 5 号缝线，穿过在大转子边缘准备好的股骨管道（图 12.21）。在髋关节复位后，使用这些缝线修复臀中肌斜形纤维。

- ***注意***：重要的是，此入路下大多数外展肌保留完整。一般情况下，建立股骨管道不会对肌肉造成太大的损伤。

12. 常规缝合皮肤（图 12.22）。

髋关节直接前方入路（Hueter 入路或改良的 Smith–Peterson 入路）

适应证

一种肌肉保护微创技术，用于髋关节置换或者任何关节前切开术。

体位

患者取仰卧位。骨折手术台的使用与并发症发生率的增加有关。

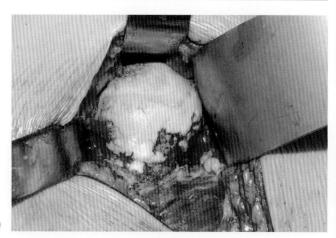

图 12.20

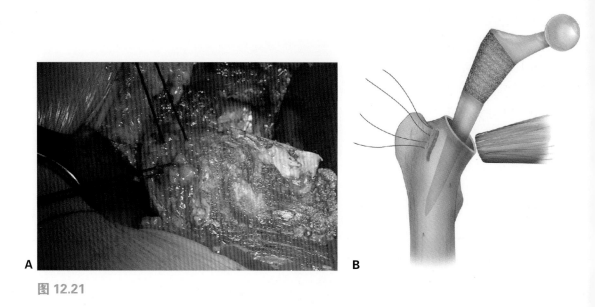

A
B

图 12.21

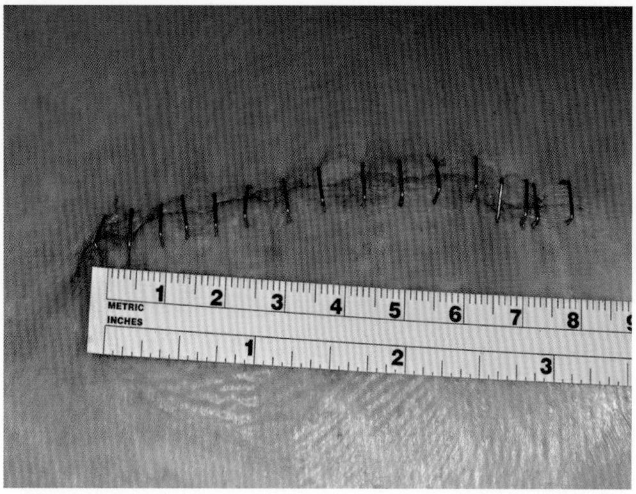

图 12.22

技术

1. 皮肤切口始于髂前上棘下 2 指宽处（图 12.23A），在阔筋膜张肌和缝匠肌之间向远侧延伸约 8cm（图 12.23B）。该间隙可通过触摸确定（图 12.23C、D）。

- **注意**：此切口的主要缺点是易损伤股外侧皮神经。虽然变异较多，但是此神经常于髂前上棘下约 2 指宽处穿出并沿缝匠肌内侧走行。股外侧皮神经侧支走行多变，当切开前方筋膜时可能会将其损伤。Hueter 入路是于阔筋膜张肌中段切开，而不是从阔筋膜张肌与缝匠肌之间的间隙进入。这样可以进一步保护股外侧皮神经。

2. 牵开皮下组织，显露筋膜层。辨认缝匠肌和阔筋膜张肌，然后按照 Smith-Peterson 描述的于两者之间间隙处切开筋膜（图 12.24），或者按照 Hueter 描述的于阔筋膜张肌中段切开。分离阔筋膜张肌前方的纤维有助于保护股外侧皮神经（图 12.25）。

3. 由缝匠肌锐性和钝性分离出阔筋膜张肌（图 12.26）。将缝匠肌牵向内侧，阔筋膜张肌牵向外侧。

4. 触摸股骨头并钝性分离关节囊，直接进一步显露。

- **注意**：旋股外动静脉的升支在此穿过，必须对其结扎或烧灼（图 12.27）。

5. 在髋关节水平，将臀中肌和阔筋膜张肌进一步牵向外侧。于髋臼上缘找到股直肌反折头的附着点，必须予以切断（图 12.28）。

6. 切开前方关节囊，进入髋关节（图 12.29）。牵拉和外旋致髋关节脱位（图 12.30）。

7. 闭合：只需要缝合皮肤和皮下组织。

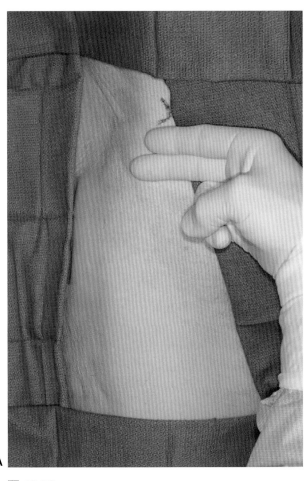

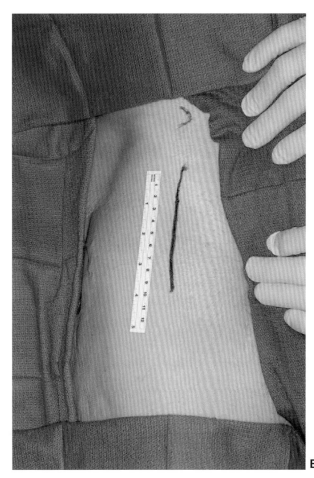

A **B**

图 **12.23**

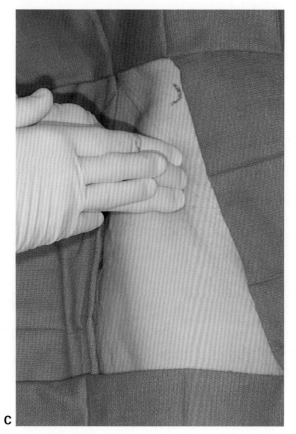

C

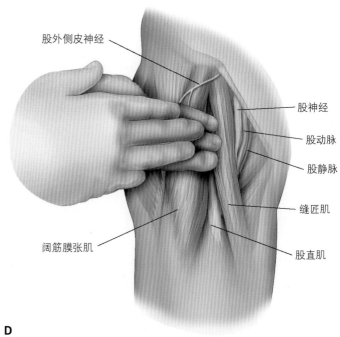

D

股外侧皮神经

股神经

股动脉

股静脉

缝匠肌

阔筋膜张肌

股直肌

图 12.23（续）

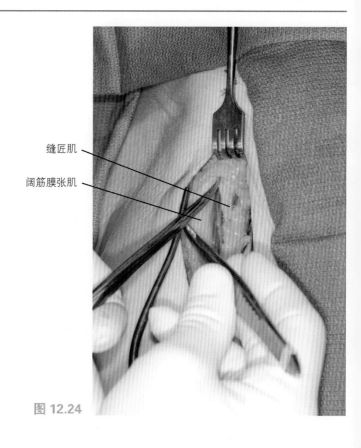

缝匠肌

阔筋膜张肌

图 12.24

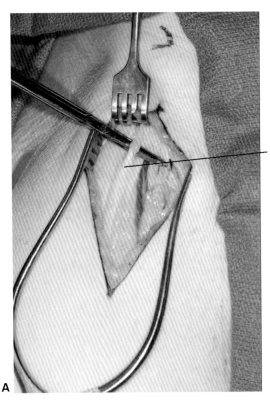

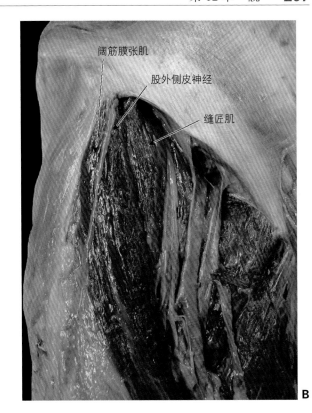

阔筋膜张肌

股外侧皮神经

缝匠肌

股外侧皮神经

A

B

图 12.25

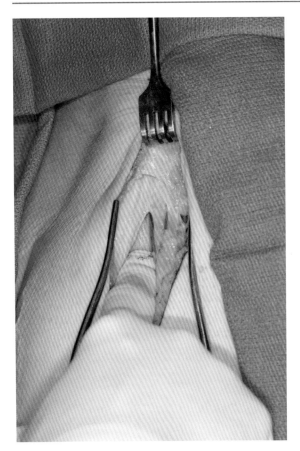

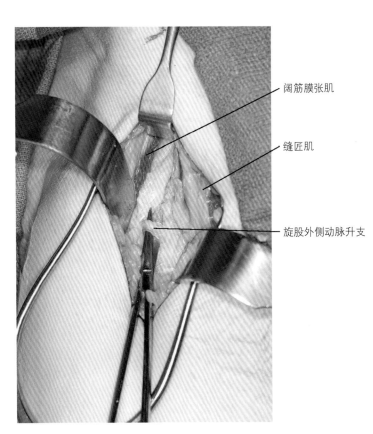

阔筋膜张肌

缝匠肌

旋股外侧动脉升支

图 12.26　　　　　　　　图 12.27

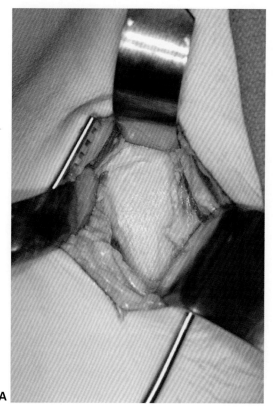

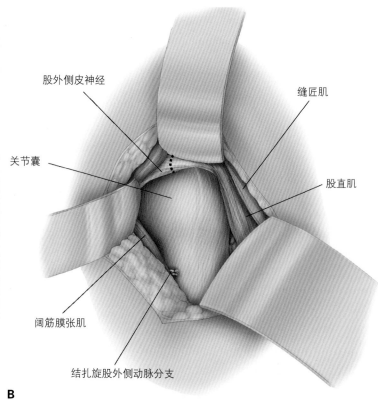

股外侧皮神经

缝匠肌

关节囊

股直肌

阔筋膜张肌

结扎旋股外侧动脉分支

A　　　　　　　　　　　　　　B

图 12.28

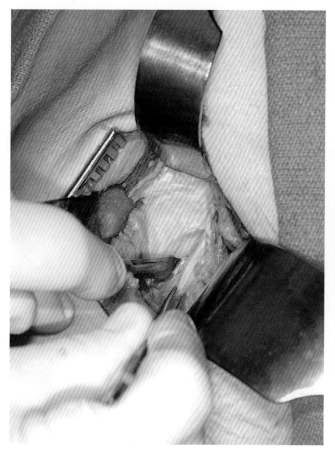

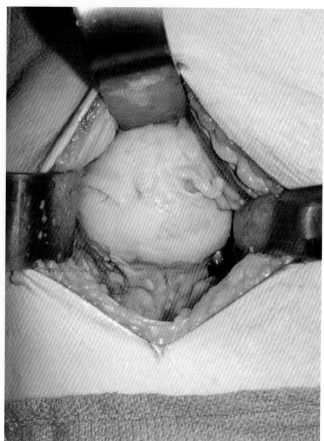

图 12.29　　　　　　　　　　　　图 12.30

髋关节后侧入路

后侧入路的共同特点是松解短旋肌，不同之处在于显露时处理臀大肌和髂胫束的方式。短旋肌及关节囊也有多种修复方式。

传统显露

1. 皮肤切口：有多种皮肤切口方式可供使用。通常切口以大转子为中心，位于中线后侧。切口长 12~14cm，可做直形切口，或者沿臀大肌纤维方向稍向后做弧形切口（图 12.31）。

2. 解剖显露髂胫束，近端臀大肌沿其后方纤维走行分离（图 12.32）。切开髂胫束，将臀大肌后部向后牵开，臀大肌前部及阔筋膜张肌向前牵开，通常使用自动牵开器牵开。

3. 辨认臀中肌后侧附着处，于转子后嵴处用电刀切断（图 12.33）。

4. 股骨颈处放置弧形牵开器，将臀中肌牵向近端，显露短旋肌。远端可见股方肌，可从股骨侧松解或保留。用两条缝线标记上、下孖肌及闭孔内外肌，向近端进一步松解（图 12.34）。辨认近端梨状肌，并从大转子茎突上剥离。

5. 将短旋肌于大转子后缘附着处用电刀切断，然后将整个短旋肌套于关节囊上掀起。

经验

为方便于后续所有重要的重建，这些肌肉及关节囊在切断前均应做标记。

6. 进入后方关节囊。可以尝试去做关节囊瓣，这样在缝合时可以获得更好的稳定性。但实际上，这并不是总能做到或者可用，如果需要可以切除（图 12.35）。

7. 切开髋臼上唇，内旋大腿，将股骨头后脱位（图 12.36）。

8. 闭合：为减少脱位的可能性，后侧入路的闭合极其重要。将短旋肌恢复原位，在大转子后缘其解剖附着处，经骨孔固定（图 12.37）。

- *注意：* 这些肌肉和残留关节囊的有效缝合，能显著降低髋关节脱位的发生率。前文已介绍了几种方法。另一种方法将在微创入路中介绍（图 12.48）。

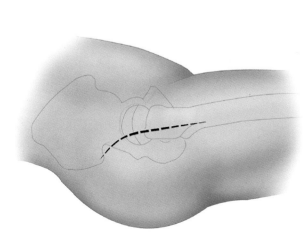

图 12.31

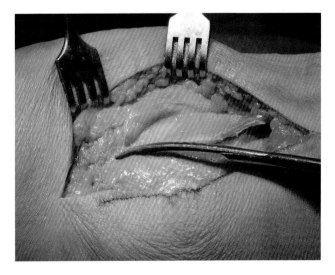

图 12.32

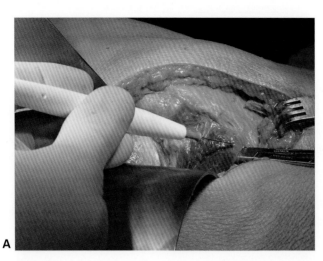

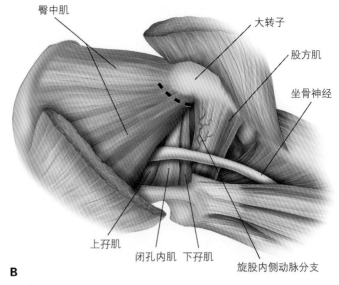

臀中肌

大转子

股方肌

坐骨神经

上孖肌

闭孔内肌 下孖肌

旋股内侧动脉分支

图 12.33

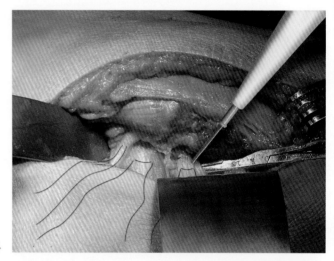

图 12.34

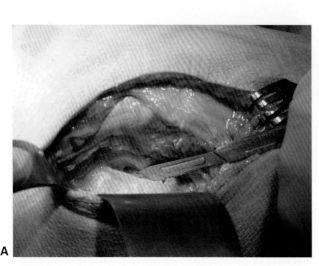

图 12.35

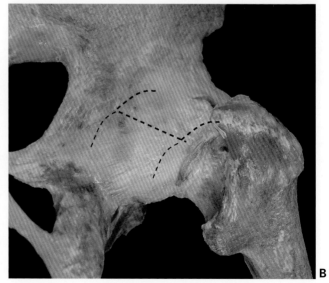

大转子

股方肌

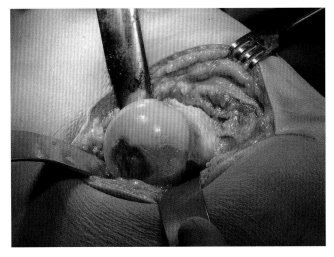

图 12.36

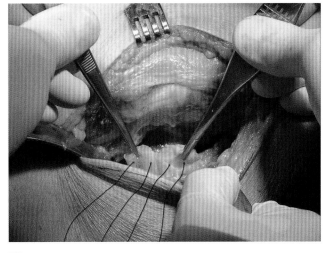

图 12.37

有限后侧入路

1. 如同其他有限入路一样，特制牵开器已经被研制并改进，以促进这种技术发展（图 12.38）。仅采用 7~10cm 后方皮肤切口。

经验

后方有限皮肤切口的关键是皮肤切口本身的精准定位。通常，切口与大转子后缘平行，经大转子尖延伸至股外侧肌结节（图 12.39）。

2. 在皮肤深面，平行于大转子后缘，经臀大肌纤维切开（图 12.40）。于大转子前方放置牵开器牵开，以显露后方的臀中肌及梨状肌肌腱（图 12.41）。

▪ *注意*：该入路中不切开髂胫束，而是于髂胫束后方，经臀大肌远端纤维显露。

3. 向前牵开臀中肌，显露臀小肌，并从关节囊剥离（图 12.42）。然后切开髋关节囊和外旋肌，自臀小肌后缘开始，止于但不包括股方肌。松解短旋肌前，使用缝线标记（图 12.43）。

4. 髋关节囊和外旋肌在大转子处一并切断，这些结构按同一层保留，以便于后期修复（图 12.44）。

5. 患肢内旋，将髋关节后脱位（图 12.45）。按照术前计划的股骨颈的长度切断股骨颈。

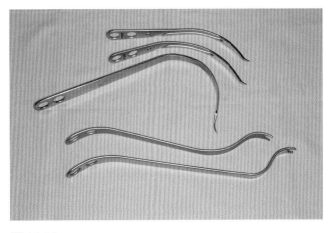

图 12.38

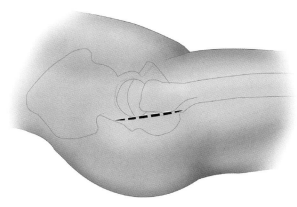

图 12.39

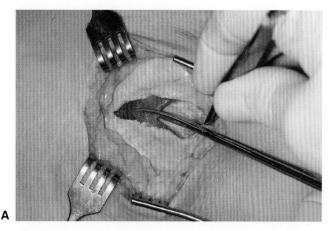
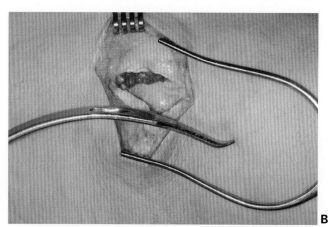

图 12.40

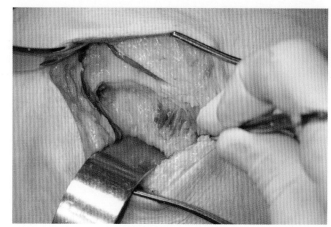

图 12.41

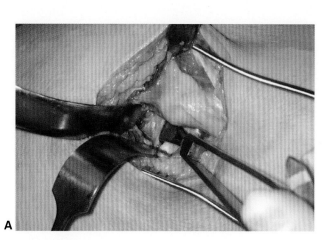

图 12.42

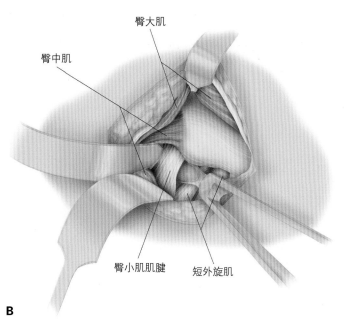

臀大肌

臀中肌

臀小肌肌腱

短外旋肌

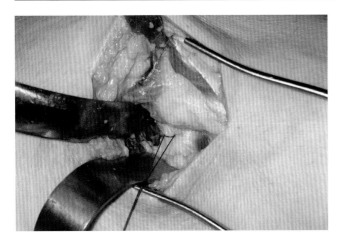

图 12.43

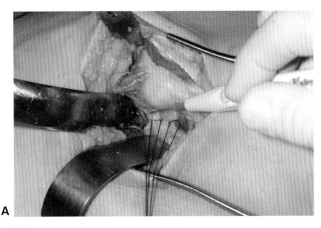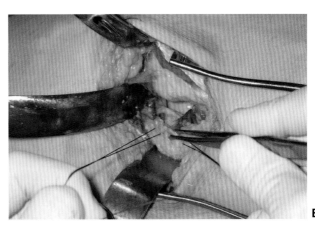

A　　　　　　　　　　　　　　　　　　　　　　　　　　　　**B**

图 12.44

6. 髂前下棘处放置窄的髋臼拉钩，向前牵拉股骨，显露髋臼。将专用的尖角拉钩置入后壁，牵开关节囊和外旋肌。于横韧带水平将宽的髋臼拉钩置入下方，以利于髋臼钻的插入（图 12.46）。

7. 于股骨前侧放置第一个窄牵开器牵开臀大肌和皮下脂肪，显露股骨。再将第二个窄牵开器置于股骨颈内侧，牵开保留的股方肌。最后，将第三个窄牵开器置于切断后的股骨颈前下方，向后牵拉皮肤和臀大肌后缘（图 12.47）。

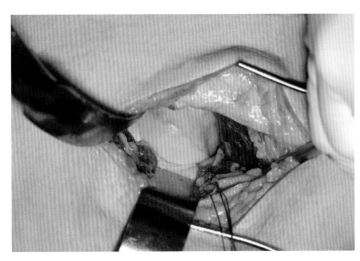

图 12.45

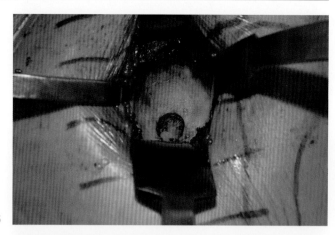

图 12.46

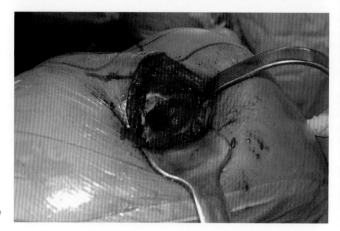

图 12.47

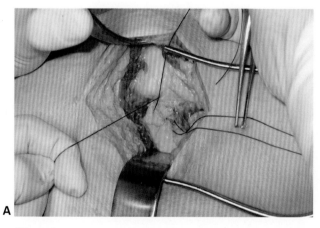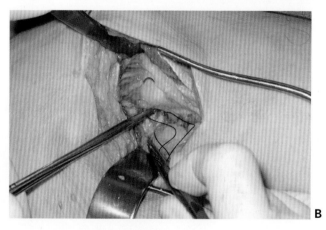

图 12.48

8.闭合：如同所有后侧髋关节入路，短旋肌需通过骨洞重新固定（图 12.48A）。或者，将臀小肌和深层的前关节囊直接缝合到后关节囊和表面的外旋肌上，使它们成为一层结构（图 12.48B）。这样可消除修复后的关节囊与股骨头假体间的所有无效腔。

9.皮肤缝合方式可自由选择（图 12.49）。

转子截骨术

现在，我们将讲述 3 种不同的具有实用价值的转子截骨术（图 12.50）。其中两种用于初次髋关节置换，另一种用于髋关节翻修。Charnley 采用的是第一种，单纯转子截

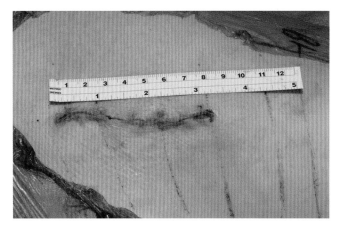

图 12.49

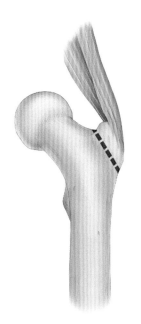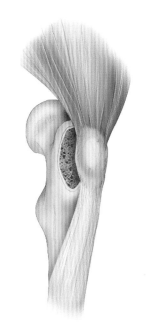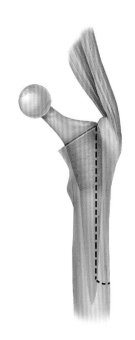

图 **12.50**

骨术，将臀中肌和臀小肌牵向近端；第二种是连续截骨术，保留近端臀中肌附着和远端股外侧肌附着；第三种是扩大截骨术，可用于翻修手术，截骨包括保留臀大肌附着的大转子，而且向远端延伸时需保留股外侧肌的附着。截骨术从后方开始，正好位于肌间隔前方，并在前方相互咬合。近年来，这种显露方式因有利于剥离丰富的股骨附着结构而广泛流行。

单纯转子截骨术（Charnley）

近期事件：这种截骨术在全髋关节（低摩擦人工关节置换术）时代的发展过程中被 John Charnley 使用和推广。现在，当明确大转子的进展是与过度生长有关时，它几乎是唯一的手术方式。

体位
截骨术中最常采用侧卧位，虽然仰卧位也可以。

技术
1. 切口：切口可自由选择。可以做直向或稍向后弧形的皮肤切口，一般 14~16cm 的长度足够用。因要向近端牵拉转子，所以切口中心最好位于转子稍近侧（图 12.51）。

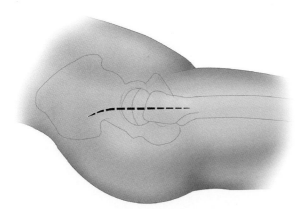
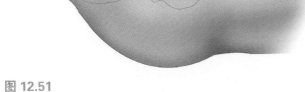

图 12.51

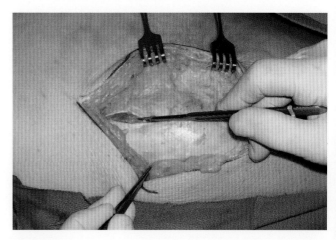

图 12.52

2. 向远端切开筋膜 4~6cm。近端从阔筋膜张肌上分离臀大肌，或者沿臀大肌纤维走行直接切开（图 12.52）。

3. 用自动牵开器分开髂胫束。切除大转子囊，以便于清楚辨认股外侧肌在大转子顶部的起点（图 12.53）。然后将股外侧肌从大转子顶部的附着点向远端松解（图 12.54）。

4. 辨认茎突后方的梨状肌附着点。于转子下方自转子顶部向茎突行宽度 40~50mm 的截骨。茎突下放置骨膜牵开器，以精确控制截骨厚度（图 12.55）。

经验

注意截骨时不应太厚，因为假体的放置，骨化床可能显露于假体下而被破坏，并导致不愈合的发生。

5. 向近端牵开大转子，向前方（图 12.56A）和后方（图 12.56B、C）松解臀中肌前部的纤维。

6. 进一步向近端牵开转子，用剪刀从关节囊上分离臀小肌（图 12.57）。

7. 切开关节囊（图 12.58）。外旋大腿使股骨头前脱位。

8. 复位：许多方法已被成功使用。用 14 号单股钢丝经骨纵横交错固定是有效方式之一（图 12.59）。或者，使用为此专门设计的特殊"爪"形固定器（图 12.60）。

经验

相比于线缆或特殊束缚材料，作者更喜欢单股钢丝，因为它比"爪"形固定器或编织线丝更有效、更便宜，也更少引起转子滑囊炎。

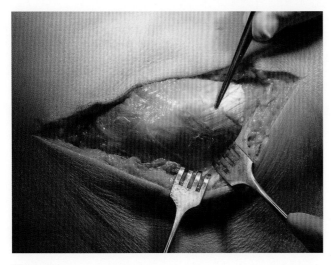

图 12.53

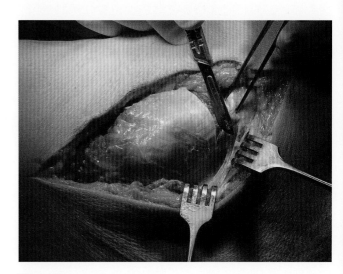

图 12.54

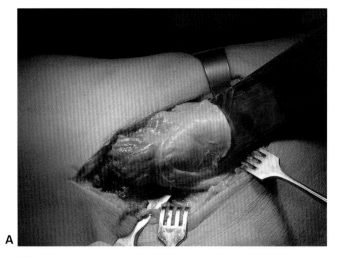

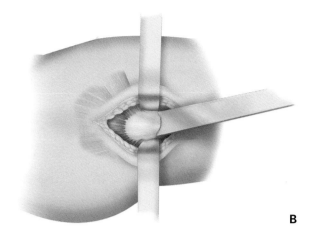

A

B

图 12.55

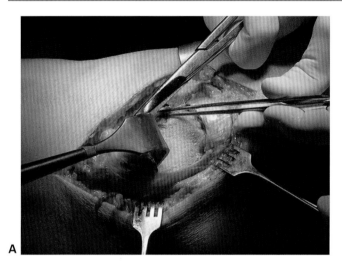

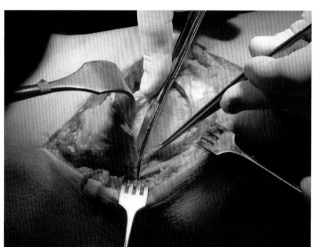

A

B

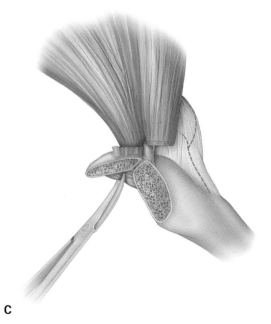

C

图 12.56

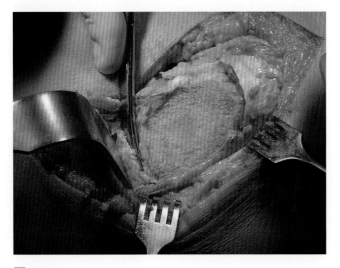

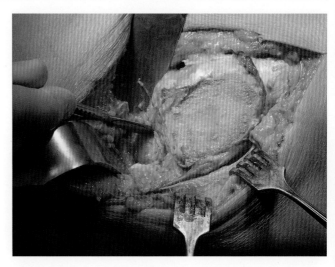

图 12.57

图 12.58

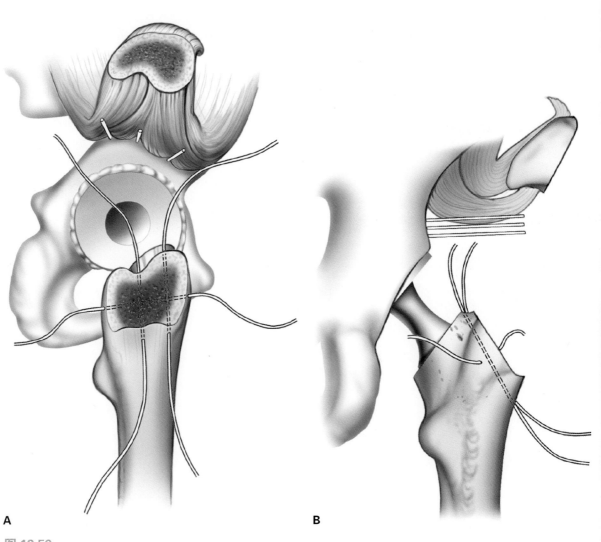

A   B

图 12.59

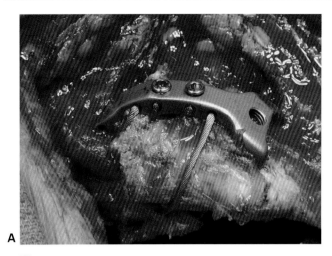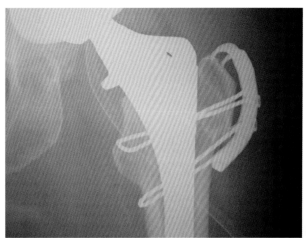

图 12.60

连续转子截骨术

原理

股外侧肌的附着能加压于截骨部位，确保截骨部位的愈合。

技术

1. 切口：显露方式类似于单纯截骨、近端牵开（图 12.51）。

2. 剥离转子后方的软组织，松解短旋肌。用摆锯切断转子，保留近端的臀中、小肌附着和远端股骨外侧附着（图 12.61）。由后向前松动骨块。

- **注意**：转子截骨的厚度是可变的，但是任何情况下都需要游离短旋肌（图 12.62）。

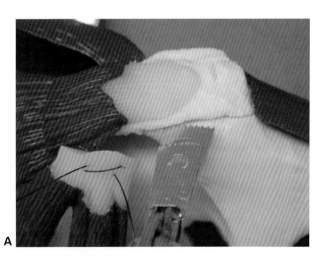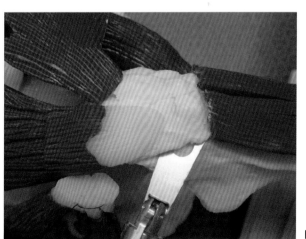

图 12.61

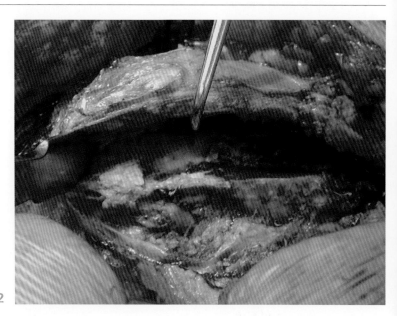

图 12.62

3. 显露关节囊，并切断其后外侧（图 12.63）。

4. 内旋大腿使髋关节后脱位。

5. 复位：此截骨术中，用两根单股钢丝环形捆住有效且易于操作（图 12.64）。

- ***注意：*** 连续截骨术确实允许近端和远端肌肉收缩时加压于截骨部位，这就是部分术者首选该截骨术的原因。

扩大转子截骨术

截骨部位包括股骨周围后外侧 1/3（图 12.51）。该截骨术适用于股骨侧假体固定良好的翻修，其股骨后外侧 1/3 包括外展肌附着的大转子。

技术

1. 显露方式与前述相似。辨认后方臀肌，自股骨转子间嵴区域开始近端截骨，沿粗线向远端延伸，至足以显露股骨干近端或固定节段的位置（图 12.65）。

2. 在前方钻若干孔洞，使截骨部位可以在前方形成铰链（图 12.66）。

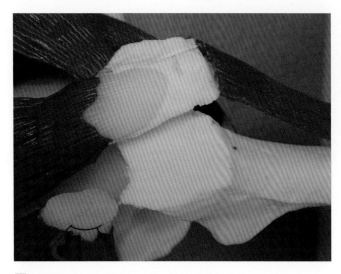

图 12.63

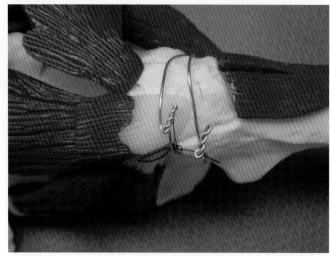

图 12.64

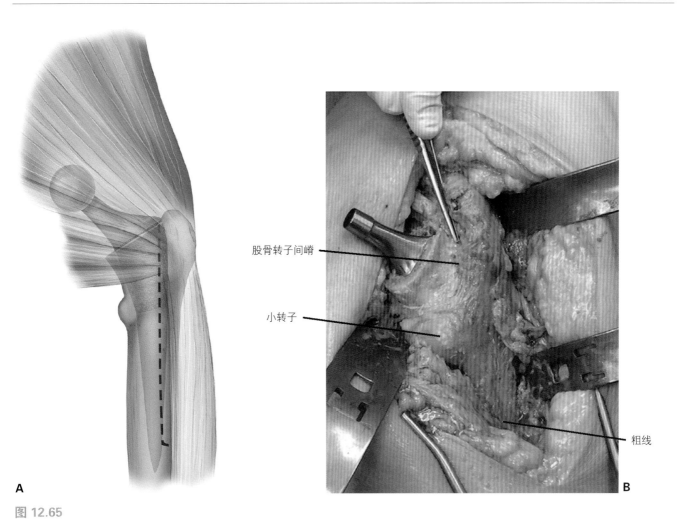

图 12.65

股骨转子间嵴

小转子

粗线

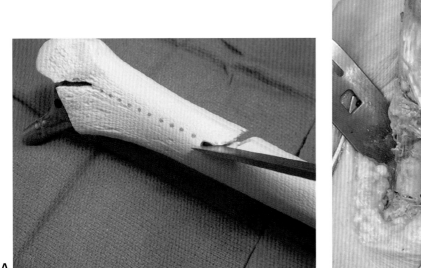

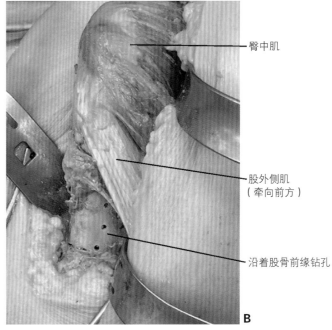

臀中肌

股外侧肌
（牵向前方）

沿着股骨前缘钻孔

图 12.66

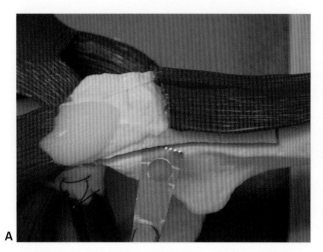
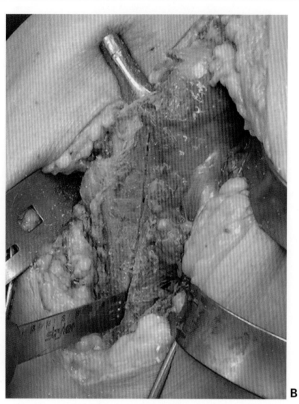

图 12.67

3. 用摆锯进行截骨，通常在远端后角钻一个骨孔，以避免发生应力提升效应（图12.67）。

4. 向远端横向截断指前端钻孔水平。

5. 一次或多次使用骨凿向前掀起截骨块。由后向前翻起扩大的转子截骨部位（图12.68）。股外侧肌仍附着于骨块上。

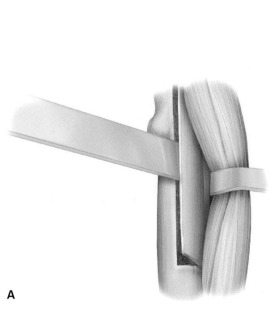
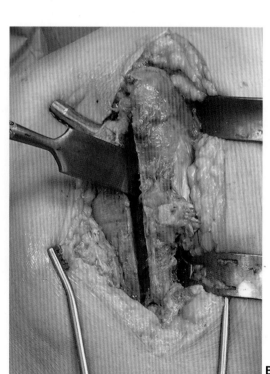

图 12.68

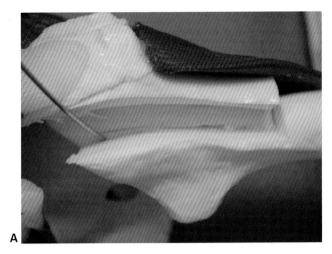
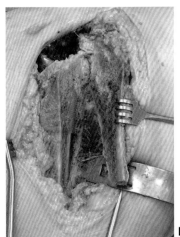

图 12.69

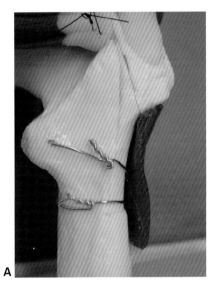
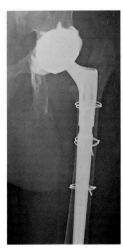

图 12.70

　　6. 内旋可使髋关节后脱位。这种显露可以有助于接近假体，并非常有助于假体取出，即便假体固定良好（图 12.69）。

　　7. 手术结束时，复位转子至原始位置，至少用 3 根单股钢丝环形捆扎固定。作者一般不使用昂贵的和具有组织刺激的线缆，喜欢用双链 Lucke 钢丝固定截骨块（图 12.70）。

> ■ ***注意：*** 虽然愈合率达 90% 以上，但仍需尽可能准确地复位。如果翻修假体与摘除假体的型号不同时，准确复位可能较困难。

参考文献

[1]　Jolles BM, Bogoch E. Posterior versus lateral surgical approach for total hip arthroplasty in adults with osteoarthritis. Cochrane Database Syst Rev. 2006;(3):CD003828.

[2]　Petis S, Howard JL, Lanting BL, Vasarhelyi EM. Surgical approach in primary total hip arthroplasty: anatomy, technique and clinical outcomes. Can J Surg. 2015;58(2):128-139.

[3]　Kiyama T, Naito M, Shinoda T, et al. Hip abductor strengths after total hip arthroplasty via the lateral and posterolateral approaches. J Arthroplasty. 2010;25:76-80.

[4]　Barrett WP, Turner S, Leopold J. Prospective randomized study of direct anterior vs posterolateral approach for total hip arthroplasty. J Arthroplasty. 2013;28:1634-1638.

[5]　Restrepo C, Parvizi J, Pour A, et al. Prospective randomized study of two surgical approaches for total hip arthroplasty. J Arthroplasty. 2010;25:671.e1-679.e1.

[6]　Meneghini RM, Pagnano M, Trousdale R, et al. Muscle damage during MIS total hip arthroplasty: Smith-Peterson versus posterior approach. Clin Orthop Relat Res. 2006;453:293-298.

[7] Hardinge K. The direct lateral approach to the hip. J Bone Joint Surg 1982;64B:17-19.

[8] Goulding K, Beaule P, Kim P, et al. Incidence of lateral femoral cutaneous nerve neuropraxia after anterior approach hip arthroplasty. Clin Orthop Relat Res. 2010;468:2397-2404.

[9] Farrell CM, Springer B, Haidukewych G, Morrey BF. Motor nerve palsy following primary total hip arthroplasty. J Bone Joint Surg Am. 2005;87:2619-2625.

[10] McGrory BJ, Morrey BF, Cahalan TD, et al. Effect of femoral offset on range of motion and abductor muscle strength after total hip arthroplasty. J Bone Joint Surg Br. 1995;77(6):865-869.

[11] Picado CH, Garcia F, Marques W. Damage to the superior gluteal nerve after direct lateral approach to the hip. Clin Orthop Relat Res. 2007;455:209-211.

[12] Smith-Peterson MN. Approach to and exposure of the hip joint for mold arthroplasty. J Bone Joint Surg Am. 1949;31:40. 12a. Langlois J, Delambre J, Klouche S, et al. Direct anterior Hueter approach is a safe and effective approach to perform a bipolar hemiarthroplasty for femoral neck fracture: outcome in 82 patients. Acta Orthop. 2015; 86(3):358-362.

[13] Jewett BA, Collis D. High complication rate with anterior total hip arthroplasties on a fracture table. Clin Orthop Relat Res. 2011;469:503-507.

[14] Dorr LD. Hip Arthroplasty: Minimally Invasive Techniques and Computer Navigation. Philadelphia, PA: Elsevier Health Sciences; 2006.

[15] Chiu FY, Chen CM, Chung TY, et al. The effect of posterior capsulorrhaphy in primary total hip arthroplasty: a prospective randomized study. J Arthroplasty. 2000;15:194-199.

[16] Pellici PM, Bostrom M, Poss R. Posterior approach to total hip replacement using enhanced posterior soft tissue repair. Clin Orthop. 1998;355:224-228.

[17] Charnley J, Ferreira A, De SD. Transplantation of the greater trochanter in arthroplasty of the hip. J Bone Joint Surg Br. 1964;46:191.

[18] Fulkerson JP, Crelin ES, Keggi KJ. Anatomy and osteotomy of the greater trochanter. Arch Surg. 1979;114(1):19-21.

[19] Jensen NF, Harris WH. A system for trochanteric osteotomy and reattachment for total hip arthroplasty with a ninetynine percent union rate. Clin Orthop. 1986;208:174-181.

[20] Lindgren U, Svenson O. A new transtrochanteric approach to the hip. Int Orthop. 1988;12(1):37-41.

[21] Wroblewski BM, Shelley P. Reattachment of the greater trochanter after hip replacement. J Bone Joint Surg Br. 1985;67(5):736-740.

[22] English TA. The trochanteric approach to the hip for prosthetic replacement. J Bone Joint Surg Am. 1975;57:1128-1133.

[23] Light TR, Keggi KJ. Anterior approach to hip arthroplasty. Clin Orthop. 1980;152:255-260.

[24] Chen WM, McAuley JP, Engh CA Jr, et al. Extended slide trochanteric osteotomy for revision total hip arthroplasty. J Bone Joint Surg Am. 2000;82:1215-1219.

股骨、膝、小腿

第 13 章　股骨

Joseph R. Cass, Bernard F. Morrey

解剖学考虑

　　股骨的入路是全身各解剖部位中的最直接的入路之一。本章我们将描述前内侧入路、前外侧入路、后外侧入路、后方入路以及内侧入路。

　　各入路间隙可见图 13.1。

股骨前内侧入路

适应证

　　需同时显露膝关节及股骨干，例如膝关节翻修时大号假体组件的植入。

切口延伸

　　该切口可向远端延伸，成为膝关节的内侧髌旁入路，近端延伸受股动脉走行的限制。

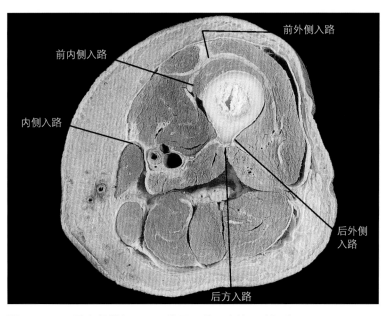

图 13.1　股骨中段横切面显示常用股骨入路的入路间隙

解剖

前内侧入路能避开大腿中重要的神经、血管，该入路经肌肉间隙到达股骨，浅层在股内侧肌及股直肌之间分离，深层切开股中间肌到达股骨。

技术

1. 切口：如能确定股内侧肌的内侧缘，则可沿此做切口，由近端内侧延伸至髌骨的内上极。如果无法确定股内侧肌的边界，则应选取髌骨内上极的近端内侧为起点做纵向切口（图 13.2）。

2. 沿皮肤切口方向切开大腿深筋膜，向内外侧掀开皮瓣（图 13.3）。辨认股内侧肌及股直肌之间的间隙，向近端行钝性分离。

3. 由此间隙向远端延伸，靠近股四头肌肌腱内侧缘切开，内外侧需保留足够的肌腱以便于之后的缝合（图 13.4）。

4. 深入股内侧肌和股直肌，沿肌纤维方向切开股中间肌（图 13.5）。

5. 沿股骨干方向行骨膜下剥离，在股骨最外侧将股中间肌剥开（图 13.6）。向内外侧方向牵开股内侧肌，充分显露股骨远端前方部分。

切口关闭

完全修复股中间肌是不现实的。闭合时首先修复股四头肌肌腱，然后修复大腿深筋膜。

股骨前外侧入路

适应证

骨折、骨移植、全股骨置换及伸膝装置修复。

切口延伸

该切口向近端延伸可显露髋关节，向远端延伸可经外侧髌旁入路显露膝关节。

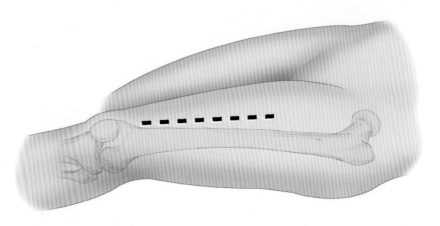

图 13.2　由髌骨内上极的近内侧做切口，根据需要向近端延伸

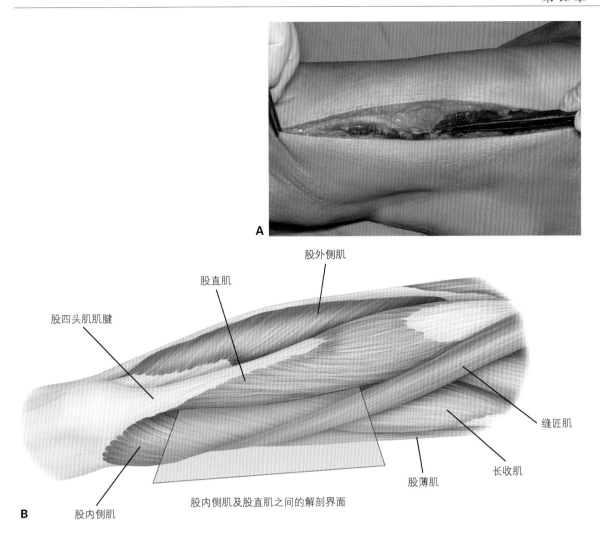

图 13.3　（A，B）切开大腿深筋膜，显露股内侧肌及股直肌间隙，这些肌肉于远端会合形成股四头肌肌腱

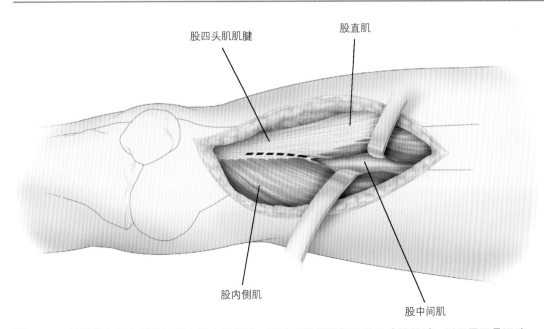

图 13.4　钝性分离股内侧肌及股直肌之间间隙。远端可能需要切开股四头肌肌腱，以显露股骨远端及关节表面

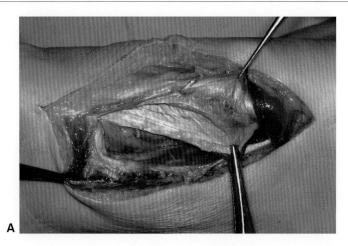

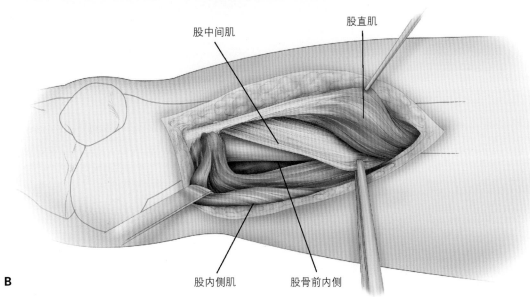

图 13.5 （A，B）股中间肌位于该间隙深面

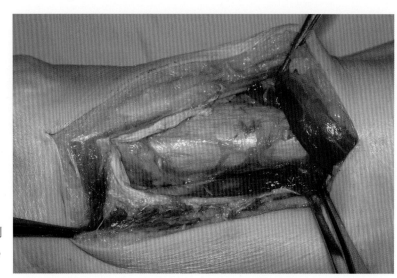

图 13.6 向股骨内外侧骨膜下剥离股中间肌，以显露股骨前方

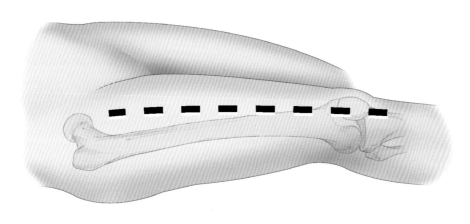

图 13.7　沿髂前上棘至髌骨外侧连线切开，切口的长度由需显露的股骨区域决定

解剖

　　沿股直肌及股外侧肌之间显露股中间肌。切开股中间肌肌纤维显露股骨干。在股骨近端，旋股外侧动脉的降支通过股直肌和股外侧肌之间的平面。该动脉伴随股外侧肌的运动神经支进入股外侧肌，在进入股外侧肌后应予以保护。该动脉的一个分支继续沿股外侧肌内侧走行，汇入膝关节周围的动脉网。

技术

　　1. 切口：该切口由髂前上棘至髌骨外侧的连线切开。切口的长度取决于病变本身。平行上述切口（图 13.7）切开皮肤及皮下组织，显露大腿深筋膜。

　　2. 按皮肤切口方向切开深筋膜，辨认股直肌与股外侧肌之间的间隙（图 13.8）。

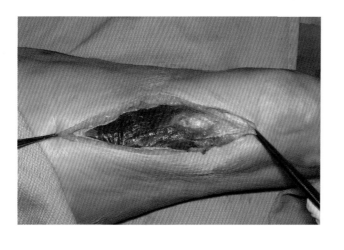

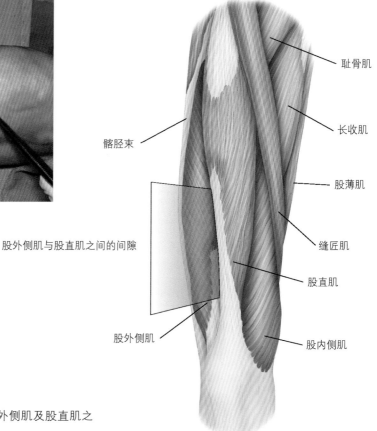

耻骨肌

长收肌

髂胫束

股薄肌

缝匠肌

股直肌

股外侧肌与股直肌之间的间隙

股外侧肌

股内侧肌

图 13.8　沿皮肤切口切开大腿深筋膜，辨认股外侧肌及股直肌之间的间隙

3. 在大腿中段可以很容易显露该间隙。而在大腿远端，肌肉与组织筋膜紧密相连，为显露股骨远端的股中间肌，需切开这些筋膜（图 13.9）。在近端，应注意避免损伤旋股外侧动脉的降支和支配股外侧肌的运动神经支，因为它们由股直肌穿出进入股外侧肌。

4. 沿股中间肌纤维纵向切开其肌腹，显露股骨干前方。内外侧骨膜下剥离，掀开股中间肌，进一步显露股骨前方（图 13.10）。

切口关闭

股中间肌的修复是不可能完成的。闭合时先修复大腿深筋膜，然后常规缝合皮下组织和表皮。

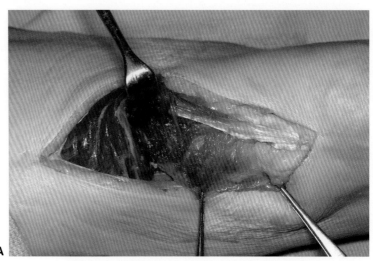

A

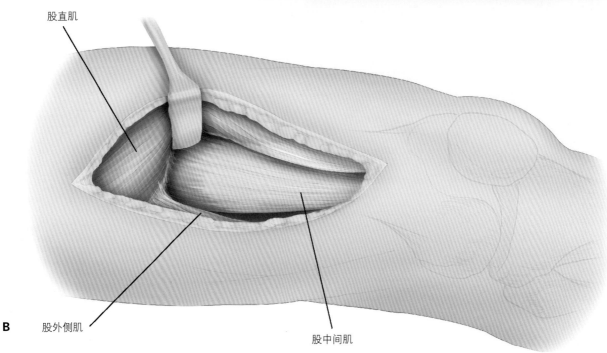

B

股直肌

股外侧肌

股中间肌

图 13.9 （A，B）在大腿近端，股直肌与股外侧肌之间的间隙容易显露。建议先从间隙近端开始分离，然后向远端延伸。远端肌肉附着处需锐性分离，分离完成后可见股中间肌

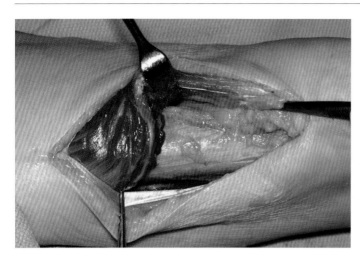

图 13.10　沿股骨前缘按纤维方向切开股中间肌。内外侧骨膜下剥离，掀起股中间肌，显露股骨前方

股骨后外侧入路

适应证

股骨干、转子下及转子间骨折的切开复位内固定治疗，骨肿瘤的病理活检及治疗。

切口延伸

股骨的后外侧入路能向近端延伸，联合多种髋关节入路以显露股骨近端。远端可延伸为膝关节外侧髌旁入路。

解剖

股骨后外侧入路利用股外侧肌和后侧肌间隔之间的界面。此入路无损伤重要神经的风险，但此入路可能损伤穿过股外侧肌间隔的穿支血管，显露股骨干前应予以结扎。

体位

患者取仰卧位，术侧髋部下方垫一沙袋。

技术

1. 切口：从大转子后方至股骨外侧髁后缘，呈线形平行于股骨干（图 13.11）。

2. 根据股骨显露的需要，切口的位置可沿此线向近端和远端调整。沿此线分离皮下组织和脂肪达阔筋膜和股骨干后外侧。

3. 在股骨后外侧沿纤维走行切开阔筋膜，可显露股外侧肌的后缘（图 13.12）。

4. 切开阔筋膜前，可通过阔筋膜触摸到股骨干。

- **注意：** 太靠近前方切开阔筋膜会造成股骨嵴后方股外侧肌的分离困难。分离近端阔筋膜需要沿肌纤维方向切开阔筋膜张肌。

5. 在阔筋膜下方显露股外侧肌筋膜，靠近外侧肌间隔沿纤维方向切开。由筋膜和外侧肌间隔向股骨嵴钝性分离股外侧肌（图 13.13）。由远及近牵开由股骨和肌间隔发出的纤维。

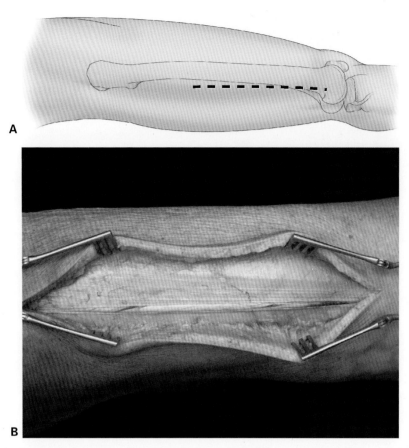

图 13.11 （A）皮肤切口由股骨大转子后缘延伸至股骨外髁后方，平行于股骨干。（B）掀起两侧皮瓣以显露阔筋膜

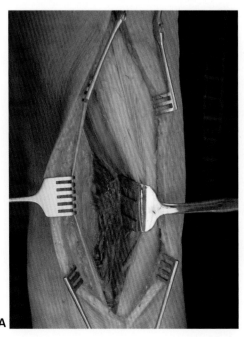

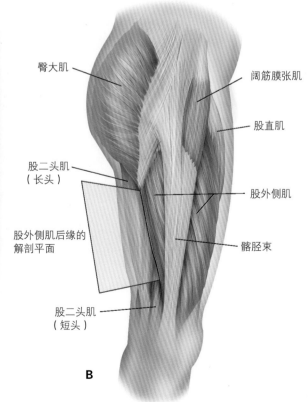

图 13.12 （A，B）在股骨后外侧沿筋膜走行切开阔筋膜张肌，显露切口深面覆盖于股外侧肌表面的筋膜。沿股外侧肌后缘间隙掀开，进一步显露股骨后外侧

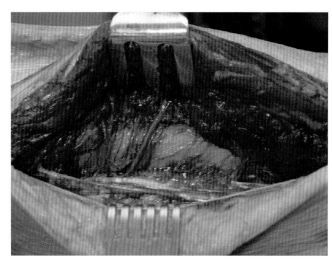

图 13.13　从外侧肌间隔入点牵开股外侧肌后缘。用拉钩沿远端到近端方向将骨外侧肌纤维牵开至外侧肌间隔，骨外侧肌应作为一个整体牵开而不是分散的肌纤维

6.接近股骨嵴时可遇到穿支血管。仔细沿肌肉和外侧肌间隔之间隙钝性分离，可显露这些穿过外侧肌间隔的血管，予以仔细结扎（图 13.14）。

经验

穿支血管的正确处理不可忽略。处理不当可能导致血管回缩，出现止血困难。

7.沿股骨前方骨膜下剥离后，可于该处插入牵开器，充分向前牵拉股外侧肌，显露股骨（图 13.15）。

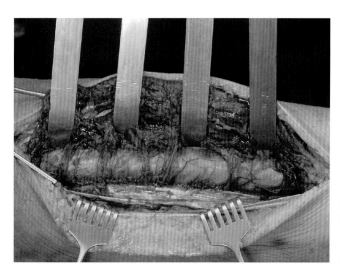

图 13.14　正确辨认这些出现于骨和肌间隔之间的穿支血管。结扎血管以便向股骨嵴进行骨膜下剥离，显露股骨外侧

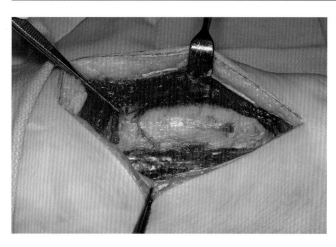

图 13.15　向前牵开股外侧肌，显露股骨

切口关闭

股外侧肌肌腹可向后方垂落于外侧肌间隔中。然后闭合股肌筋膜和阔筋膜。于股外侧肌筋膜稍前方分离阔筋膜，可保证股外侧肌和阔筋膜分层闭合。

股骨后方入路

适应证

股骨后方入路很少使用。它可用于股骨干骨不连的后入路骨移植术中。

解剖

熟悉坐骨神经在大腿后侧的走行，是后方入路成功的关键。在大腿近端，后方入路手术中要在股二头肌长、短头的外侧分离，将坐骨神经牵向内侧，受股二头肌的两个头保护。当显露大腿远端时，要在股二头肌长、短头的内侧分离，将坐骨神经牵向外侧，仍受股二头肌的两个头保护。

技术

1. 切口：皮肤切口位于股骨后侧，由臀沟开始，纵向延伸至腘横纹（图13.16）。皮下组织与皮肤切口一致，显露深筋膜。

2. 纵向切开大腿深筋膜，显露股二头肌长头。股后皮神经位于股二头肌长头和半腱肌之间（图13.17）。切开深筋膜时需小心，股后皮神经就位于此筋膜下方。

3. 在大腿近端，于股二头肌长头和股外侧肌之间分离（图13.18）。将股二头肌长头牵向内侧，显露股二头肌短头。

4. 深层于股二头肌短头和股外侧肌间分离，可显露股骨干处的股骨嵴。将股二头肌短头牵向内侧，辨认股骨粗线附近的穿支血管并予结扎（图13.19）。坐骨神经受到牵向内侧的股二头肌长、短头的保护。由股骨后侧骨膜下剥离股二头肌短头后，可于股骨干内外侧放置牵开器。

5. 如需显露股骨远端后方，需再次纵向切开深筋膜，并辨认股二头肌长、短头（图13.20）。于外侧股二头肌两头和内侧半腱肌、半膜肌间分离。坐骨神经位于解剖平面的外侧，被脂肪组织包绕。

6. 向外侧牵开股二头肌和坐骨神经，显露股骨嵴（图13.21）。

7. 内侧沿股骨粗线下剥离，掀起大收肌；外侧骨膜下剥离掀起股二头肌短头，显露股骨干（图13.22）。

切口关闭

关于此入路的闭合，只需修复大腿深筋膜，随后常规关闭皮下组织和皮肤。

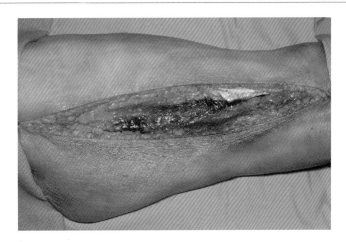

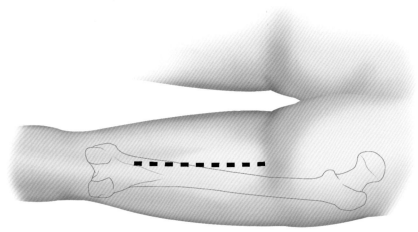

图 13.16　皮肤切口位于股后方正中，可由臀沟开始，纵向延伸至腘横纹

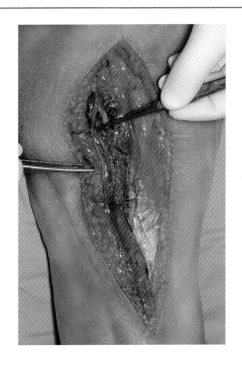

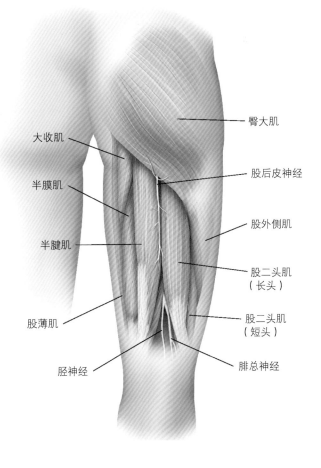

臀大肌

大收肌

半膜肌

股后皮神经

半腱肌

股外侧肌

股二头肌
（长头）

股薄肌

股二头肌
（短头）

胫神经

腓总神经

图 13.17　切开大腿深筋膜，显露股二头肌长头。股后皮神经位于筋膜下方，应予以保护

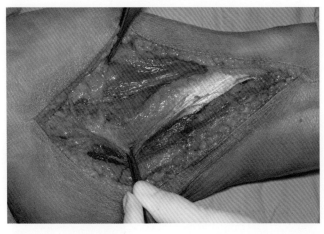
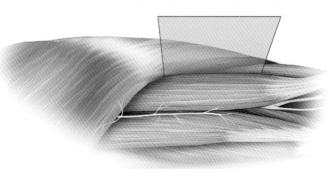

股二头肌长头与股外侧肌间分离平面

图 13.18　在大腿近端，于股二头肌长头和股外侧肌之间分离。显露股二头肌短头，于其外侧继续分离

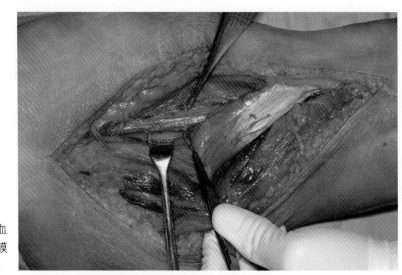

图 13.19　结扎穿支血管，沿股骨粗线行骨膜下剥离，显露股骨后侧

股骨内侧入路

适应证

需要内侧支撑钢板固定的股骨远端骨折，股骨髁上截骨，以及股骨良性肿瘤切除术。

切口延伸

此入路的近端延伸受前后穿行的股动脉限制。远端延伸显露可与膝内侧股肌下入路会合。

解剖

利用股内侧肌和内侧肌间隔之间隙。隐神经由前向后向远侧穿入、穿出大腿缝匠肌，走行至下肢远端。股血管由前向后穿过大收肌裂孔。切口深部，膝上内侧动脉和膝降动脉的关节支在股骨内侧面穿过。

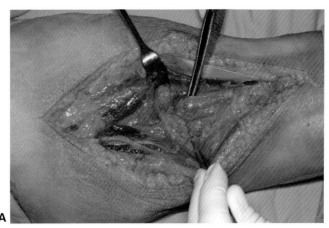

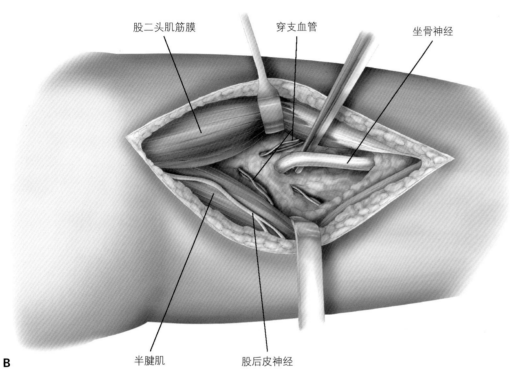

股二头肌筋膜　　　　穿支血管　　　　坐骨神经

半腱肌　　　　股后皮神经

图 13.20 （A，B）在大腿远端，解剖平面位于外侧股二头肌与内侧半腱肌、半膜肌之间。注意辨认走行在股二头肌和半腱肌之间的坐骨神经

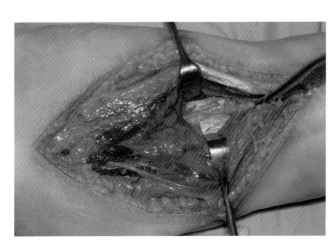

图 13.21 于股二头肌长头和腘绳肌之间的界面。将骨二头肌长头牵向外侧，显露股二头肌短头

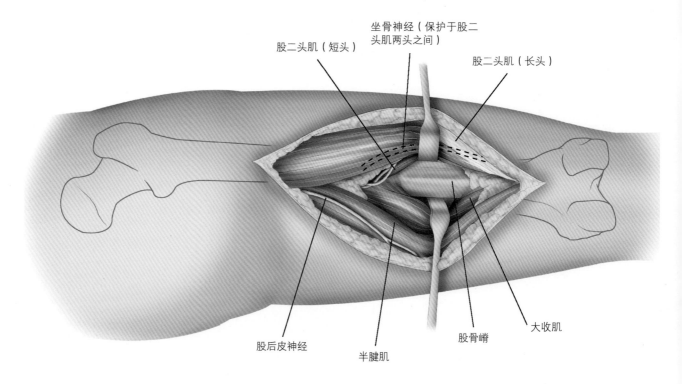

图 13.22 股二头肌短头牵向外侧，半腱肌和半膜肌牵向内侧，显露股骨。沿股骨干后侧行骨膜下剥离，牵开这些肌群及大收肌。将坐骨神经牵向外侧，受股二头肌的两个头保护

技术

1. 切口：皮肤切口与股骨干平行，位于股骨内侧髁后缘和髌骨内侧缘中央，接近收肌结节处。受穿过切口的股动脉所限，切口可向膝关节近端延伸 10~13cm（图 13.23）。

2. 按皮肤切口方向切开大腿深筋膜。辨认大收肌肌腱及股内侧肌肌腹，于二者之间的界面进行解剖，辨认隐神经并向后牵开（图 13.24）。

3. 由远及近自内侧肌间隔钝性分离股内侧肌纤维。辨认穿支血管并予以结扎（图 13.25）。

4. 到达股骨后可遇到膝降动脉的肌支，可予以结扎（图 13.26）。

5. 沿股骨内、外侧行骨膜下剥离，向前牵开股内侧肌，显露远端股骨干。

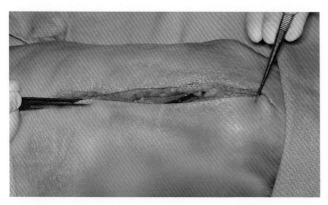

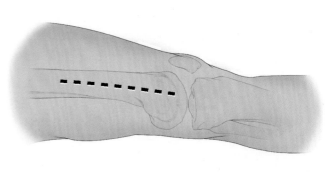

图 13.23 皮肤切口经过收肌结节，位于髌骨内侧缘和股骨内髁后缘的中点。切口平行于股骨干，可由膝关节向近端延伸 10~13cm

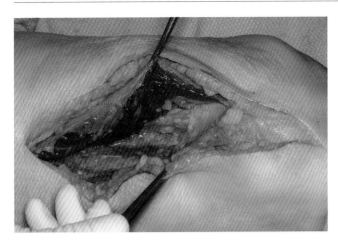

图 13.24　按皮肤切口方向切开大腿深筋膜，辨认大收肌肌腱及股骨内侧肌肌腹之间的间隙，辨认自前向后走行于切口中的隐神经，分离并向后牵开

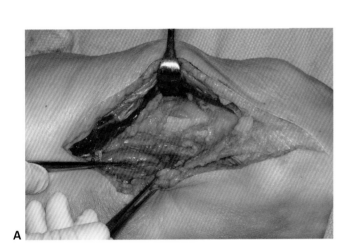

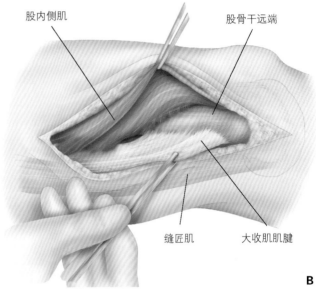

股内侧肌　　　股骨干远端

缝匠肌　　　大收肌肌腱

A　　　　　　　　　　　　　　　　　**B**

图 13.25　（A，B）由内侧肌间隔剥离股内侧肌纤维。使用牵开器，肌肉可以从肌间隔上由远至近分离，尽量减少对肌肉的损伤

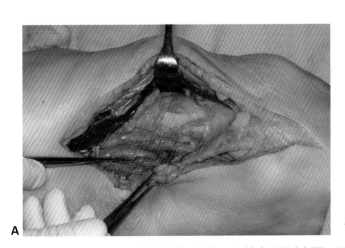

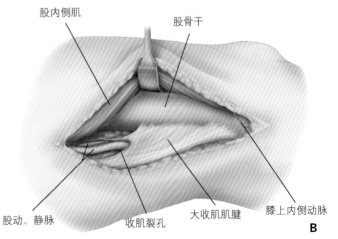

股内侧肌　　　股骨干

股动、静脉　　收肌裂孔　　大收肌肌腱　　膝上内侧动脉

A　　　　　　　　　　　　　　　　　**B**

图 13.26　（A，B）沿股骨行骨膜下剥离，向前牵开股内侧肌，显露股骨。注意进入收肌裂孔的股血管

参考文献

[1] Chapman MW, Finkemeier CG. Treatment of supracondylar nonunions of the femur with plate fixation and bone graft. J Bone Joint Surg Am. 1999;81(9):1217-1228.

[2] Checroun AJ, Mekhail AO, Ebraheim NA, et al. Extensile medial approach to the femur. J Orthop Trauma. 1996;10(7):481-486.

[3] Della Valle CJ, Berger RA, Rosenberg AG. Surgical exposures in revision total knee arthroplasty. Clin Orthop Relat Res. 2006;446:59-68.

[4] Kregor PJ. Distal femur fractures with complex articular involvement: management by articular exposure and submuscular fixation. Orthop Clin North Am. 2002;33(1):153-175, ix.

[5] O'Beirne J, O'Connell RJ, White JM, et al. Fractures of the femur treated by femoral plating using the anterolateral approach. Injury. 1986;17(6):387-390.

[6] Wang JW, Weng LH. Treatment of distal femoral nonunion with internal fixation, cortical allograft struts, and autogenous bone-grafting. J Bone Joint Surg Am. 2003;85(3):436-440.

第 14 章　膝

Matthew C. Morrey, Mark W. Pagnano

简介

目前，膝关节手术入路繁多，但实质上都是髌骨旁内侧入路的演变和延伸。至于究竟选择哪一种手术入路更为合适，取决于所行手术的目的：初次置换还是翻修？所有的入路都已被证实能用来顺利地完成全膝关节置换术，因而术者应该根据自己最擅长的入路去实施手术，尤其是对于改良入路。

关于皮肤切口的考虑

只要有可能，包括膝关节本身的延伸手术均应采用前正中线切口。通过向远端或近端延伸皮肤切口并掀起全层皮瓣，可显露膝关节的前、内、外侧结构。一些早年行膝关节开放手术的患者，最终大部分都会行膝关节置换术，这时前正中切口的好处便体现出来了。如果切口位于内侧或外侧，那么应该远离正中线，这样留出的皮桥（≥7cm）能够适应以后的前正中切口。如今很少有术者会选择在膝关节周围做斜向或锐角切口，因为这样的切口很难适合将来的外科手术，如全膝关节置换术需要。本章中我们阐述了那些有助于完成膝关节置换或翻修手术的入路方式，其本质上是为膝关节切开术设计的（图 14.1）。

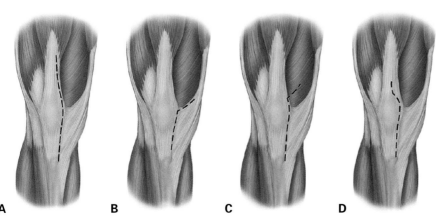

图 14.1

标准的内侧髌骨旁关节切开术

适应证

一直以来，内侧髌骨旁关节切开术已成为全膝关节置换术的标准术式。该入路改良后也可应用于其他许多手术操作中，如胫骨髓内固定、股骨髓内固定（倒打技术）以及关节软骨移植。经典的切口起于髌韧带内侧，止于肌肉腱膜联合的远端附近（图 14.2）。

患者体位

仰卧位

注意：一些刚开始开展此类手术的医生比较喜欢这种手术方式，即在不使用止血带的情况下屈膝行关节切开术。

技术

1. 皮肤切口：膝关节屈曲位，在膝正中线上做一竖直切口，长 10~14cm（图 14.3）。

2. 翻开皮瓣，从近端和远端充分显露伸膝装置。从鹅足联合肌腱位置切开，平行于髌韧带内缘切开关节囊（图 14.4）。

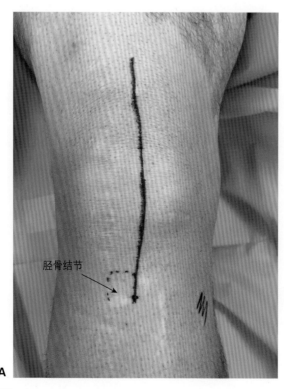

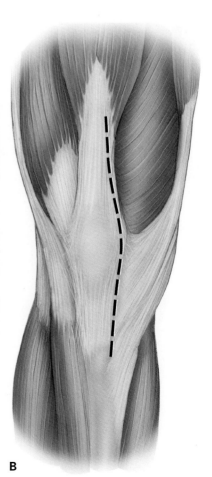

胫骨结节

A

图 14.2

B

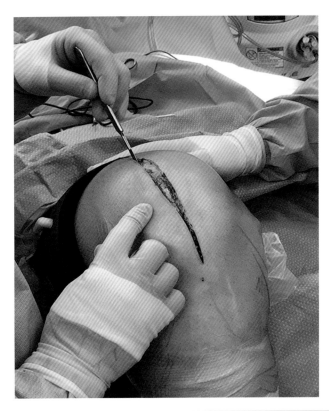

图 14.3

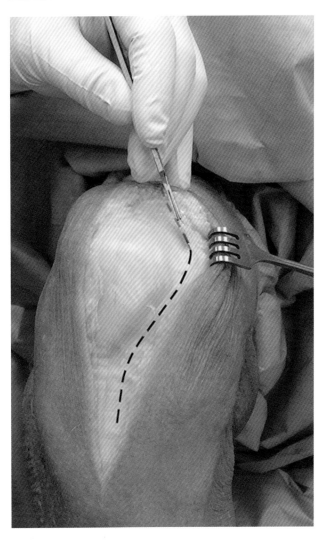

图 14.4

3. 继续沿髌骨内侧缘切开关节，很多术者喜欢保留1cm的软组织袖附着于髌骨上，以便于之后的缝合。

- **注意：** 有些术者喜欢用Insall推广的方式，即沿髌骨内侧缘本身切开关节，以改善髌骨内侧缘显露，有利于关节面重建。
- 于髌骨上极的上方，分开8cm长度的股四头肌肌腱（图14.5）。

4. 很多术者都愿意在内侧保留小的肌腱袖（1~2cm）连接股内侧肌，肌腱主体连接外侧股直肌和股外侧肌。将髌骨后脂肪垫切开（图14.6）。将髌骨翻转，膝关节屈曲（图14.7）。

- **注意：** 翻转髌骨有可能使髌韧带从胫骨结节上撕脱。如果髌韧带过度紧张，那么仅将髌骨向外侧半脱位即可。如若不然，更改术式切断股四头肌（将在后文讨论）。

5. 在全膝关节置换术中，如果膝关节在静息状态下呈内翻畸形，可在屈曲或伸直位将内侧副韧带深层纤维部分从骨膜下层剥离。在膝关节伸直位，内侧副韧带深层纤维组织可以从胫骨近端被直接切断（图14.8）。在充分显露胫骨近端后即可实施纤维的切开，此时骨膜剥离子可伸入膝关节内侧间隙，将剥离子继续伸入，松解那些紧张的纤维组织（图14.9）。或者膝关节极度屈曲后，将胫骨外旋，切断前交叉韧带，胫骨后内侧角可以从股骨前方脱位。将关节牵开钩卡在

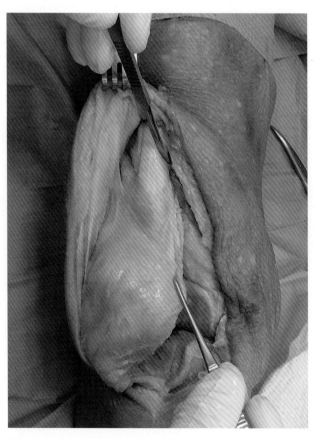

图 14.5

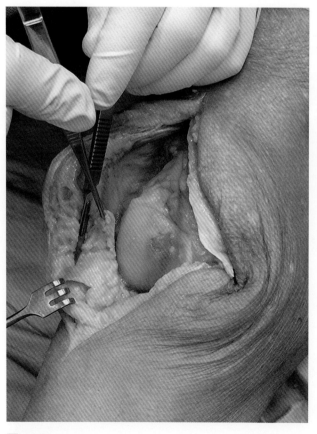

图 14.6

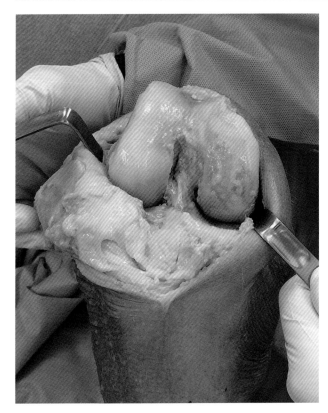

图 14.7

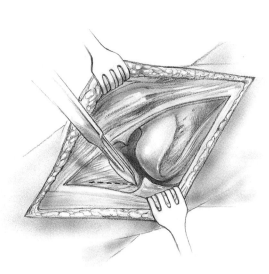

A

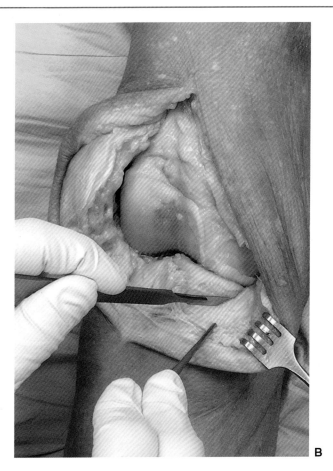

B

图 14.8

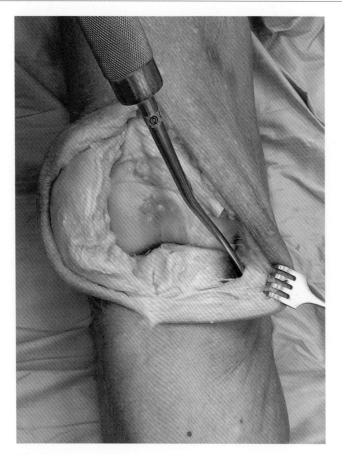

图 14.9

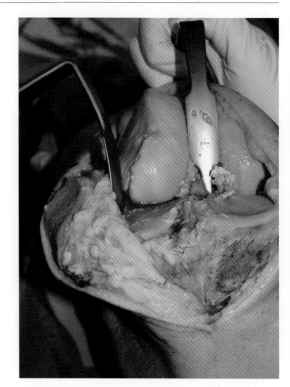

图 14.10

后交叉韧带的胫骨止点，利用杠杆作用将胫骨近端前移脱位，更好地显露术野，以便后续的截骨（图 14.10）。

股四头肌的切开

适应证

在髌骨翻转或向外半脱位时，有时髌韧带会过度紧张。此时，切开股四头肌显得十分必要。Insall 最早介绍了该方法，该技术适用于髌骨下移或手术导致的膝关节僵硬的情况。

1. 采用标准内侧髌骨旁关节切开术。

2. 切开关节囊后，切口向近侧延伸至股四头肌，并逐渐偏向外侧，跨越完整的伸膝装置，直到股外侧肌的肌肉纤维处（图 14.11）。

3. 切割角度与股外侧肌髌骨止点的纤维方向一致（60°），以便于股四头肌断端可以向远端拉伸至股外侧肌止点。

- *注意：* 切断股四头肌用途很多。大多数困难的全膝关节置换术或翻修术中可以同时实施切断股四头肌并清除髌骨周围及外侧沟处多余的瘢痕组织。

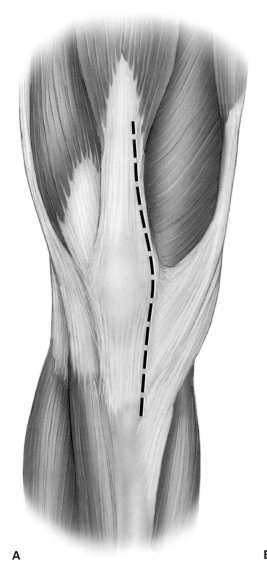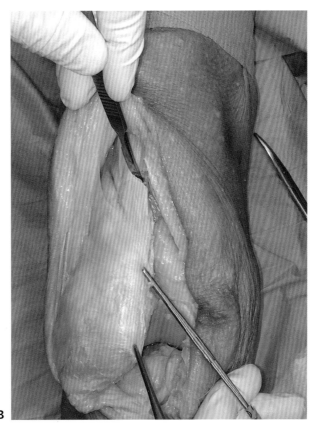

A　　　　　　　　　　　　　　　　　**B**

图 14.11

4. 间断缝合法缝合关节囊，这样切开股四头肌后不会改变患者负重时的状态。

股肌下方入路

适应证

此入路适用于常规的全膝关节置换术以及内侧单髁置换术。

因为该入路要保留伸膝装置在髌骨附着点，因而相比于关节切开术，实施该入路需要有十分明确的解剖界线。最近一项 Mayo 中心的解剖学研究证实了股内侧肌肌腱一直延伸至髌骨中极，因此，如果切口向近侧延伸至髌骨中极很有可能破坏损伤伸肌装置。

技术

1. 切口：取膝关节正中切口，可行标准的股内侧肌下入路（图 14.12）。

2. 小心翻开内侧皮瓣，明确股内侧肌的下界（图 14.13）。找到股内侧肌的远端外侧顶点并切开，切口从该点沿股内侧肌大部分肌纤维的下缘向近身侧延伸。

> ▪ *注意：* 股内侧肌以 50° 附着于髌骨，并且比医生想象的还要更向外下延伸（图 14.14）。

3. 股肌下入路关节切开术实际上是沿着股内侧肌纤维边缘从近端向远端以 50° 切除髌骨支持带和关节囊。一定要注意切口向近端延伸位置到髌骨中极，而不能将切口延伸到髌骨上极。

4. 在髌骨中极位置，切口向远端延伸，并与髌韧带的内侧缘平行（图 14.15）。

5. 髌下脂肪垫被纵向切成两半，此时髌骨可以向外侧半脱位。如果髌骨外侧半脱位困难，术者还需要将内侧髌股韧带松解，这条韧带十分紧致，位于膝关节内侧近端。该韧带松解后，髌骨可轻易向外侧脱位。

6. 如术中需要，可将髌骨向外侧翻转，同时膝关节屈曲（图 14.16）。

> ▪ *注意：* 肌肉发达和显著肥胖的患者，翻转髌骨很困难。可将髌骨恰好半脱位至外侧沟。对于低位髌骨的患者不推荐股肌下方入路。

7. 缝合关节囊时，膝关节屈曲 90° 缝合并打结，避免内侧关节囊缝合过紧。

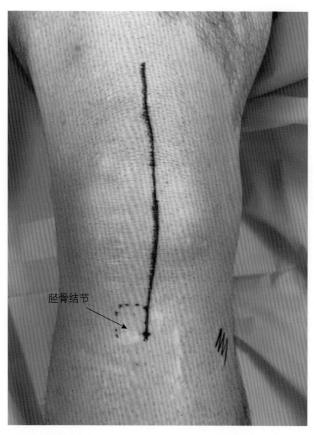

胫骨结节

图 14.12

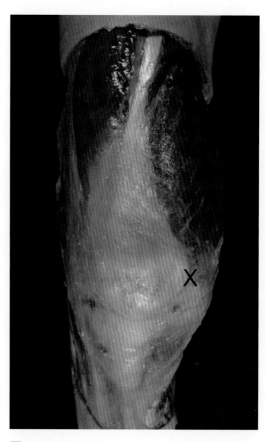

X

图 14.13

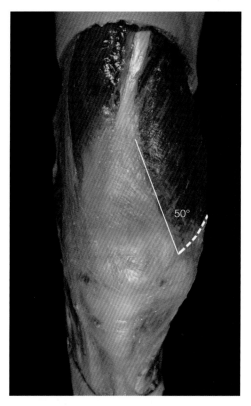

图 14.14

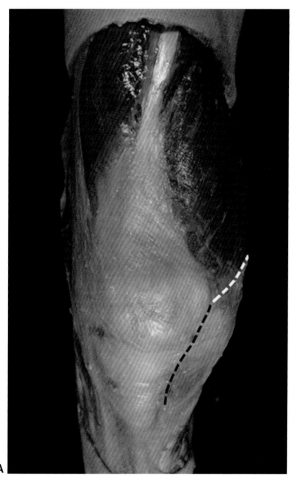

A

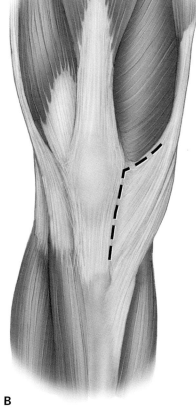

B

图 14.15

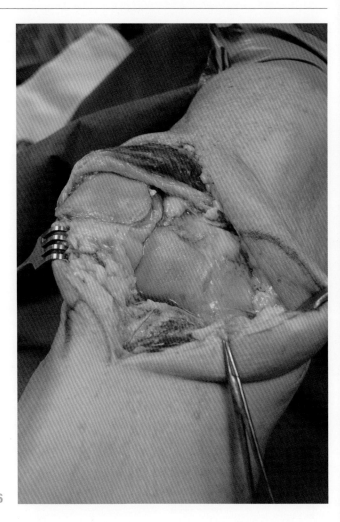

图 14.16

膝外翻时全膝关节置换术的外侧入路

适应证

对严重膝外翻患者实施全膝关节置换术时，某些术者采用膝关节前外侧入路。实施该入路时髌骨的半脱位将非常困难。作者认为，该入路适用范围非常窄，即使是对于膝外翻畸形的患者。

技术

1. 切口：实施膝关节正中切口后，将全层皮瓣向外侧翻转。

2. 股四头肌肌腱在距髌骨上极 6~8cm 处分开（图 14.17）。大多数医生会在股四头肌肌腱外侧保留少许股四头肌腱袖（1~2cm），以便后期缝合。大多数肌腱主体同股直肌和股内侧肌一起保留在内侧（图 14.18）。

3. 切口继续沿着髌骨外侧缘 1~2cm 延伸，形成软组织袖贴附于髌骨外缘，以便后期缝合。

4. 切口向膝关节远端延伸，平行于髌韧带外侧缘。髌骨可以在膝关节屈曲位时向内侧半脱位或翻转，但操作难度远大于标准内侧髌旁入路（图 14.19）。

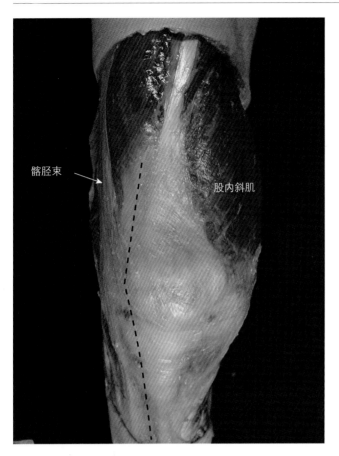

图 14.17

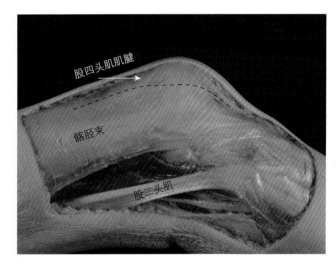

图 14.18

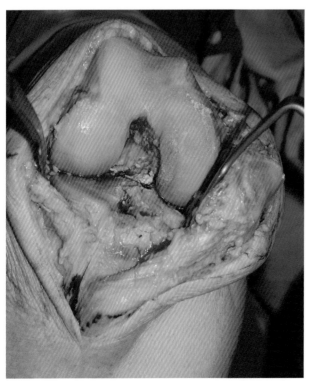

图 14.19

胫骨结节截骨术

适应证

胫骨结节截骨术并不是一个真正意义上的膝关节"手术入路"，而是作为一种技术用于辅助某种手术入路如在难度较大的初次全膝关节置换术中采用，更多情况是运用于伴有伸膝装置功能障碍的复杂人工膝关节翻修手术中，如髌骨下移（图 14.23A）。胫骨结节截骨术需要切除胫骨结节和胫骨前方皮质，在以下情况中可以考虑运用：需要植入髌韧带；髌韧带骨化而无法翻转；涉及胫骨长柄的膝关节翻修（骨水泥型或偏心柄）；多次膝关节手术造成的严重伸膝装置瘢痕形成。

技术

胫骨结节截骨的关键是设计截骨角度和方向，使得截骨足够长、足够深，从而保证精确的切骨量、合适的固定方式而促进愈合。术者应该尽量避免短、浅、平的截骨，最终会导致固定困难以及愈合不良（图 14.20）。作者推荐以下方式进行截骨：

1. 标记截骨长度（理想的长度为胫骨结节向远端 7~8cm）。膝关节翻修手术中的胫骨基座的厚度和大小也应在考虑范围之内。

2. 使用窄的锯片沿着规划的截骨线凿入骨皮质，锯片进入骨面时应与骨面成一定角度，使切骨深度足够，保证正常的骨愈合；但也不能过深，导致截骨面和翻修时插入胫骨的长柄之间没有骨组织（图 14.20）。

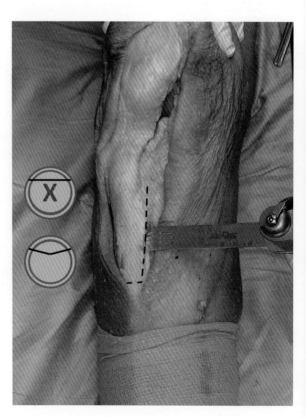

图 14.20

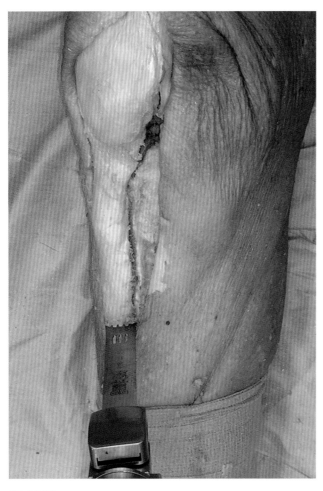

图 14.21

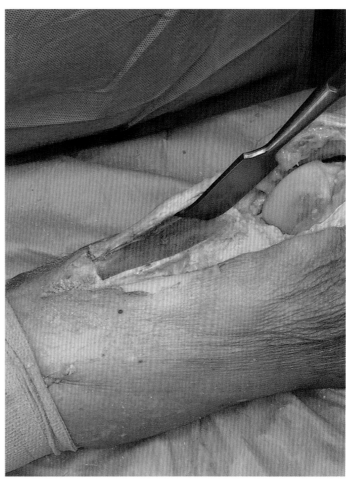

图 14.22

3. 在近端维持一个斜面骨桥结构，以便于嵌入骨片，防止因截骨量少而引起的向近端位移。

用窄锯片或骨刀从远端凿入，形成横行臂（图 14.21）。

- **注意：** 在人工膝关节翻修时，用胫骨基座作为判断截骨深度的参照。

4. 可以用骨刀或线锯从外侧凿入截骨，截骨过程中注意保护骨膜。

5. 用骨刀从内侧面撬动分离骨片（图 14.22）。

固定技术包括使用单股钢丝套扎或者螺钉（3.5 号或 4.0 号）固定，或者两者混合使用（图 14.23A、B）。在需要植入更长的胫骨柄的截骨术中，一定要格外注意尽量避免骨和金属长柄之间没有骨组织的情况。否则，会导致骨不愈合（图 14.23C）。在极少数情况下，钢丝需要绕过骨水泥或胫骨长柄，应将其同骨片一并套扎。如若使用螺钉固定，植入螺钉时要避免碰到金属长柄，并且最好使用双皮质螺钉。作者认为，如能避免，尽量不用。

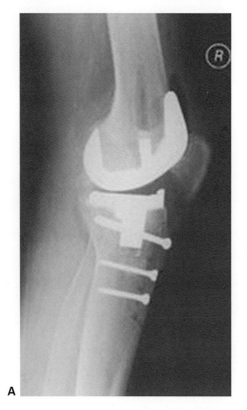

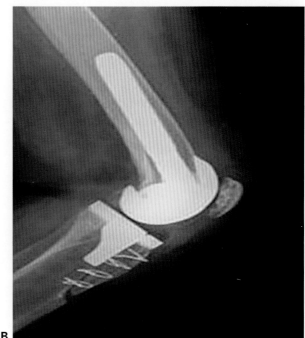

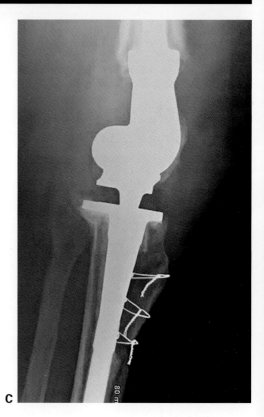

图 14.23

全膝关节置换术的微创入路

在全膝关节置换术的微创手入路方面，患者和术者都会表现出相当大的兴趣。对于全膝关节置换术微创入路的确切定义或表述仍存在争议，但是大部分学者都认同它应该有短的手术切口，避免髌骨外翻和有限的髌上囊切开。该切口与单纯手术入路有共同的特征，同时因股内侧肌处理的不同而又有所区别（图 14.24）。然而对于全膝关节置换术微创入路而言，单纯手术入路的改进无法确保手术成功。因此，相关厂家设计了改良后的新型手术器械。既往膝关节有开放手术史的患者，低位髌骨、膝关节僵硬的患者，或者皮肤条件较差的患者，不是全膝关节置换微创入路的合适人选。对于大部分外科医生来说了解松解和活动伸膝装置的原则及变化是非常有帮助的，因为这是施行该手术入路的关键。我们强烈建议外科医生在临床中开展微创手术之前，先进行专门的尸体训练。事实上，该书的编审较之 "最低限度的" 更偏向与 "有限的" 这一术语，因为它蕴含着一个更优化的概念，那就是，以最少的显露去实施手术，同时没有增加额外的风险。在撰写本章时，医生们对于 "微创入路" 的热情实际上在衰减，而更多的是支持 "有限入路" 概念。

三向入路

适应证

该入路被用于全膝和单髁关节置换术中。该入路现在使用得很少，但是仍值得一提。

优点：非常有限地切开，可以按指示延伸。

缺点：需要丰富的经验，对于畸形和过度的僵硬膝关节必须进行延伸。

技术

1. 切开：行前正中切口，识别股四头肌肌肉和肌腱。

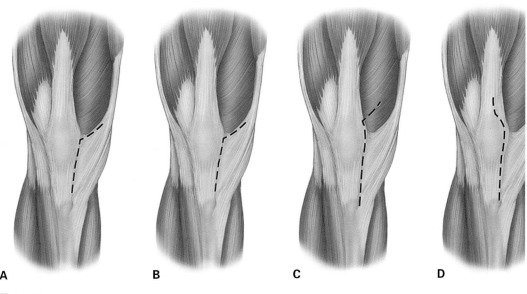

A   **B**   **C**   **D**

图 **14.24**

2. 膝关节屈曲 90°，从髌骨近端 3 指宽开始，股四头肌肌腱内侧近端至远端 2cm 进行关节切开（图 14.25）。

3. 这就意味着关节切开术包括横向切断髌骨近端及内侧的切断股内侧肌。

4. 该关节切开向远端可延伸至髌骨内侧缘和髌韧带内缘。切掉脂肪垫，膝关节伸直状态下外翻髌骨，然后再次屈曲膝关节。

5. 关闭切口时，术者会发现股四头肌肌腱边缘实际上向内侧延伸至股内侧肌切断的肌纤维的下方。因此，这就有了合适的组织进行缝合及关闭关节。

小切口股肌下入路

适应证

股肌下微创入路提供足够的双髁显露，保留了整个伸膝装置在髌骨的附着，避免髌骨外翻，同时允许快速及可靠地关闭膝关节。

- 评论：就像所有的微创技术一样，该入路中撑开器的安放和小腿的位置对于操作过程中的显露有重要的作用。术者可以通过渐进的方式来学习该技术，使用股肌下入路标准切开，不外翻髌骨，然后逐步缩小切口的长度。

技术

1. 切口：前正中切口，从髌骨上极至胫骨结节顶端（图 14.26）。

2. 将内侧皮瓣翻起，辨别股内侧肌下缘（图 14.27）。

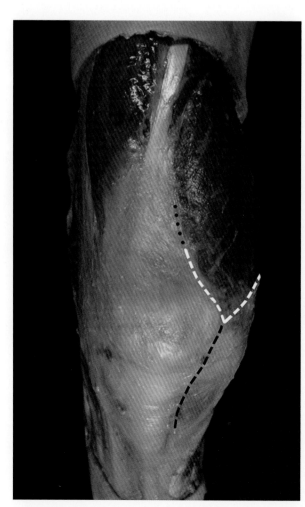

图 14.25

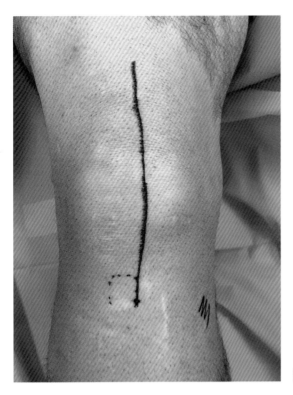

图 14.26

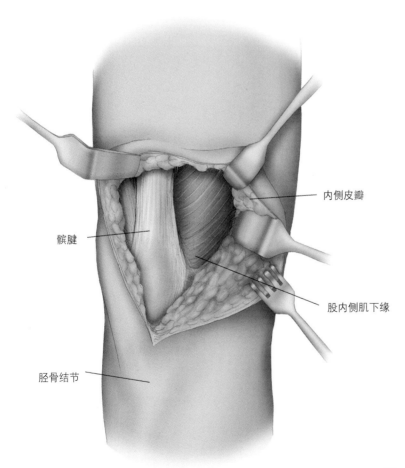

髌腱

内侧皮瓣

股内侧肌下缘

胫骨结节

图 14.27

3. 髌骨内侧缘切开 5~8cm，于股内侧肌下缘切开筋膜，继续行关节囊切开，在与髌骨中部内侧成 50° 角处切开股内侧肌纤维（图 14.28）。

4. 进入髌骨中极时注意保护腱性三角，这时可以取掉牵开器。如果肌腱没有保护好，牵开器将从近端滑入并损坏股内侧肌斜形纤维。关节切开的远端平行于髌韧带。

5. 髌骨无须翻转。将一弯曲的 Hohmann 牵开器安放在内侧，同时屈曲膝关节至同时显露双侧股骨髁，行股骨远端截骨。

6. 行内侧副韧带深层骨膜下剥离，显露胫骨近端，然后将另一弯的 Hohmann 牵开器放于胫骨内后侧，然后将撬骨板安放于胫骨后方后交叉韧带胫骨侧止点周围（图 14.29）

7. 胫骨截骨，这为股骨的测量和旋转定位（膝关节微创手术中最困难的部分）提供更大的操作空间。股骨截骨完成后，于屈曲位安放撑开器，直视下清除凹槽处的骨赘、交叉韧带、内外侧半月板和后方的骨赘。安装试模，膝关节截骨完成。

8. 将髌骨翻转 90°，但不是完全翻过来，由内至外截骨行髌骨表面置换。

9. 骨水泥优先安放于胫骨托上，其次是股骨，插入胫骨高交联聚乙烯内衬，最后行髌骨置换。松止血带，特别地检查股肌下处，确保无出血。

10. 间断缝合关闭关节囊，膝关节屈曲 90° 拉紧和打结缝线是非常有用的，可以避免中部关节囊过紧。逐层缝合切口（图 14.30）。

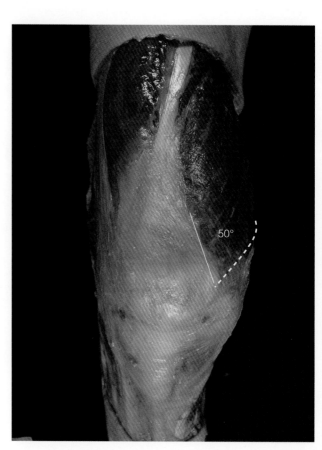

图 14.28

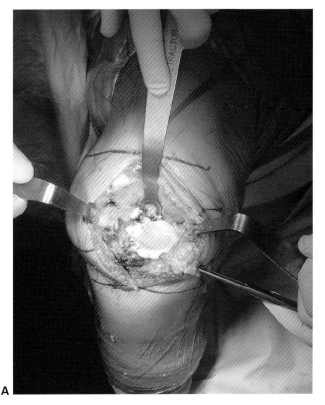
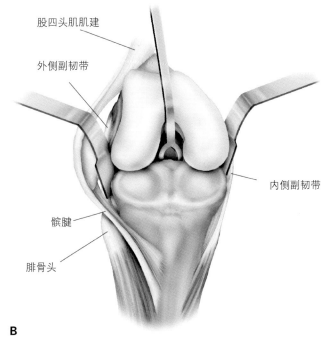

股四头肌肌建

外侧副韧带

内侧副韧带

髌腱

腓骨头

图 14.29

小切口股内侧肌入路

在作者看来，该入路的意义有限，但是提供了同股肌下入路一样的膝关节的显露。

技术

1. 切口：中线切口，从髌骨上极至胫骨结节远端或中央。
2. 内侧关节切开，从胫骨结节内侧 5mm 延伸至近端髌骨缘内侧（图 14.31）。

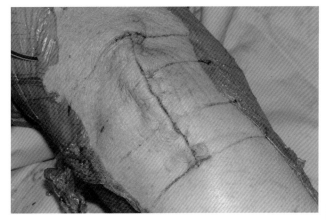

图 14.30

3. 于髌骨内上缘，从近端内侧股内侧肌纤维之间 2cm 处行关节切开。

4. 使用弯曲的 Hohmann 牵开器牵开髌骨，但不是翻转，切除髌下脂肪垫，切除内侧半月板前角（图 14.32）。

5. 屈膝 70°~90°，使用 Whitesides 描述的前后轴来进行股骨旋转定位。

6. 安装远端截骨导板并截骨。测量股骨大小，通过截骨导板，完成股骨最终截骨。

7. 使用弯的 Hohmann 牵开器置于胫骨内外侧缘显露胫骨，使用骨撬将胫骨撬向前方。

8. 胫骨截骨导板专门为小切口做了改进，此处非常有帮助。安全地截除胫骨外侧显得非常困难，髌韧带周围使用窄锯片截骨是非常有帮助的。

9. 去除胫骨近端骨片，于屈曲位安放撑开器，直视下去除骨赘、交叉韧带、后方半月板。

10. 安装试模，膝关节截骨完成。

11. 最后准备髌骨。先于胫骨侧安放骨水泥，其次股骨侧，然后再是髌骨。

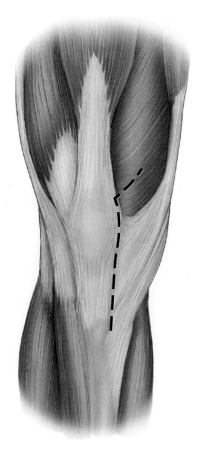

图 14.31

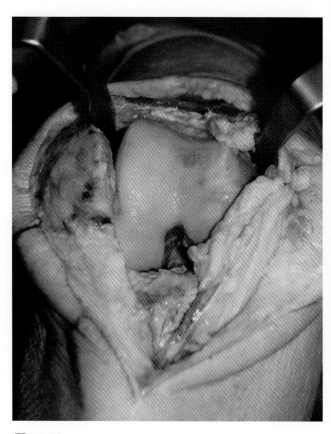

图 14.32

小切口内侧髌骨旁入路

适应证

小切口髌骨旁入路拥有随时可以转换成标准内侧髌骨旁入路的优势。适应证与膝关节置换术的其他微创入路相似。

技术

1. 切口：中线或偏内切口，从髌骨上极至胫骨结节最高点。

2. 内侧髌骨旁的关节切开与标准髌骨旁入路相似，除了股四头肌近端切开只有2~4cm（相对于8~10cm的标准切口）（图14.33）。切口可根据需要向股四头肌中部延伸（图14.34）。

　■ *注意：* 如果髌骨向外侧脱位困难，那么关节切开可切得更近一些。

3. 依据术者的正常操作流程，改良的器械被用来完成截骨。某些术者倾向于先截胫骨，在这一入路中可以完成。

4. 使用弯曲的Hohmann牵开器置于内外侧保护侧副韧带，撬骨板安放于后方，充分显露胫骨并安全截骨。

5. 先截除胫骨为剩下的操作提供了足够的空间，无论是在屈曲还是伸直状态。

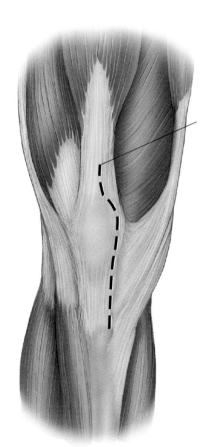

关节切开后切口向近端延伸2~4cm

图 14.33

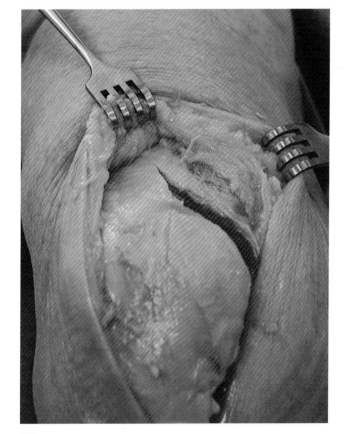

图 14.34

6. 参考股骨髁前后轴行股骨旋转定位（图 14.35）。

7. 安放好合适的牵开器后，确定股骨髁上轴。进行软组织平衡，安装试模。

8. 去除试模，将髌骨翻转 90°，准备好髌骨，完全伸直膝关节，翻转髌骨由内向外截骨。

9. 一般来说，先安放骨水泥于胫骨侧，然后是股骨和髌骨。

■ *注意：* 在所有微创膝关节置换入路中，外科医生应该在关闭前特别注意股骨和胫骨周围残留的骨水泥。当髌骨脱位或没有翻转时，这些地方经常是被掩盖的。

■ *注意：*

1. 一些外科医生使用一种更加有限的髌骨旁入路，关节切开后切口止于髌骨上极（图 14.36）。这种入路被赋予一个标志性术语"股四头肌保留技术"，因为它不牵涉股内侧肌的分离，而是从内侧髌骨上极进入至中部。

2. 相比其他任何一种微创膝关节置换术入路，这种入路显露的范围最小（图 14.37）。

■ *注意：* 因为有限的视野，该入路中必须使用由内向外截骨的器械完成，同时要求部分截骨依靠徒手来操作。另外，必须先行髌骨截骨，因为该入路增加了因牵开器安放不当导致截骨损伤的可能性。正如推测的那样，作者不推荐使用该入路进行关节置换手术。

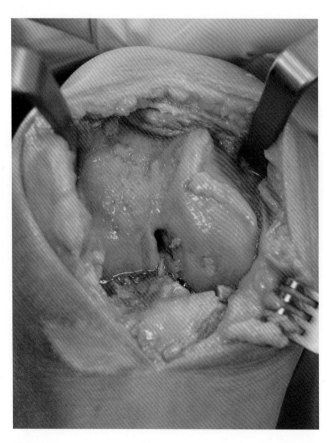

图 14.35

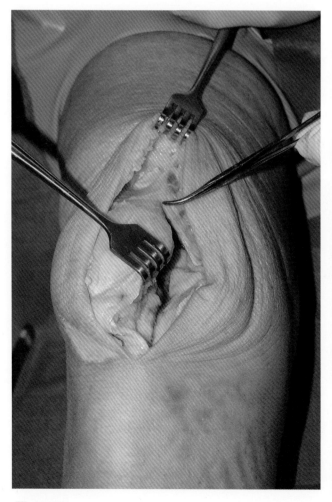

图 14.36

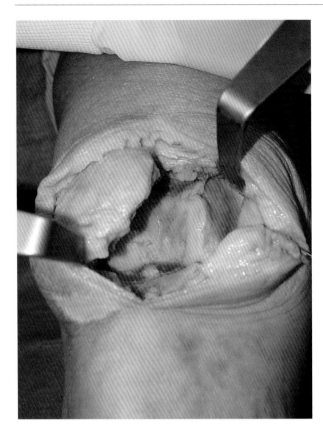

图 14.37

膝关节后外侧角重建的外侧延伸入路

适应证

　　广泛的后外侧角重建的外侧延伸入路被用来进行后外侧角稳定韧带和关节囊结构的修复或重建。其重要标志可被扪及：Gerdy 结节、腓骨头和腓神经以及外侧髁（图 14.38）。

技术

　　1. 切口：皮肤切口近端位于髂胫束后方 10%，远端延伸至腓骨头和 Gerdy 结节之间（图 14.39）。

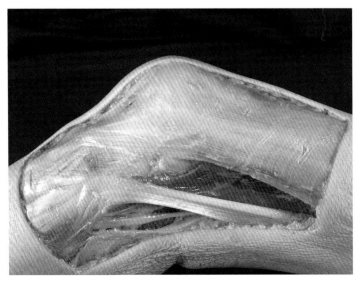

图 14.38

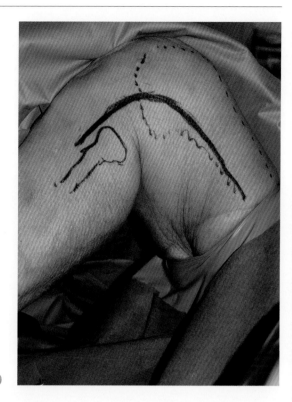

图 14.39

2. 纵向切开髂胫束，找到侧副韧带和腘肌位于外上髁的止点（图 14.40）。

3. 用股二头肌肌腱来辨认腓总神经，其走行于该肌腱后方。膝关节后外侧角很容易被识别。

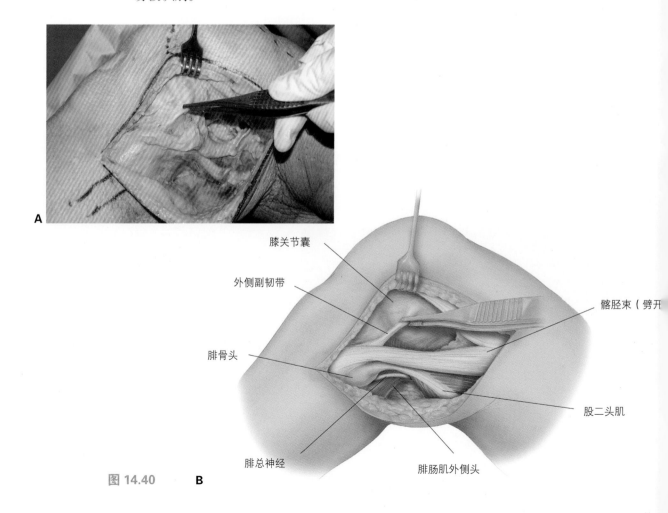

膝关节囊

外侧副韧带

髂胫束（劈开

腓骨头

股二头肌

腓总神经

腓肠肌外侧头

图 14.40   B

腘窝和后交叉韧带起点的后侧入路

适应证

此后侧入路可用来进入腘窝后方的神经血管结构，直视后交叉韧带胫骨侧附着点。

技术

1. 切口：使用屈曲褶皱的"S"形切口（图 14.41）。

2. 切开腘筋膜，显露神经血管束（图 14.42）。

3. 小隐静脉位于中央，且常与腓肠内侧皮神经伴行，该神经为胫神经分支。腘动静脉位于胫神经的深面（图 14.43）。血管的分支分布于外侧（图 14.44）。因此，将神经血管束牵向一边，可直接到达膝关节后部（图 14.45）。

4. 除此之外，显露后交叉韧带胫骨侧附着点，可从腓肠肌内侧头的内侧切开。

5. 将腓肠肌内侧头牵向一边越过中线，可很好地显露后交叉韧带胫骨附着点，同时也能很好地保护神经血管束。

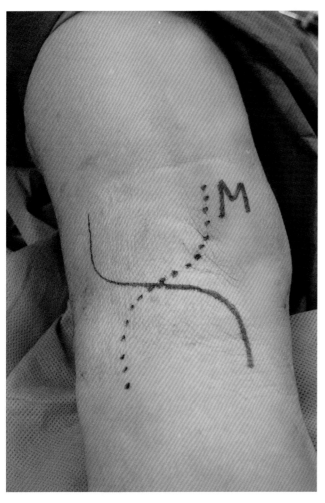

图 14.41

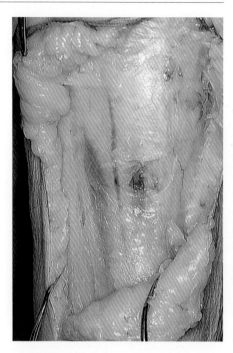

图 14.42

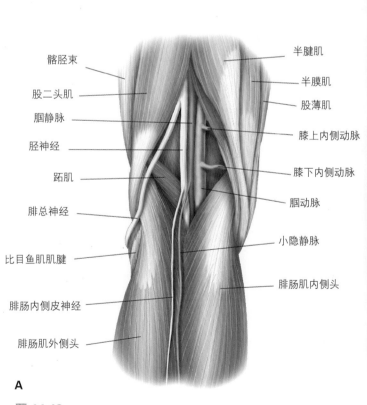

髂胫束

股二头肌

腘静脉

胫神经

跖肌

腓总神经

比目鱼肌肌腱

腓肠内侧皮神经

腓肠肌外侧头

A

半腱肌

半膜肌

股薄肌

膝上内侧动脉

膝下内侧动脉

腘动脉

小隐静脉

腓肠肌内侧头

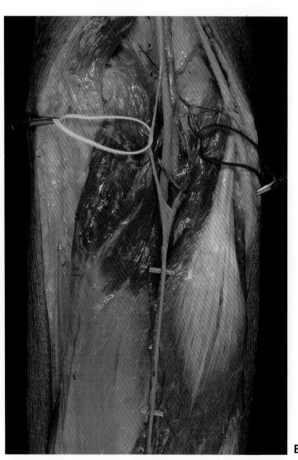

B

图 14.43

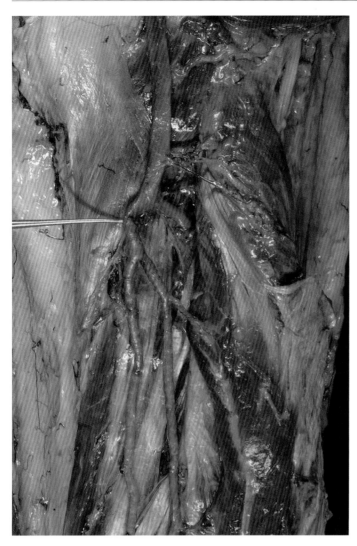

图 14.44

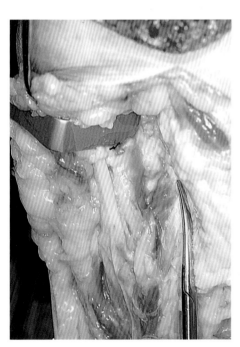

图 14.45

参考文献

[1] Anand A, Adala R, Kumar M, et al. A concise review of surgical exposures for revision knee arthroplasty. Surg Sci. 2012;3: 256-260. http://dx.doi.org/10.4236/ss.2012.35051, http://www.SciRP.org/journal/ss.

[2] Bezwada HP, Mont MA, Bonutti PM, et al. Minimally invasive lateral approach to total knee arthroplasty. In: Berger RA.

[3] Scuderi GR, Tria AJ, eds. MIS Techniques in Orthopedics. New York, NY: Springer; 2006.

[4] Boerger TO, Aglietti P, Mondanelli N, et al. Mini-subvastus versus medial parapatellar approach in total knee arthroplasty. Clin Orthop Relat Res. 2005;440: 82-87.

[5] Buechel FF. Lateral approach. In: Lotke PA, ed. Master Techniques in Orthopedic Surgery: Knee Arthroplasty. New York, NY: Raven Press; 1995.

[6] Fisher DA, Trimble SM, Breedlove K. The medial trivector approach in total knee arthroplasty. Orthopedics. 1998;21(1):53-56.

[7] Garvin KL, Scuderi GR, Insall JN. Evolution of the quadriceps snip. Clin Orthop Relat Res. 1995;321: 131-137.

[8] Hoffman AA, Plaster RI, Murdock LE. Subvastus approach for primary total knee arthroplasty. Clin Orthop. 1991;269: 70.

[9] Insall JN. A midline approach to the knee. J Bone Joint Surg. 1971;53-A;1584-1586.

[10] Jacob RP. The arthroscopic meniscal repair: techniques and clinical experience. Am J Sports Med. 1991;16: 137-141.

[11] Lam J, Ries M, Vail TP, et al. Surgical exposures in revision total knee arthroplasty. OKOJ. 2008;6(4).

[12] Laskin RS, Beksac B, Phongjunakorn A, et al. Minimally invasive total knee replacement through a mini-midvastus incision: an outcome study. Clin Orthop. 2004;428: 7 4-81.

[13] Roysam GS, Oakley MJ. Subvastus approach for total knee arthroplasty: a prospective randomized and observer blinded trial. J Arthroplasty. 2001;16: 454-457.

[14] Sanna M, Sanna C, Caputo F, et al. Surgical approaches in total knee arthroplasty. Joints. 2013;1(2):34-44.

[15] Scuderi GR, Tenholder M, Capeci C. Surgical approaches in mini-incision total knee arthroplasty. Clin Orthop Relat Res. 2004;428: 61-67.

[16] Thienpont E. Revision knee surgery techniques. EFORT Open Rev. 2016;1: 233-238. doi: 10.1302/2058-5241.1.000024.

第 15 章　小腿（胫骨和腓骨）

Michael E. Torchia, Joseph R. Cass, Luther H. Wolff Jr

相关解剖

介绍

　　了解小腿的总体解剖对于采取特殊的手术入路处理胫骨和腓骨时很有帮助。软组织和骨解剖在不同的个体中基本相同。熟知正常的结构就能很好地识别与病理过程相关的异常解剖，例如骨折、畸形、肿瘤等。

4 个肌间室

　　就解剖而言，小腿指膝关节与踝关节之间的肢体。小腿主要包含 4 个肌间室（图 15.1）。

　　前间室由 3 块肌肉即胫骨前肌、踇长伸肌和趾伸肌组成（图 15.2）。这些肌肉由腓总神经的第一分支——腓深神经支配。血供由胫前动脉提供。

　　外间室由 2 块肌肉即腓骨长肌和腓骨短肌组成（图 15.2）。上述肌肉由腓浅神经支配。血供由腓动脉提供。

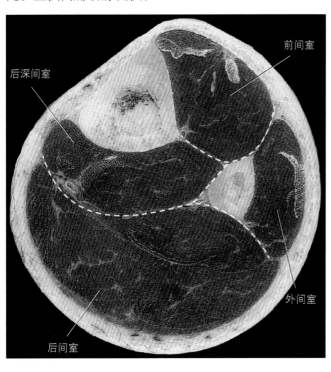

图 15.1　小腿的 4 个肌间室

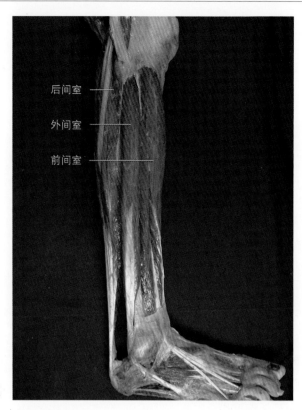

图 15.2　小腿后间室、外间室及前间室的关系

后间室

外间室

前间室

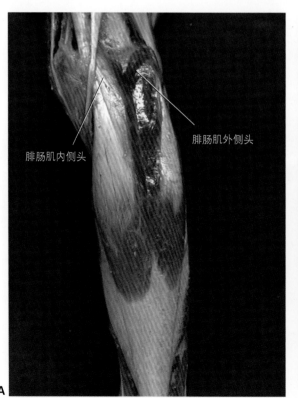

腓肠肌内侧头

腓肠肌外侧头

A

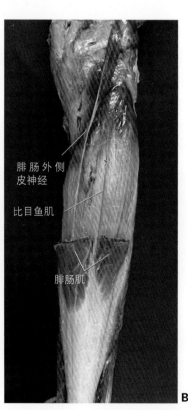

腓 肠 外 侧
皮神经

比目鱼肌

腓肠肌

B

图 15.3　（A）腓肠肌内、外侧头后面观。（B）腓肠外侧皮神经位于比目鱼肌与腓肠肌之间

后间室由腓肠肌、比目鱼肌和跖肌组成（图 15.3）。

后深间室由胫骨后肌、蹈长屈肌和趾长屈肌组成。上述肌肉由胫神经支配，胫后动脉供血。

血管解剖

营养小腿的动脉均来自腘动脉。在膝关节远侧，腘动脉分出 3 支，此处被称为"分叉部"（图 15.4）。在分叉部远侧，胫后动脉和腓动脉始终在骨间膜后方走行，而胫前动脉穿过骨间膜后走行于前间室。

神经支配

小腿有 5 种主要神经：隐神经、胫神经、腓肠神经、腓浅神经和腓深神经。隐神经和大隐静脉伴行，支配小腿内侧的感觉。胫神经在后深间室，在胫后动脉的外侧与之伴行（图 15.5A）。腓肠神经皮支是胫神经的分支，位于小腿的后正中面上，支配小腿后方和踝关节外侧面的感觉（图 15.5B）。腓浅神经由腓总神经分出，支配腓骨长、短肌，该神经一直向远端走行到达足背。尽管腓浅神经的走行存在较大的变动，但通常位于前间室，位于外踝近侧 10~12cm 处，支配足背的感觉，但不包括第 1、2 趾相对缘背侧（第一韦伯间隙）。腓深神经走行于前间室，与胫前动脉伴行，支配第 1、2 趾相对缘背侧的感觉。

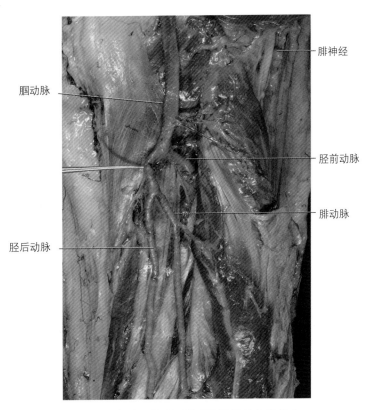

图 15.4 膝后面观显示腘动脉远侧的 3 条分支

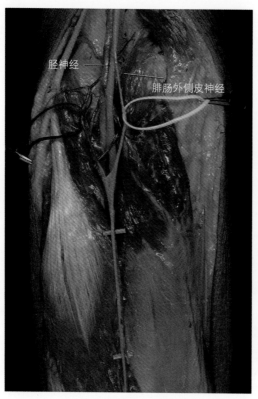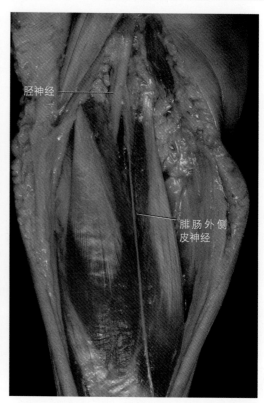

图 15.5　腓肠外侧皮神经，为胫神经的第一分支

显露

生物学概念

大部分情况下，胫腓骨的显露是为了骨折的复位和固定。因为骨折愈合取决于骨的血供，因此最大限度地减少骨和软组织的失活是非常必要的。这些生物学入路率先在瑞士开展，涉及理想切口、最小牵拉力，最重要的是最低限度减少医源性的骨膜剥离。与此原则有关的一个例子是间接复位和肌肉下接骨板治疗长骨骨折。

胫骨近端

胫骨近端前外侧入路

适应证
胫骨平台骨折

体位
患者取仰卧位，膝关节于半屈曲位以获得最大程度的韧带和关节囊松弛。

技术
1. 通常，在气压止血带充气之前先使用股骨牵开器。

2. 可采取直切口或者弧形切口，但应能充分显露 Gerdy 结节（图 15.6）。

3. 纵向切开髂胫束，并从 Gerdy 结节上进行剥离（图 15.7）。尽可能保持完整的筋膜瓣以在闭合切口时使接骨板获得良好的覆盖。

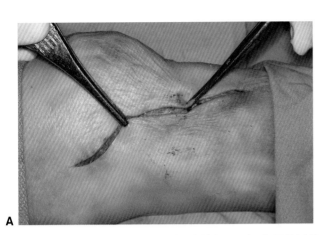

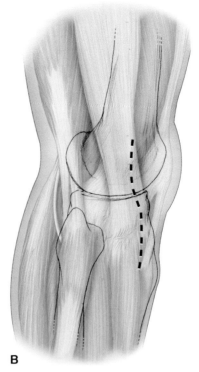

图 15.6 （A）胫骨近端前外侧入路的切口。（B）胫骨近端前外侧入路的切口

> ■ *注意:* 向前或向后扩大剥离髂胫束取决于骨折的类型，但是向前不应超过髌腱，
> 向后不超过腓骨头。

4. 近端显露髂胫束和膝关节囊之间的间隙。

5. 远端分离前间室筋膜，挑起前间室肌肉的起点并根据需要向后外侧牵开以显露
胫骨近端（图 15.8）。

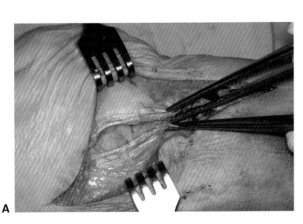

图 15.7 （A，B）顺纤维纵向劈开髂胫束

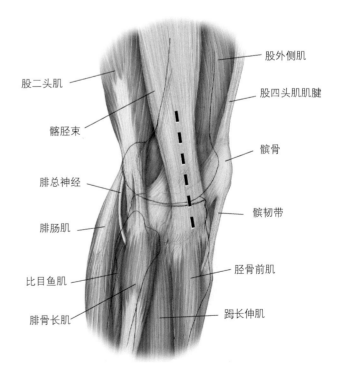

股外侧肌

股四头肌肌腱

髌骨

髌韧带

胫骨前肌

踇长伸肌

股二头肌

髂胫束

腓总神经

腓肠肌

比目鱼肌

腓骨长肌

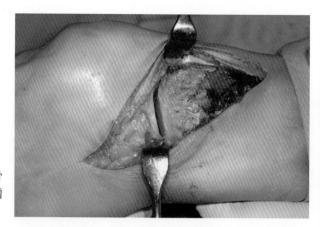

图 15.8 半月板下方切开后可显露胫骨外侧平台关节面。通过内翻及关节可增加显露

- **注意：** 在进行肌肉剥离时尽可能在骨膜深面进行，即骨膜下剥离。
- 远端扩展取决于需要何种程度显露干骺端。如果使用肌肉下接骨板，可以在远端取第二个切口以安全地插入接骨板。

6. 在大部分病例中，需要在半月板下方切开关节，从而可以直视下复位关节面以及检查外侧半月板（图 15.9）。应尽可能在半月板胫骨韧带的胫骨侧留置组织袖，以便于关节及半月板修复术切口的闭合。

- **注意：** 当获得外侧胫骨平台的后方的直视时，可以在腓侧副韧带的后方进行半月板下显露，此时可以将"Z"形拉钩置于腘肌裂孔。

胫骨近端后内侧入路

适应证

胫骨平台骨折。

- **注意：** 大部分伴随内侧粉碎的双髁骨折需要双入路以进行骨折的精准复位和坚强固定。内侧胫骨平台需要首先处理。以内侧平台为基础，视软组织的情况可同时或分期处理外侧平台。

体位

- 仰卧位：可在对侧臀后塞一衬垫以获得更好的内侧显露。以该体位可同时进行外侧和内侧的显露。仰卧位的弊端是不利于进行内侧平台的精准复位，除非是扩大显露，将患肢抬起后在下方进行操作。
- 俯卧位：该体位可获得充分的后方显露，但是限制了内侧和前内侧的显露。处理外侧时需要更换体位。

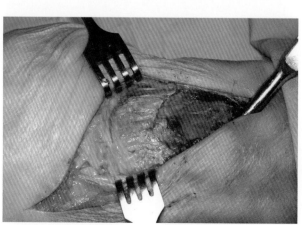

图 15.9 从格迪结节上游离髂胫束，伸肌的附着点可视术中显露情况而决定是否剥离

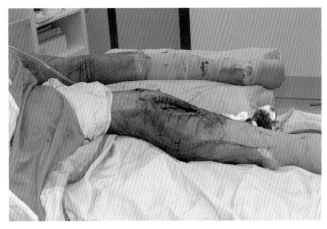

图 15.10　术中照片显示于患侧朝下的侧卧位治疗左侧后内侧胫骨平台骨折。健肢放置于 Mayo 架的软垫上。让对侧保持可随意活动以便于术中透视。在隐神经处放置一软管以便于保护。在切口深部，可见接骨板位于内侧腘绳肌和腓肠肌内侧头之间

- 患侧朝下的侧卧位（图 15.10）：该体位可获得最广泛的内侧平台显露，在处理严重的内侧平台粉碎性骨折时较为有用。双侧下肢都要进行消毒铺单，并且在处理外侧时需要更换体位。

技术

1. 切口沿胫骨后缘并向近端扩展至腘横纹上方（图 15.11）。
2. 识别隐神经，游离并予以保护（图 15.12）。
3. 分离鹅足肌腱并向前牵开；松解腓肠肌内侧头筋膜（图 15.13）。向后牵拉腓肠肌内侧头以显露胫骨平台后内侧（图 15.14）。

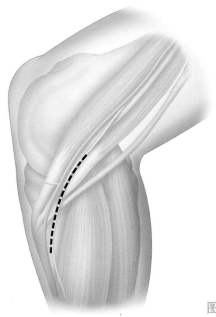

图 15.11　切口

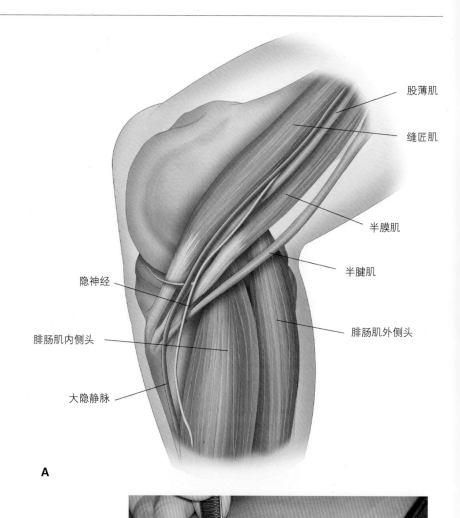

股薄肌

缝匠肌

半膜肌

半腱肌

腓肠肌外侧头

隐神经

腓肠肌内侧头

大隐静脉

A

图 15.12 （A，B）患者取仰卧位，髋关节置于屈曲、外旋位。近端为读者的右边，后方为图片底部，右侧镊子所指的为鹅足，左侧镊子所持的为隐神经

B

- **注意：** 可能需要在后内侧胫骨上松解一部分腘肌起点，以能观察到骨折或允许植入支撑钢板。

4. 近端，可能需要松解一部分半膜肌止点，从而允许更靠后靠近侧放置支撑钢板（图 15.15）。

胫骨干、腓骨干

胫骨干前内侧入路

适应证

在无法使用髓内钉时该入路非常有用。最好的例子就是适用于胫骨内植物牢固内

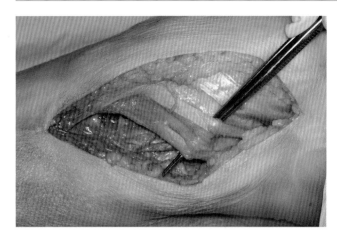

图 15.13　镊子挑起鹅足

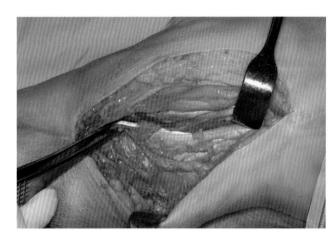

图 15.14　右侧拉钩拉住鹅足。右侧镊子所指为腓肠肌内侧头筋膜

侧软组织情况良好的假体远端骨折。如果内侧软组织挫伤或擦伤，可使用前外侧入路（见下文）。

技术

胫骨前内侧嵴自鹅足止点至内踝均可被扪及。通常沿着胫骨前内侧嵴的内侧做纵向切口以利于软组织的闭合。胫骨前 2/3 将被显露。除鹅足止点外，前内侧的所有软组织均可被剥离。此处唯一需要注意保护的结构是隐神经和大隐静脉。

- **注意：** 因为前内侧软组织少的缘故，前内侧入路相对简单，但是就切口愈合而言，该入路存在一定的风险。基于这一原因，很多创伤骨科医生会利用间接复位技术，于近远端各做一个小切口皮下植入钢板。钢板植入完整的皮肤下面，确保通过这两个小切口进行胫骨操作或使用经皮螺钉。

胫骨干前外侧入路

胫骨干前外侧软组织相对较多，而且被胫骨前部的肌肉良好覆盖。

- **注意：** 胫骨前外侧是放置肌肉下接骨板的理想部位。

技术

1. 切口：沿胫骨前嵴外侧取纵向切口。
2. 分离筋膜，在内侧进行操作，找到胫骨前肌和前侧间室的筋膜之间的间隙。
3. 随后找到胫骨前肌与骨膜之间的间隙。向后方牵开肌肉以保护腓深神经和胫前动脉。

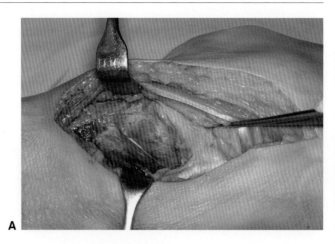

A

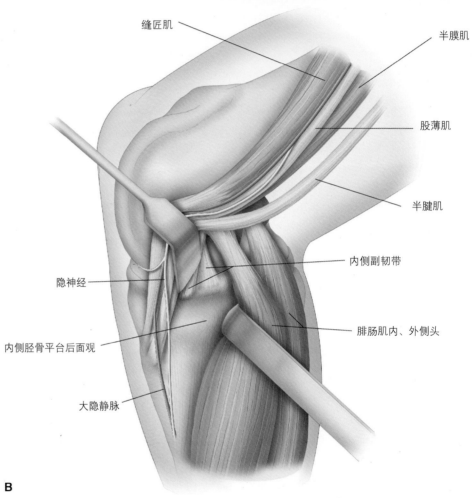

图 15.15 （A，B）腓肠肌
被牵向后方以显露内侧胫骨
平台的后面。内侧副韧带的
斜束就位于镊子的远侧

B

缝匠肌
半膜肌
股薄肌
半腱肌
内侧副韧带
隐神经
腓肠肌内、外侧头
内侧胫骨平台后面观
大隐静脉

胫骨干后外侧入路

适应证

胫骨干后外侧入路主要用于创伤后胫骨需植骨且合并前内侧软组织条件差的患者。
随着胫骨髓内钉的发展，该入路的使用率较以往更少了。

体位

患者取俯卧位或侧卧位。

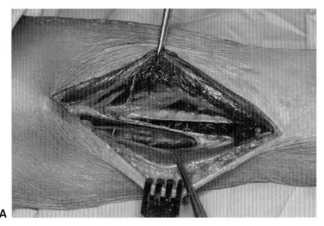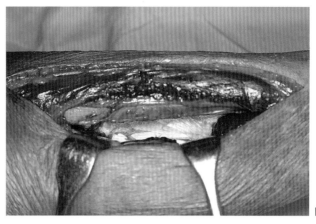

图 15.16 （Ａ）胫骨后外侧入路。腓骨肌腱被牵向前方。比目鱼肌被牵向后方，可见腓骨位于切口中央。（Ｂ）腓骨的后内侧面向前成角，其中一个面直接与骨间膜相延续。将后间室肌肉从骨间膜上游离直至显露胫骨。此时，可在切口底部直视胫骨干

技术

1. 切口：在腓骨后方取纵向切口。

2. 分离：平行于皮肤切口纵向切开筋膜。自比目鱼肌与腓骨之间的间隙进入。从腓骨上剥离比目鱼肌，进入后深间室。将跛屈肌自腓骨上分离（图 15.16A）。

3. 腓动静脉位于跛长屈肌深面。将余下的深部屈肌从骨间膜上分离，此时可显露胫骨（图 15.16B）。

- **技巧／教训：**经常由于瘢痕的原因，由近端入路到达目标部位更加容易，其解剖间隙更加清楚。尽管可在骨间膜前方做类似的切口，也可以取更靠前外侧的切口，但这样做会大幅度增加神经血管束损伤的风险。

腓骨干外侧入路

适应证

骨折复位和内固定、腓骨骨折不愈合的截骨术或带血运骨移植，均可采取直接腓骨干外侧入路。

切口

皮肤切口通常位于腓骨后缘，自外踝尖向近侧延伸至腓骨头。

技术

通常从比目鱼肌后方与腓骨肌前方的间隙进入到达腓骨（图 15.17）。

- **注意：**软组织主要附着在腓骨的近 2/3。

- **技巧／教训：**如需扩大显露，要注意近侧的腓总神经，其绕腓骨颈而行。在远端，需要保护腓浅神经。

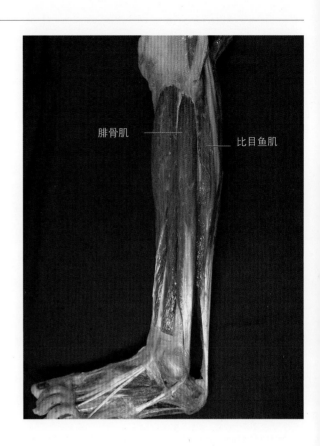

腓骨肌

比目鱼肌

图 15.17 单切口进行间室减压

胫腓骨远端

前内侧入路

适应证

部分 Pilon 骨折。

- **注意：** 胫骨远端骨折合并外侧压缩塌陷，前内侧入路特别适合用于植入支撑钢板。

体位

仰卧位或仰卧位。

如果患者取仰卧位，可将对侧髋部下方垫高，将同侧髋屈曲及外旋。

技术

1. 切口在胫前肌肌腱的内侧（图 15.18）。

2. 辨认隐神经并予以保护（图 15.19）。

3. 将胫前肌肌腱以及其他结构一起牵向外侧（图 15.20）。

胫骨远端前外侧入路

适应证

部分 Pilon 骨折

- **注意：** 该入路适用于紧邻胫骨后肌肌腱的后踝垂直剪切骨折时植入后方小型抗滑接骨板。

体位

1. 切口：跨踝关节取纵向切口，正对第 4 跖骨（图 15.21）。

2. 辨认并保护腓浅神经（图 15.22）。

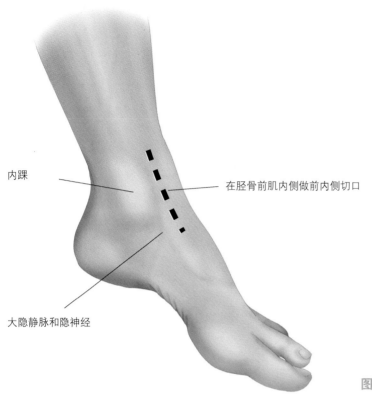

内踝

在胫骨前肌内侧做前内侧切口

大隐静脉和隐神经

图 15.18　胫骨远端前内侧入路

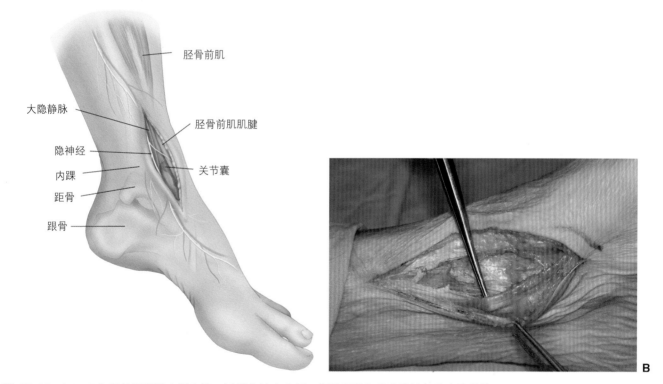

胫骨前肌

大隐静脉

胫骨前肌肌腱

隐神经

内踝

关节囊

距骨

跟骨

B

图 15.19　（A，B）胫骨远端前内侧入路。近端为读者左侧。镊子所挑起的为隐神经和大隐静脉

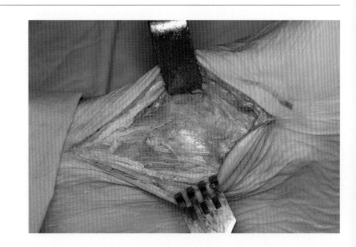

图 15.20 拉钩牵开胫前肌肌腱，踝关节囊位于其下方

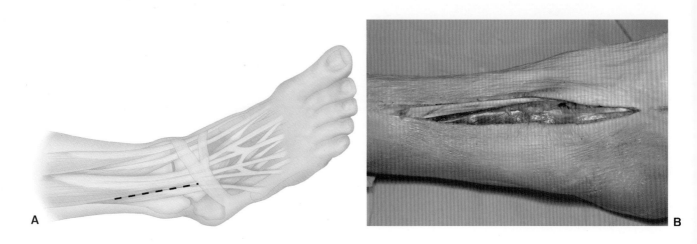

图 15.21 （A，B）胫骨远端前外侧入路

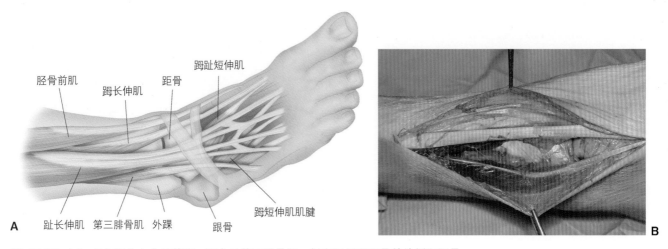

图 15.22 （A，B）图片上方是伸肌，下方是第三腓骨肌，很容易显露胫骨前外侧和距骨

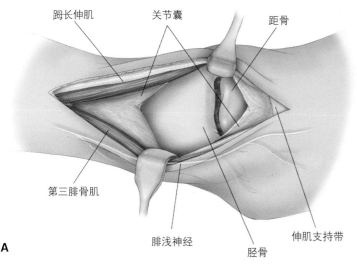
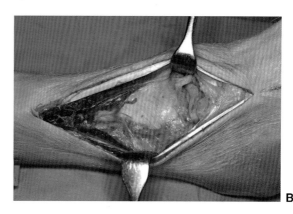

图 15.23　（A，B）牵开后，整个胫骨前部均可显露。腓浅神经位于下方拉钩后方，与第三腓骨肌伴行

3. 切开支持带。

4. 向外牵开第三腓骨肌。

5. 伸肌及神经血管束牵向内侧（图 15.23）。

- **注意：** 可通过游离前间室肌肉向近端扩大显露。向远端可扩大显露至距骨颈。

胫骨远端后内侧入路

适应证

部分三踝骨折。

- **注意：** 该入路特别适用于紧邻胫骨后肌肌腱的后踝垂直剪切骨折时植入后方小型抗滑接骨板。

体位

俯卧位或仰卧位。

如果取仰卧位，在对侧臀下放置衬垫。同侧髋关节处于屈曲、外旋位。

技术

1. 切口：于跟腱和内踝连线中点平面做纵向切口（图 15.24）。注意避免大隐静脉和隐神经损伤（图 15.25）。

2. 牵开肌腱和血管神经束或通过肌腱与血管神经束之间的窗口显露胫骨远端（图 15.26）。

- **注意：** 如果延长且稍前置切口，可以同时处理胫骨后方和内踝。这要通过松解胫骨后肌腱腱鞘头侧附着部并将其向后、下方牵拉来实现（图 15.27）。当内踝骨折时，可通过向远端移位内踝骨折片而直视胫骨远端关节面。

胫骨远端后外侧入路

适应证

部分三踝骨折和 Pilon 骨折。

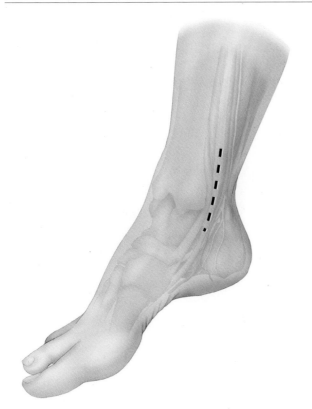

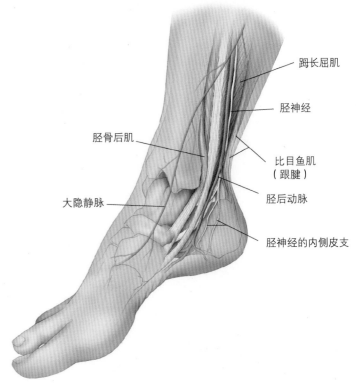

拇长屈肌

胫神经

胫骨后肌

比目鱼肌
（跟腱）

大隐静脉

胫后动脉

胫神经的内侧皮支

图 15.24　胫骨远端后内侧入路，如果同时存在内踝骨折或进行了截骨，该入路既可显露后方胫骨，亦可显露关节面

图 15.25　胫骨远端后内侧入路，如果同时存在内踝骨折或进行了截骨，该入路既可显露后方胫骨，亦可显露关节面

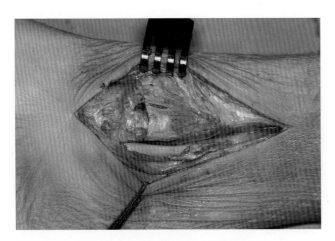

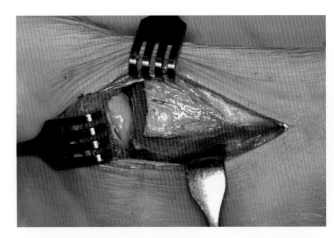

图 15.26　胫骨后肌腱和胫骨后面一起被显露

图 15.27　该入路可同时显露胫骨后面、胫骨和距骨关节面。该入路特别适用于存在需要抬起复位对冲压缩骨块的旋后 - 内收型踝关节骨折

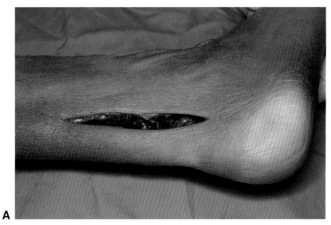

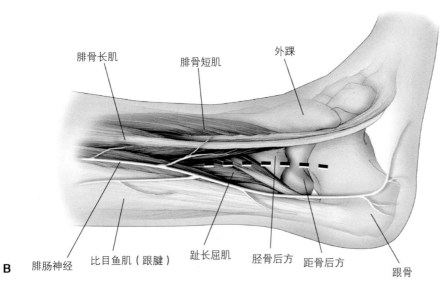

图 15.28 （A，B）胫骨远端后外侧入路

体位

通常取俯卧位，尽管可取仰卧位同时在同侧臀部放置衬垫。患者同样可取侧卧位漂浮体位。取何种体位也取决于患者合并的其他损伤情况。

技术

1. 切口：在腓骨与跟腱之间做纵向切口（图 15.28）。

2. 在腓骨肌内侧进行分离。注意辨认并保护腓肠神经（图 15.29）。

3. 必要时分离趾长屈肌肌腱并向内侧牵开（图 15.30）。该入路既可显露胫骨远端后外侧，亦可显露腓骨远端。

- *注意：*与后内侧入路类似，胫骨远端关节面无法被直视。不管是在腓骨肌的前方还是后方，腓骨远端的复位和接骨板植入也可通过此入路完成。

其他入路

小腿前侧和外侧间室的分离

在双切口筋膜切开术中，要通过胫腓骨中间平面的纵向切口进行小腿前侧和外侧间室的分离。辨认前方肌间隔并松解其前方和后方的筋膜。

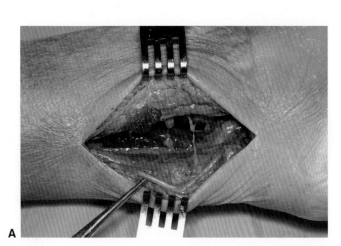

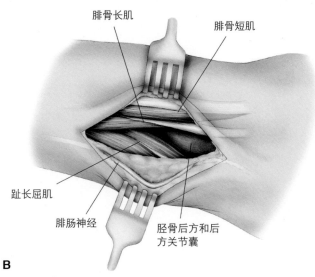

腓骨长肌

腓骨短肌

趾长屈肌

腓肠神经

胫骨后方和后方关节囊

图 15.29 　（A、B）镊子所指为腓肠神经。腓骨肌肌腱位于图片上方

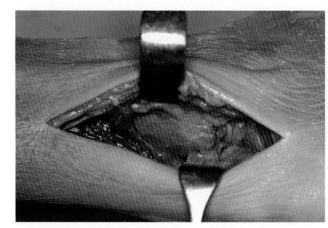

图 15.30 　向前牵开腓骨肌肌腱，分离趾长屈肌肌腹并向后内侧牵开，显露胫骨和距骨后方

参考文献

[1] Barei DM, Nork SE, Mills WJ, et al. Complications associated with internal fixation of high-energy bicondylar tibial plateau fractures utilizing a two-incision technique. J Orthop Trauma. 2004;18:649-657.

[2] Carlson DA. Bicondylar fracture of the posterior aspect of the tibial plateau: a case report and a modified operative approach. J Bone Joint Surg Am. 1998;80:1049-1052.

[3] Fakler JK, Ryzewicz M, Hartshorn C, et al. Optimizing the management of Moore type I postero-medial split fracture dislocations of the tibial head: description of the Lobenhoffer approach. J Orthop Trauma. 2007;21:330-335.

[4] Hollinshead WH. Knee, leg, ankle and foot. In: The Back and Limbs: Anatomy for Surgeons, Vol. 3. New York, NY: Harper and Row; 1969:796-831.

[5] Nelson G, Kelly P. Blood supply of the human tibia. J Bone Joint Surg Am. 1960;42A:625-635.Wiss DA, ed. Master Techniques in Orthopaedic Surgery: Fractures. Philadelphia, PA: Lippincott Williams & Wilkins; 2006.

第 16 章 踝

Daniel B. Ryssman

解剖概述

足踝部由以下几部分构成：踝关节（胫距关节及周围结构）、后足（包括距下关节、距舟关节和跟骰关节及其周围结构）、中足（包括舟楔关节和跗跖关节）和前足（从跖骨近端至远端）。本章将重点介绍踝关节和后足，随后的章节将讨论中足和前足。

踝关节的稳定有赖于距骨与踝穴的解剖适应性及坚强的韧带和关节囊。内侧韧带会合成一个坚强的韧带，即三角韧带，它由浅层和深层纤维构成（图 16.1）。外侧副韧带由 3 个独立部分组成：距腓前韧带、跟腓韧带和距腓后韧带。踝关节扭伤时，薄弱的距腓前韧带最易损伤。踝关节的其他稳定结构包括韧带连接和骨间膜（图 16.2）。

软组织解剖

足部的肌肉分为内在肌（其起止点在足部）和外在肌（其肌腹在近侧而肌腱延伸至足部以发挥作用）。足底肌肉组织分为4层。从跖侧到足背侧，依次为：（1）踇展肌、趾短屈肌、小趾展肌；（2）趾长屈肌（FDL）、踇长屈肌（FHL）、足底方肌

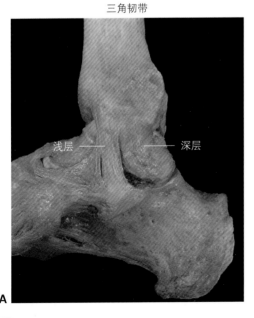

三角韧带

浅层 —— —— 深层

A

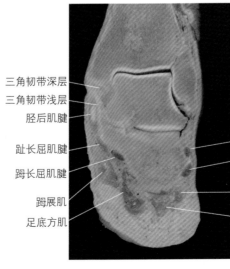

三角韧带深层
三角韧带浅层
胫后肌腱
趾长屈肌腱
踇长屈肌腱
踇展肌
足底方肌

腓骨短肌肌腱
腓骨长肌肌腱
小趾展肌
趾短屈肌

B

图 16.1

踝关节后外侧视图

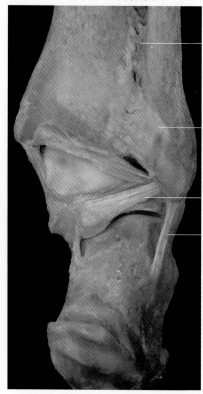

骨间膜

后下胫腓韧带
（韧带联合）

距腓后韧带

跟腓韧带

踝关节前外侧视图

骨间膜

胫腓前下
韧带（韧
带联合）

距腓前韧带

跟腓韧带

A

B

图 16.2

和蚓状肌；（3）小趾短屈肌、蹞指内收肌和蹞短屈肌；（4）4块骨间背侧肌、3块骨间足底肌。在背侧，趾短伸肌（EDB）和蹞短伸肌（EHB）位置相对表浅（图16.3）。

从内侧到外侧的足外伸肌包括胫骨前肌（TA）、蹞长伸肌（EHL）、趾长伸肌（EDL）和第三腓骨肌。在外侧，足外翻肌包括腓骨长肌和腓骨短肌。在踝关节水平，腓骨长肌肌腱位于腓骨短肌肌腱的后外侧。足部主要的外在屈肌包括后方延续为跟腱的腓肠肌–比目鱼肌复合体。然而，在后踝深部，胫骨后肌（TP）、趾长屈肌（FDL）、蹞长屈肌（FHL）也承担跖屈踝关节的作用。在踝关节水平，胫骨后肌肌腱、趾长屈肌肌腱、胫后神经血管束和蹞长屈肌按从内到外的顺序排列。值得注意的是足外在肌群并不仅有一种作用，例如胫骨前肌有强大的足背伸作用，还有相对较弱的足内翻作用；同样的，胫骨后肌有强大的足内翻作用，但也参与足部跖屈。

支持带覆盖于踝部肌腱表面，能防止肌腱呈弓弦状态。伸肌上支持带位于前方，被胫前肌肌腱所分隔。伸肌下支持带覆盖足背，呈"Y"形，自跟骨外侧延伸至内踝和跖腱膜（图16.4）。屈肌支持带位于后外侧，包括腓骨肌上支持带（外踝尖至跟骨的深筋膜增厚）和腓骨肌下支持带（腓骨结节至跟骨外侧）。潜在的神经界面：内侧，在胫神经支配的屈肌（胫骨后肌）与腓深神经支配的伸肌（胫骨前肌）之间；后外侧，在屈肌（蹞长屈肌）与腓浅神经支配的外翻肌（腓骨短肌）之间；外侧，在伸肌（第三腓骨肌）和外翻肌（腓骨短肌）之间。

神经血管解剖

前侧，胫前动脉和腓神经深支跨越踝关节前正中至足部（图16.3B）。胫前动脉在关节近侧位于胫前肌肌腱和蹞长伸肌之间，在关节远侧位于蹞长伸肌（EHL）和趾长

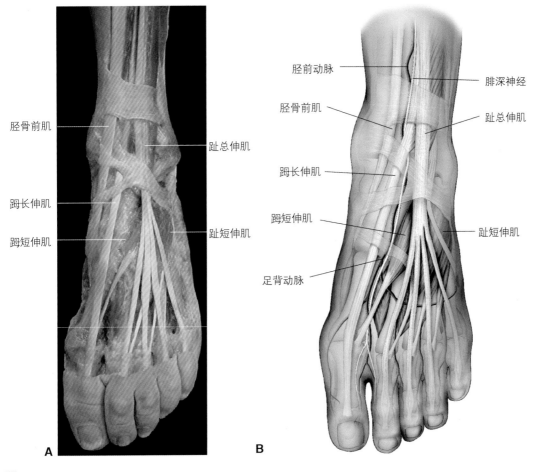

胫骨前肌

趾总伸肌

踇长伸肌

趾短伸肌

踇短伸肌

A

胫前动脉

腓深神经

胫骨前肌

趾总伸肌

踇长伸肌

踇短伸肌

趾短伸肌

足背动脉

B

图 16.3

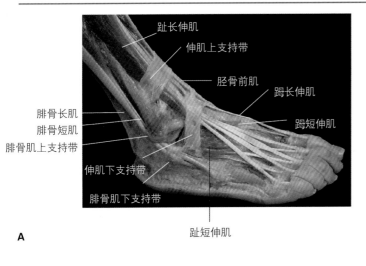

趾长伸肌

伸肌上支持带

胫骨前肌

踇长伸肌

腓骨长肌

踇短伸肌

腓骨短肌

腓骨肌上支持带

伸肌下支持带

腓骨肌下支持带

趾短伸肌

A

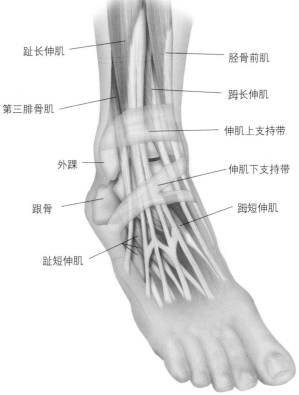

趾长伸肌

胫骨前肌

第三腓骨肌

踇长伸肌

伸肌上支持带

外踝

伸肌下支持带

跟骨

踇短伸肌

趾短伸肌

B

图 16.4

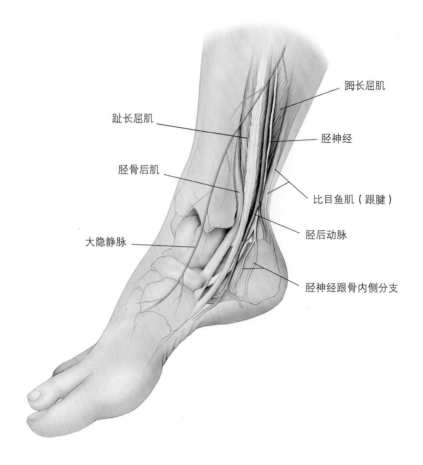

蹲长屈肌

趾长屈肌

胫神经

胫骨后肌

比目鱼肌（跟腱）

大隐静脉

胫后动脉

胫神经跟骨内侧分支

图 16.5

伸肌（EDL）之间。它进入足部后形成远端足背动脉。腓深神经支配趾短伸肌（EDB）和蹲短伸肌（EHB），并支配第一趾蹼间隙的皮肤感觉。

后内侧神经血管束包含胫后动脉和胫神经，走行于内踝后方趾长屈肌（FDL）和蹲长屈肌（FHL）的肌腱之间（图16.5）。胫后动脉走行于趾长屈肌腱后方，进入足底后分支成足底内外侧动脉。与手部相似，足底外侧神经支配一个半趾的感觉，而足底内侧神经支配3个半趾的感觉。

几个浅表结构的辨认和保护很重要。隐神经为股神经的终末分支，在缝匠肌和股薄肌肌腱之间的近端穿入深筋膜，在内踝前方与大隐静脉伴行。此神经的分支在走行中与大隐静脉的分支紧密相连。隐神经支配足内侧第1辐射和蹲趾基底部的皮肤感觉。在内踝水平此神经还分出两个分支，支配中足内侧的感觉（图16.6）。

腓浅神经为腓总神经的终末分支。于小腿远端1/3处穿出外侧室深筋膜，于踝中线经前踝向远端走行。它位于胫前神经血管束外侧且位置浅表，发出背内侧和背中央皮神经，支配足背感觉（图16.6）。

腓肠神经为胫神经终末分支与腓总神经分支汇合而成，它穿过小腿后部的深筋膜后在跟腱的外侧向体表和远端延伸。在踝关节平面，腓肠神经位于跟腱和外踝之间。腓肠神经与小隐静脉紧密伴行。它经外踝远端向前方弯曲，沿第5辐射背侧向远端走行，最终成为足背外侧皮神经，支配足外侧的感觉（图16.6）。

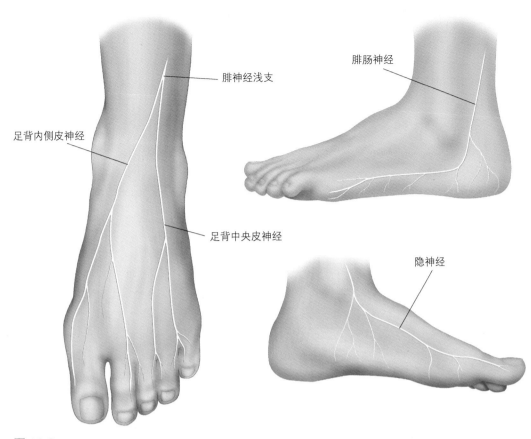

足背内侧皮神经

腓神经浅支

腓肠神经

足背中央皮神经

隐神经

图 16.6

胫骨远端 / 踝关节入路

胫骨远端 / 踝关节前侧入路

此入路可利用两个肌间隙：胫前肌肌腱与蹞长伸肌肌腱之间的间隙，蹞长伸肌与趾长伸肌肌腱之间的间隙。较危险的结构是前部神经血管束，包括胫前动脉（足背动脉）和腓深神经。

适应证

- 踝关节融合术。
- 全踝关节置换术。
- 关节内病变（关节唇切除、游离体切除、滑膜切除、化脓性关节炎减压 / 清创）。
- 踝上截骨术。
- Pilon 骨折或距骨体骨折的切开复位内固定。

体位

患者仰卧，骨性突起部位垫好。同侧臀下可垫置软垫。

体表标志

内外踝可触及。连接内外踝画出一横线，其中点对应神经血管束的位置。此入路的剥离平面在胫骨前肌与蹞长伸肌之间，或蹞长伸肌与趾长伸肌之间（图16.7）。

技术

1. 切口仅通过皮肤向前，从近端到远端，在胫骨嵴外侧近端1~2cm处开始，平分

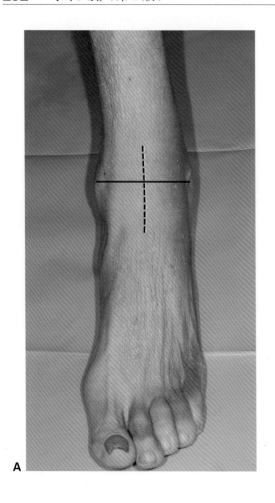

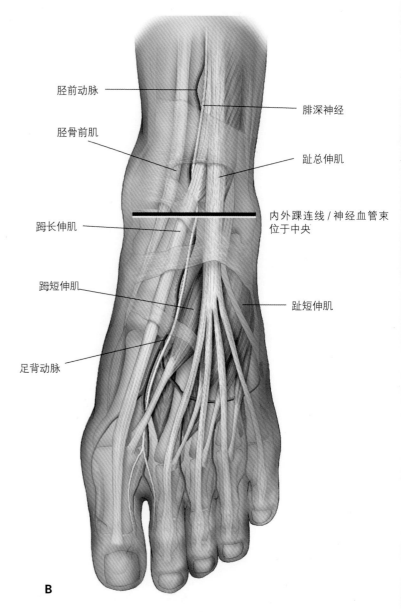

胫前动脉

腓深神经

胫骨前肌

趾总伸肌

内外踝连线 / 神经血管束
位于中央

拇长伸肌

拇短伸肌

趾短伸肌

足背动脉

图 16.7

踝关节中心，朝着第2足趾向远端延伸。钝性分离皮下组织至伸肌支持带。注意辨别外侧的腓浅神经及分支，仔细游离并加以保护（图16.8）。

2. 切开拇长伸肌腱表面的伸肌支持带。保护好伸肌支持带，便于后期修复，以防止前侧肌腱弓弦样改变及皮肤关闭时产生不必要的张力。将胫前肌肌腱保留在鞘内也是有益的（图16.8C）。

3. 向内侧牵开胫前肌，向外侧牵开拇长伸肌，深面即为神经血管束。轻柔剥离内侧组织，可将神经血管束连同拇长伸肌一并牵向外侧。

4. 纵向切开关节囊。借助拉钩，术者可显露前踝从外侧沟至内侧沟，牵引和跖屈状态下还可显露大部分踝关节面（图16.8D）。

- ***注意***：前踝皮肤容易出现切口愈合并发症。因此，必要时可以在避免皮缘张力过大情况下采用皮肤牵张治疗。
- ***注意***：该入路可向远端延伸显露背侧距舟关节。

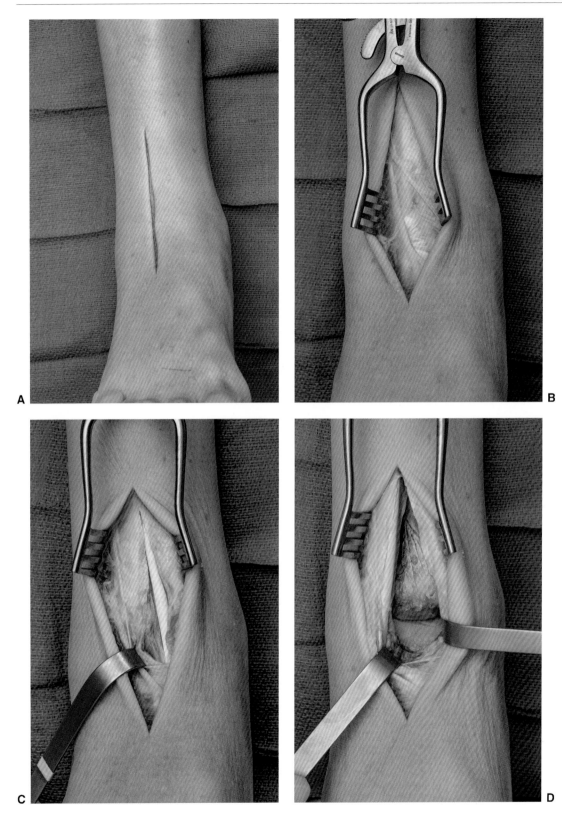

图 16.8

胫骨远端 / 踝关节前内侧入路

适应证

- 踝关节内侧关节内病变（清创、关节唇切除、距骨骨软骨病变）。
- 胫骨远端骨折，内侧压缩，需用内侧钢板固定。

技术

1. 切口位于胫骨前肌肌腱内侧，而非外侧（图16.9A1、A2）。

2. 将胫前肌肌腱及其他外侧结构一起牵向外侧。必须辨认和保护隐神经。此入路可较好显露内踝和远端胫骨内侧（图16.9B1、B2）。然而，此入路不能很好地显露Chaput结节。

3. 可用膝关节拉钩向外侧牵开胫前肌肌腱，轻易显露踝关节囊（图16.9C）。

- *注意：* 对于简单的关节切开术来说，这个入路可能只有2~3cm，或者可以很长，比如在一些骨折手术中。

胫骨远端/踝关节前外侧入路

适应证

- 踝关节外侧关节内病变（清创、关节唇切除、距骨骨软骨病变）。
- Pilon骨折伴外侧压缩。

技术

1、切口与远端第4跖骨方向一致，为经过踝关节的直切口（图16.10A）。

- *注意：* 可根据需要向近端延伸，必要时松解前间室肌肉。需要时还可以向远端延伸以显露距骨颈的背外侧面。

2、皮肤切开后，辨别并牵开腓浅神经，可见支持带，亦予切开（图16.10B）。辨认肌腱和神经血管结构（图16.10C）。

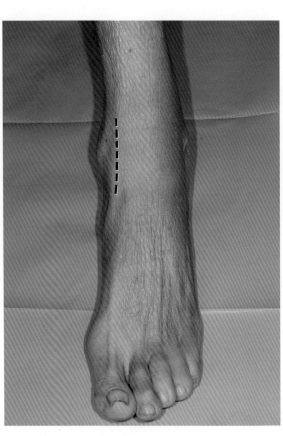

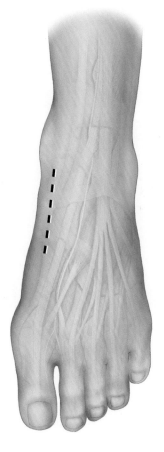

A1　　　　　　　　　　　　　　　　　　　　　**A2**

图 16.9

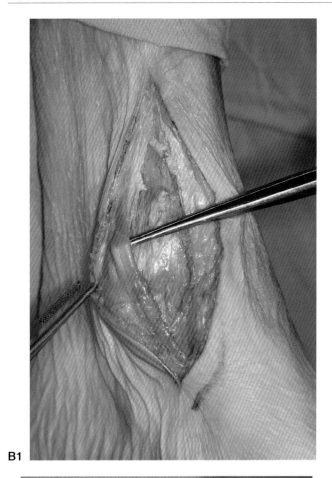

B1

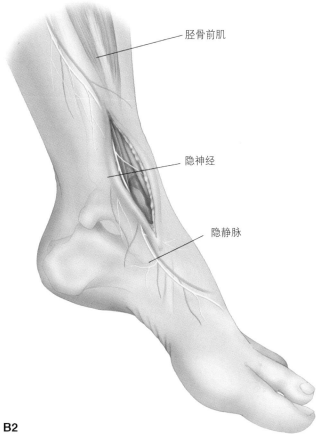

胫骨前肌

隐神经

隐静脉

B2

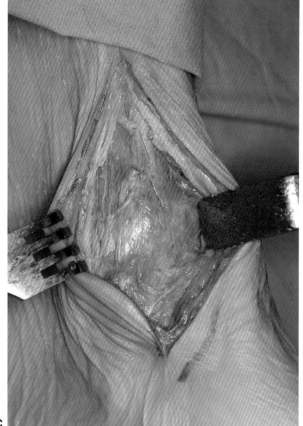

C

图 16.9（续）

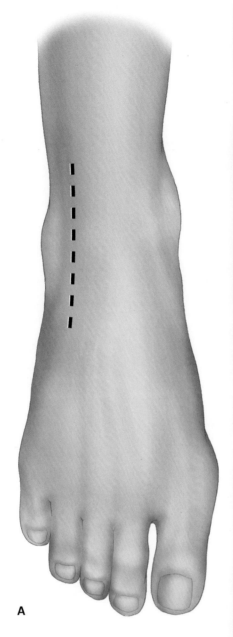

A

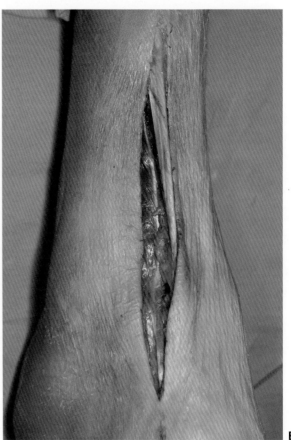

B

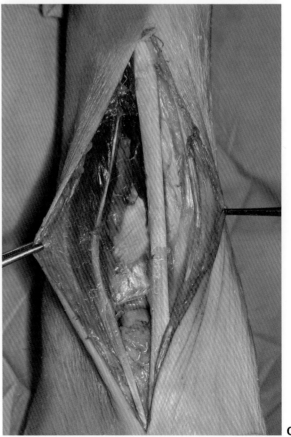

C

图 16.10

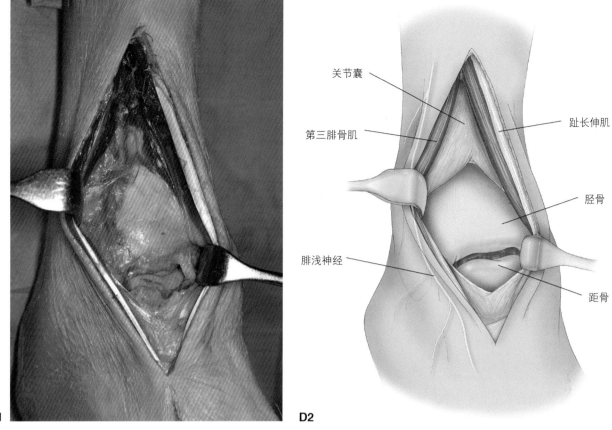

D1　　　　　　　　　　　　　　　　**D2**

关节囊

第三腓骨肌

趾长伸肌

胫骨

腓浅神经

距骨

图 **16.10**（续）

3、趾伸肌肌腱向内侧牵开，第3腓骨肌和腓浅神经向外侧牵开。

4、牵开后易于观察踝关节和远端胫骨前方（图16.10D1、D2）。

- *注意：* 此入路在应用前外侧关节周围钢板时可以有助于显露。
- *注意：* 腓浅神经横过腓骨向远端及内侧走行，必须加以注意。
- *注意：* 第三腓骨肌是趾总伸肌的一部分，这种前外侧显露被描述为在第三腓骨肌肌腱和趾总伸肌肌腱之间，或在这些肌腱的外侧。

胫骨远端 / 踝关节后外侧入路

适应证

- 骨折切开复位内固定：后踝骨折、Pilon 骨折和腓骨骨折。
- 开放清创和骨赘切除治疗后踝撞击症。

体位

患者常取俯卧位，也可取仰卧位并于同侧臀下垫置沙袋。患者还可取侧卧位，体位选择取决于患者的合并损伤情况。

技术

1. 位于腓骨和跟腱之间的纵向切口（图16.11A）。

2. 腓肠神经和伴行的小隐静脉必须辨认、保护和牵开（图16.11B1、B2）。

3. 于腓侧肌群内侧分离进入（图16.11C1、C2）。需要时剥离踇长屈肌并向内侧牵开（图16.11D）。

- *注意：* 始终保持在踇长屈肌的外侧操作，以保护后方神经血管束。

- **_注意：_** 胫骨后外侧和腓骨后面均可显露。此入路不能直接显露胫骨远端关节面。此入路适用于应用支撑钢板。
- **_注意：_** 腓骨骨折的复位和钢板固定也可完成，并于前后方切口间保持很宽的皮桥。

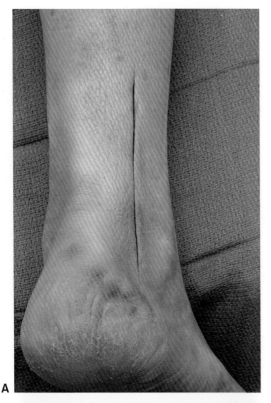

A

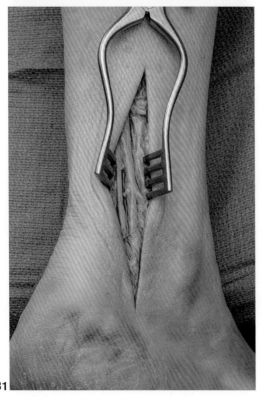

B1

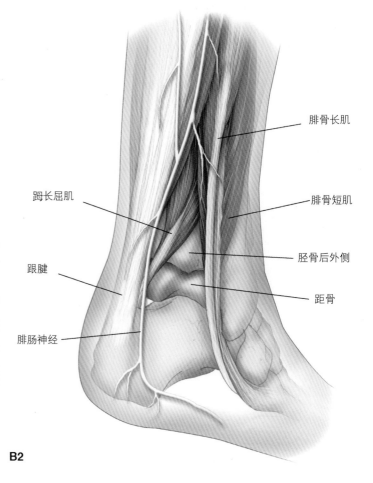

B2

腓骨长肌

腓骨短肌

胫骨后外侧

距骨

跛长屈肌

跟腱

腓肠神经

图 16.11

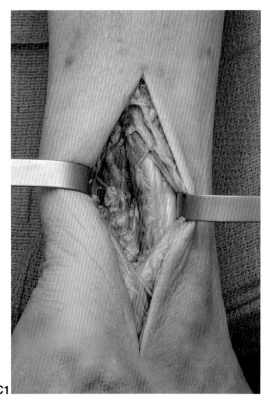

C1

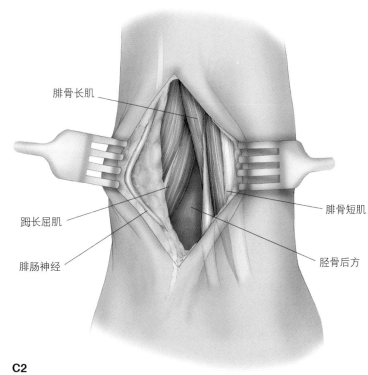

腓骨长肌

蹞长屈肌

腓肠神经

腓骨短肌

胫骨后方

C2

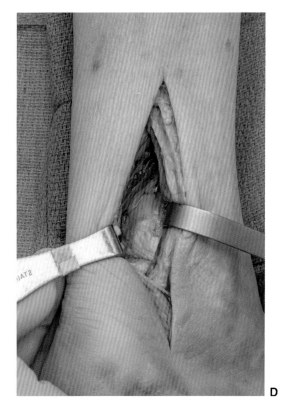

D　图 16.11（续）

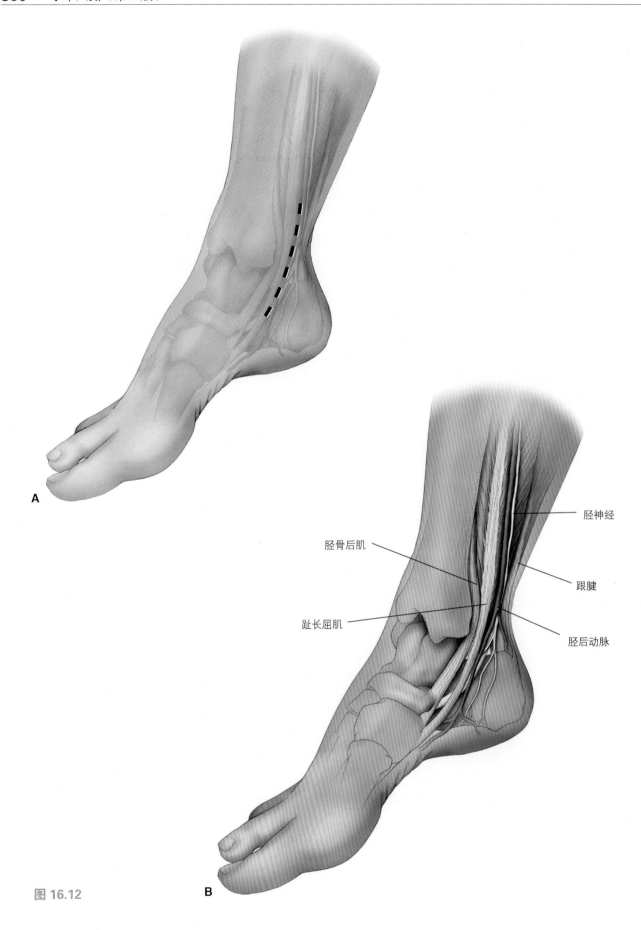

A

B

胫神经

胫骨后肌

跟腱

趾长屈肌

胫后动脉

图 16.12

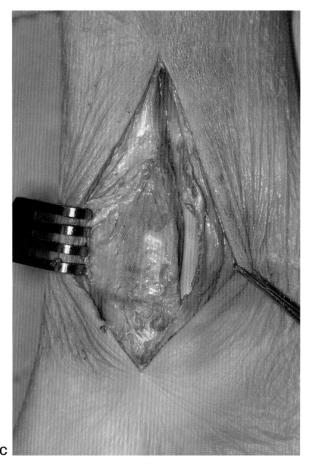
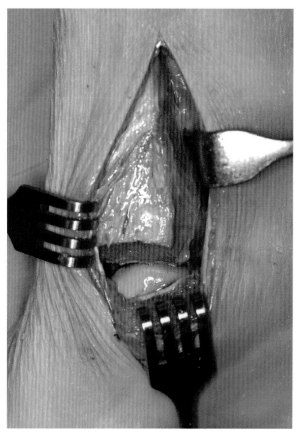

C　　　　　　　　　　　　　　　　　　　　　　　　　　D

图 16.12（续）

胫骨远端 / 踝关节后内侧入路

适应证

• 骨折切开复位内固定：内踝骨折或偶有通过内踝截骨显露距骨骨折。

体位

患者俯卧或仰卧。如患者仰卧，可于对侧髋下垫置沙袋。同侧小腿屈曲外旋。

技术

1. 切口约在跟腱与内踝之间的中点（图16.12A）。

2. 纵向切开屈肌支持带。深部显露可在胫后肌肌腱和趾长屈肌肌腱（神经血管束保护在趾长屈肌后面）间隙或胫后肌肌腱前方进行（图16.12B）。

3. 松解胫后腱鞘（图16.12C）的近端附着。将肌腱向远端及后侧牵开。

4. 借助骨膜起子可轻易显露踝部。经此入路虽然不能直接显露胫骨远端关节面，但对于间接复位技术和距骨后内侧骨折有效。

　　■ **注意**：也可向前方经内踝后缘做切口，同时显露远端胫骨后侧和内踝。

5. 踝部截骨，将踝部骨折块牵向远端后，可评价后方关节面的复位情况（图16.12D）。

▪ *注意：* 此入路下，胫骨和距骨的关节面以及后方胫骨均可显露。适用于必须复位内侧关节面塌陷的旋后 – 内收型踝关节骨折模式。

胫骨远端 / 踝关节后侧入路

有时需要从正后方显露踝关节，如胫距或胫距跟关节融合时。需患者俯卧位，直接于跟腱上方切开。纵向劈开或横断跟腱，获得深层显露。劈开跟腱，保持内外侧以远组织附着完整，为后期闭合切口提供了更多的软组织。向内侧牵开姆长屈肌，向外侧牵开腓骨肌肌腱，可直接显露踝关节和距下关节。

腓骨 / 腓骨肌腱外侧入路

适应证

- 腓骨骨折切开复位内固定。
- 下胫腓联合固定或重建。
- 踝关节融合联合腓骨截骨。
- 胫骨后外侧显露。
- 腓骨肌肌腱显露。
- 距骨和距下关节的有限显露。

体位

患者取仰卧位，同侧臀部下方垫软垫。外侧入路或扩大的外侧入路都可选用。

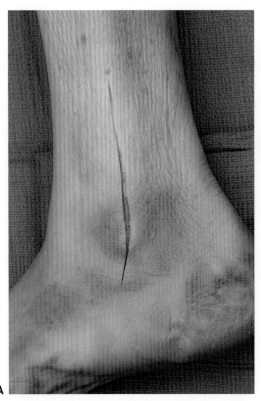
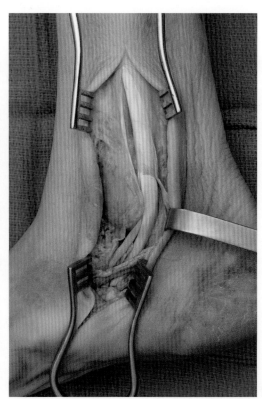

图 16.13

体表标志

腓骨下端表浅，很容易触及。请记住，腓浅神经在腓骨尖近端 10~12cm 处穿过外侧筋膜，然后在皮下组织中沿腓骨前方走行。

技术

1. 为了显露腓骨，直接在腓骨上或沿腓骨后缘行纵向切口，切口远端向前延伸刚好跨腓骨尖（图 16.13A）。如果病变是在腓骨肌肌腱内，可以做一个弯曲的纵向切口平行于腓骨后缘，并在腓骨结节上弯曲。

2. 全层皮瓣覆盖骨膜，注意避免损伤腓神经近端和腓肠神经及小隐静脉后部。该腓动脉穿支分支位于腓骨远端内侧深处，除此之外腓骨肌肌腱在后面处于危险之中。

3. 对于踝关节融合术，可以对腓骨进行截骨术。截骨部位应该在外踝尖端附近 4~6cm 处，可以向远端延长。

4. 另外，如果要处理的病变位于腓骨肌肌腱内，则腓骨支持带从近端到远端切开，在后外侧腓骨上留下一个组织袖套，以便日后修复（图 16.13B）。

- ■ **注意：** 如果需要进入距骨后外侧或距下关节，腓骨长、短肌肌腱可以向前牵开，露出距下关节囊，然后切开。同样地，跟腓韧带可被切开以提供距骨的进一步显露。

教训

- 腓肠神经和小隐静脉在后部易损伤。
- 同样，腓骨肌肌腱可能存在风险，特别是在创伤后向前半脱位。

距骨的显露

距骨可以通过后内侧入路（如前所述）显露。通过这种方法只能看到后内侧方面，同样地，从后外侧入路可以看到距骨后外侧的一个小角，即使是这个角也会受到距骨上方的联合韧带的影响。如前所述，距骨颈可以利用踝关节前显露的远端显露于背侧。

距骨颈的实用入路主要有前外侧入路和前内侧入路。在距骨颈骨折的修复中，外科医生需要认识到骨折内翻或外翻畸形愈合的可能性，因此对内侧和外侧方面的显露是非常有作用的。对于距骨体骨折，上述踝关节内侧入路与踝骨截骨术是有效的。然而，在许多情况下，作为损伤机制的一部分，软组织已从内踝撕脱。如果是这种情况，通常出现距骨不稳，距骨可以显露并从踝穴内取出以修复体部骨折。通过避免截骨，可避免进一步破坏内踝的血管供应。

前内侧颈部显露

可以沿着距骨颈部纵向切开，也可以垂直切开，作为胫骨前内侧远端显露的延伸。间隙位于胫骨前肌肌腱和胫骨后肌肌腱之间。大隐静脉和隐神经处于危险之中。应注意避免过度向足背或足底分离，以避免进一步破坏距骨血液供应。在关节囊被切开时可以直接看到内侧颈部。我们可以通过这个方法看到跟骨的前关节面和支撑带。

前外侧距骨颈显露

切口可作为胫骨前外侧远端显露的一部分。第三肌腓骨肌向背侧牵开后可显露距骨颈。可能会遇到腓浅神经的小分支。通过这种显露，我们可以看到距骨前外侧关节面、距骨外侧突、跗骨窦和颈部本身。同样，在剥离距骨附着的软组织时应谨慎。

后足外侧的显露

跗骨窦入路

距下关节的后关节面可通过多种切口显露：横向、纵向或沿皮纹线。如果需要，下面描述的显露方法允许使用更易延伸的入路。跟骨外侧面、外侧距颈、距下关节均可通过此入路显露。

适应证

- 距下关节关节融合术。
- 距骨骨折的外侧处理。
- 跗骨窦入路治疗跟骨骨折。
- 腓骨远端的腓骨肌肌腱病变。
- 跗骨联合切除（跟骨关节联合）。

体位

患者位于侧卧位，同侧朝上。

技术

1. 从远端腓骨的尖端向第四跖骨的基部切开 1 个切口，长 5~6cm（图 16.14A、B）。

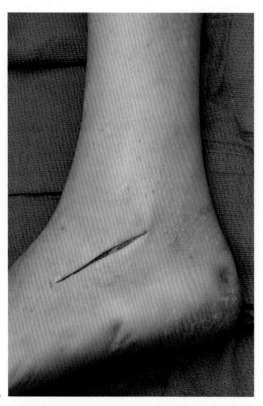
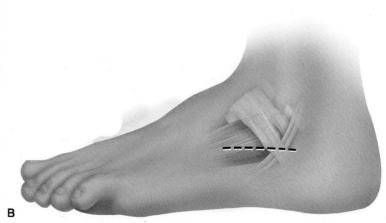

A　　　　　　　　　　　　　　　　**B**

图 **16.14**

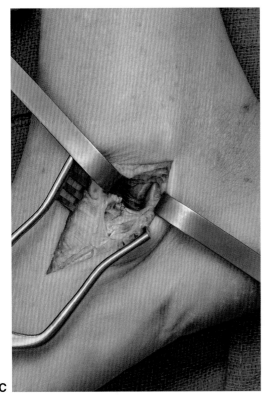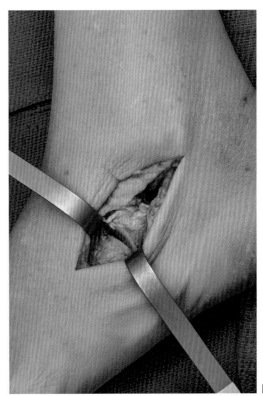

C　　　　　　　　　　　　　　　　　　　　　　　　　　　　　　　D

图 16.14（续）

2. 远端和背部，腓骨肌肌腱向后牵拉。可以很容易地看到距下关节的后小关节（图 16.14C）。

3. 可以向远端延伸以显露跟骨关节（图 16.14D）。

- *注意：* 通过背侧解剖，可以显露距骨或距骨的侧凸。通过从跟骨近端到远端将趾短伸肌从跟骨上剥离，可以看到所有的跟骨、跟骨的前外侧部分和跟骰关节。通过距下关节的牵张，例如用层状扩张器，可以看到后关节突的关节面。通过分离，还可以看到中间和前面。

外侧跟骨延伸性创伤入路

适应证

对于跟骨骨折的手术治疗，标准的入路是沿着跟骨外侧的后、下侧面做一个松散的"L"形切口。这不是一个可以随意选择的切口，因为据报道切口愈合和深部感染的发生率高达 30%，小心处理软组织是至关重要的。近年来，较低侵入性的手术入路被认为是跗骨窦外侧入路与跟骨内侧入路的结合。

体位

患者侧卧，骨突处注意软物填塞。

技术

1. 切口从近端到远端，从跟腱外侧开始。位于垂直肢体和足跟的交界处。沿着该边界向远侧延伸，如果需要进入跟骰关节，则切口稍向前延伸（图 16.15A1、A2）。

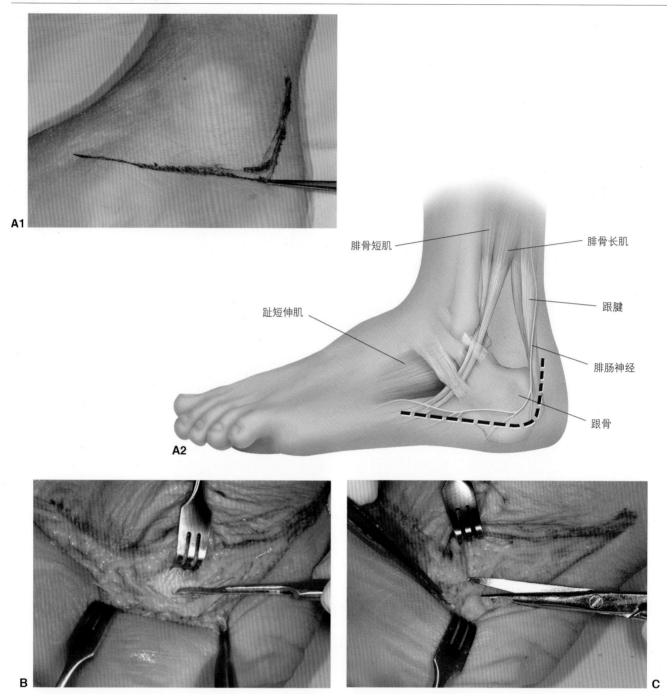

图 16.15

2. 一刀至骨面，然后向后下角延伸，软组织瓣全层贴骨剥离（图 16.15B）。

3. 术者必须避免分层剥离软组织。腓肠神经应位于皮肤切口的背部和前部，但经常遇到足底分支，这些通常被损伤（图 16.15C）。

4. 腓骨肌肌腱及其腱鞘，跟腓韧带从跟骨进一步解剖，趾短伸肌从前突处剥离（图 16.15D1、D2）；皮瓣活动正常后，可根据需要在距骨和腓骨内置入克氏针，以进行牵开。

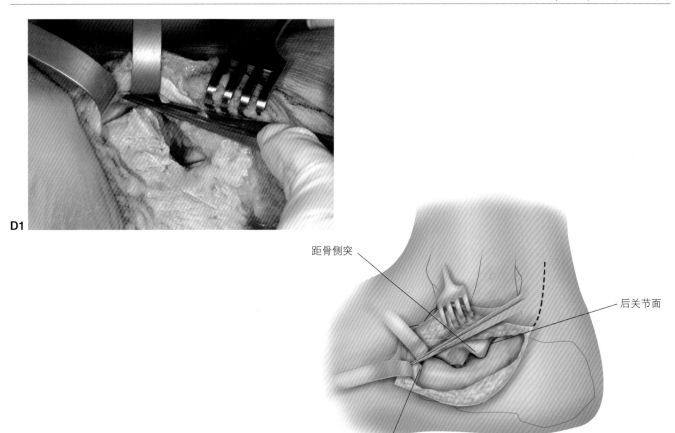

距骨侧突

后关节面

跟骰关节

图 16.15（续）　　　　　　　　　**D2**

后足内侧的显露

后足内侧中间入路

适应证

- 胫骨后肌腱清创术（作为扁平足重建的一部分）。
- 韧带重建。
- 距舟关节融合术。
- 距下关节固定术（或三关节固定术）。
- 跗骨联合切除术（距下关节，中关节突联合）。

体位

患者取仰卧位。如果只显露内侧后足，则对侧髋可向上翘起，同侧腿屈曲并向外旋转。这种方法常与外侧后足入路（如三关节固定术）联合使用。在这种情况下，可能会从一个松散的患者侧位开始，随后软垫被从同侧髋关节下取出，以便更好地进入内侧后足。

技术

1. 在距离内踝尖端 1cm 处开始做切口并向远端方向移动，穿过手舟骨的内极（图 16.16A）。

2. 静脉网予以电刀烧灼，显露胫骨后肌肌腱的腱鞘。肌腱然后从近端到远端切开，注意不要损坏韧带，韧带延伸至肌腱深处（图 16.16B）。

    3. 如果进行肌腱转移，例如平足重建，胫骨后肌肌腱就是首选，在该显露的近端部分中清除并清除肌腱、鞘内有一个小缺口（位于胫骨后肌腱鞘后面）（图 16.16C）。然后，肌腱从近端到远端完全显露（图 16.16D）。

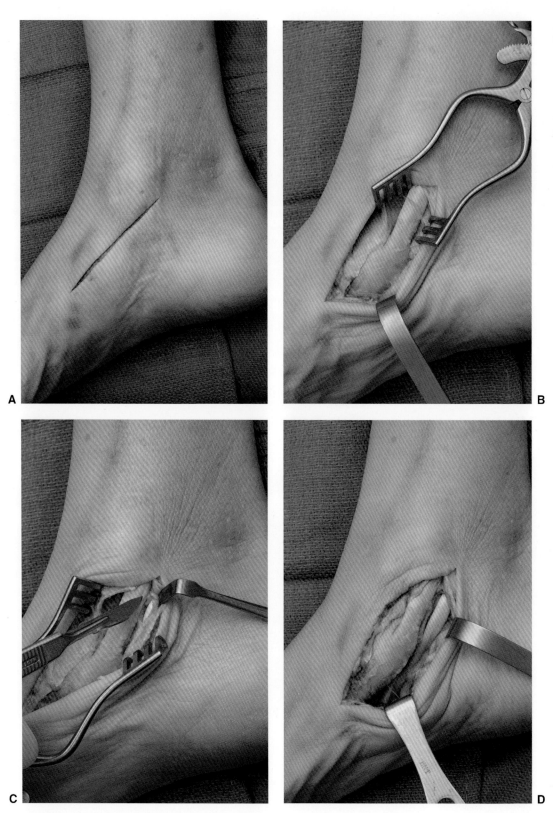

图 **16.16**

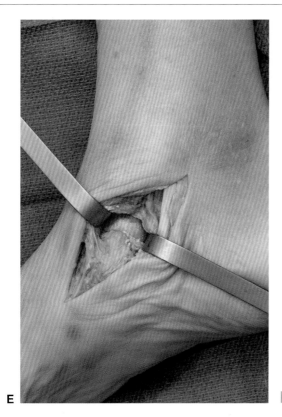

E

图 16.16（续）

4. 然后钝性分离，横切趾长屈肌肌腱远端，并按指示转移。如果进行了距舟关节融合术，关节囊可以在肌腱背侧纵向切开。然后，关节容易在骨膜下显露（图 16.16E）。

5. 如果通过内侧入路进行三关节固定术，则距下关节通过胫骨后肌肌腱和踇长屈肌肌腱之间的间隔进入。胫骨后肌肌腱向背侧牵开，并且踇长屈肌肌腱与神经血管束一起牵开，两者之间，距下关节中突的确切位置可以通过术中影像学来确定。然后骨膜，连同三角韧带深层远端的纤维，被掀起并显露出中突。使用撑开器撑开关节间隙，距下关节面得以完整显露。距舟骨关节位于距下关节远端。随着距舟关节的牵张，跟骰关节得以显露。

6. 如果切除距下跗骨联合，通过胫骨后肌肌腱与踇长屈肌肌腱之间的间隙，显露如上所示的中突。如有需要，术中影像学可用来明确距下关节及联合关节中突的确切位置。

▪ *注意：* 小心地牵开踇长屈肌肌腱，可以保护神经血管束。

跗骨突内侧入路

适应证

• 跗骨突内侧松解。

• 获得关节后方屈肌肌腱的通路。

体位

患者取仰卧位，对侧臀部垫高。同侧腿弯曲并向外旋转。

技术

1. 首先仅纵向切开皮肤，起始位置为内踝顶端近 5~7cm，胫骨后内侧缘后 1~2cm，切口向远端移动，在足底筋膜起始处略微向前弯曲（图 16.17A）。

2. 通过钝性解剖，确定屈肌支持带，覆盖神经血管束胫神经和胫后血管。在远端仔细辨认踇外展肌（图 16.17B）。在此以远，辨认跖筋膜内侧束。

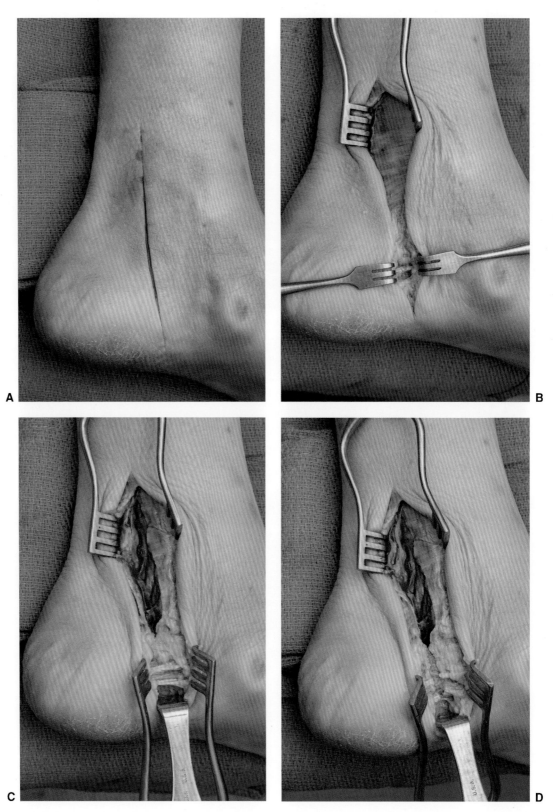

图 16.17

3. 在屈肌支持带近端形成一个小切口。仔细辨认并从近端到远端分离直接覆盖于神经血管束上的屈肌支持带，直到显露蹞外展肌（图 16.17C）。

4. 蹞外展肌的浅筋膜被分开（图 16.17D）。然后，肌肉腹部轻轻牵开，露出蹞外展肌的深筋膜。这个深筋膜被分开。继续行向远端，直至足底跖筋膜的内侧束在直视下剥离。

跟腱的显露

直接后入路

适应证

- 跟腱撕裂修复。
- 跟腱清创或重建。

体位

患者取俯卧位，使足稍微悬挂于手术台的边缘。这有助于将双下肢置于无菌区域中，以比较修复侧与健侧。

技术

1. 纵向切口直接在跟腱中心上方或中线上内侧至中线上（图 16.18A）。在近端和侧面仔细识别并牵开腓肠神经。

2. 辨认腱周组织并纵向切开（图 16.18B1、B2）。

3. 跟腱充分显露。如图所示进行修复和清创（图 16.18C）。

4. 跟腱可以在中间分开以进一步帮助清创或进行清创，显露深层的结构（趾长屈肌肌腱、踝关节或距下关节）。

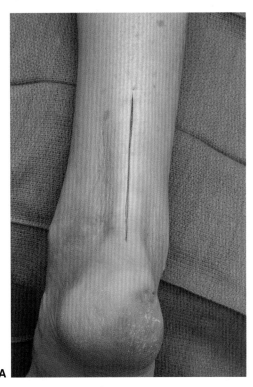

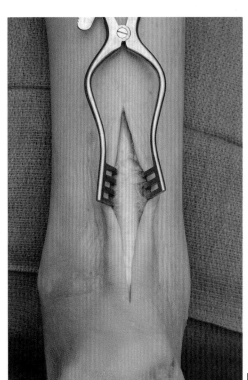

图 16.18

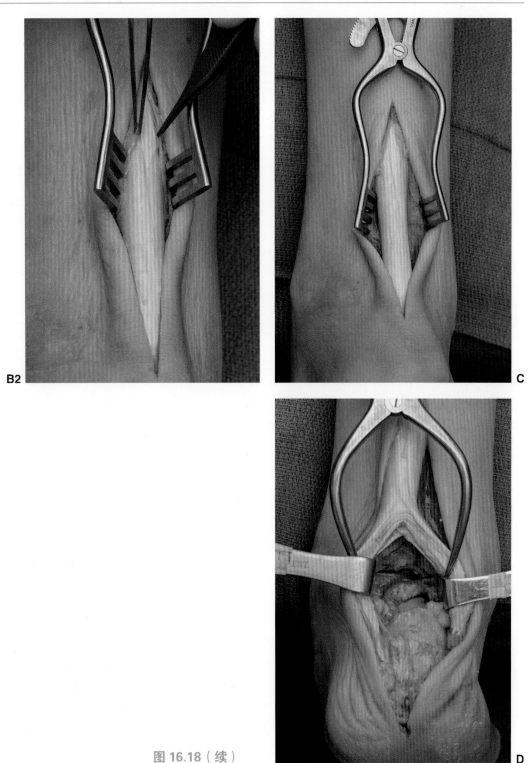

图 16.18（续）

- **注意：** 如果需要，可以通过这种后路方法显露趾长屈肌肌腱。如果需要跟腱增强或重建，可以通过后路获得踇长屈肌肌腱。通过肌腱的断裂进行解剖，直到遇到踇长屈肌。保持外侧踇长屈肌，以避免损伤神经血管束。分离踇长屈肌肌腱，最大限度地弯曲足底踝关节和踇趾，切断肌腱。或者，如果需要更长的踇长屈肌，通过 Henry 结节的内侧后脚显露。

■ ***注意:*** 如有需要，踝关节和距下关节可通过这种方法进行关节固定术（图 16.18D）。

跟腱远端入路

适应证

跟腱病变（钙化性肌腱病、后跟性滑囊炎、Haglund 畸形）。

体位

患者取俯卧位，使足稍微悬挂于手术台的边缘。

技术

1. 纵向切口直接在中线或略微内侧到中线上，中心位于上方跟腱远端（图 16.19A）。显露并牵开腓肠神经。

2. 仔细辨别并纵向切开腱周组织。保留腱周组织以便修复。

3. 然后，充分显露跟腱。

■ ***注意:*** 确定广泛的跟腱插入的远内侧和远外侧附着处。

4. 将跟腱中央分开，可以保留远端内侧和外侧软组织，在以后的修复中（图 16.19B）。可根据需要进行清除。

■ ***注意:*** 如果需要行前文提及的跟腱增强或重建，姆长屈肌肌腱的显露可以通过该后入路获取（图 16.19C）。

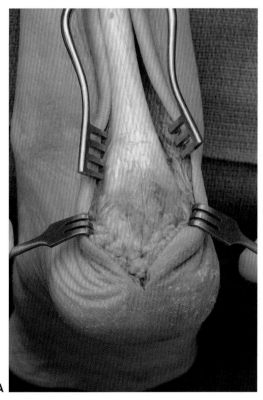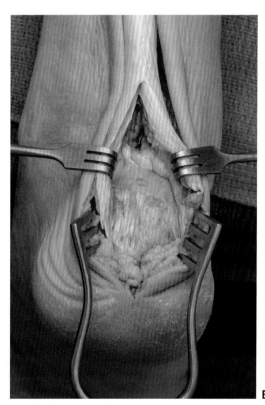

图 16.19

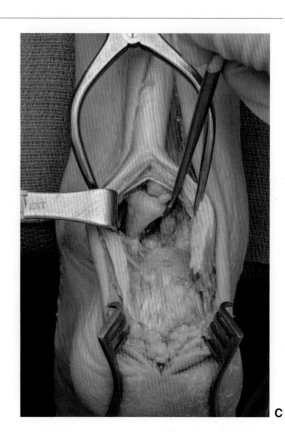

图 16.19（续）

参考文献

[1]　Acton R. Surgical principles based on anatomy of the foot: preoperative planning. Foot Ankle. 1982;2(4):200-204.

[2]　Anderson T, Montgomery F, Carlsson A. Uncemented STAR total ankle prostheses. J Bone Joint Surg Am. 2004;86-A(Suppl 1, Pt 2):103-111.

[3]　Weller GG, Graham JL, Kile TA. Anatomy and surgical approaches. In: Morrey BF, ed. Reconstructive Surgery of the Joints. Rochester, MN: Mayo Foundation; 1996.

[4]　Hansen ST. Functional Reconstruction of the Foot and Ankle. Philadelphia, PA: Lippincott Williams & Wilkins; 2000.

[5]　Hoppenfeld S, de Boer P. The foot and ankle. In: Hoetzel LE, Winters R, eds. Surgical Exposures in Orthopaedics: The Anatomic Approach. Philadelphia, PA: JB Lippincott; 1984: 513-576.

[6]　Kagaya H, Yamada S, Nagasawa T, et al. Split posterior tibial tendon transfer for varus deformity of hindfoot. Clin Orthop Relat Res. 1996;323:254-260.

[7]　Kitaoka HB. Arthrodesis of the ankle: technique, complications, and salvage treatment. Instr Course Lect. 1999;48:255-261.

[8]　Michelson J, Amis JA. Talus-calcaneus-cuboid (triple) arthrodesis. In: Kitaoka HB, ed. Master's Techniques in Orthopaedic Surgery: The Foot and Ankle. Philadelphia, PA: Lippincott Williams & Wilkins; 2002: 401-424.

[9]　Penny JN, Davis LA. Fractures and fracture-dislocations of the neck of the talus. J Trauma. 1980;20(12):1029-1237.

[10]　Sarrafian SK. Topographic anatomy and surgical approaches to the ankle and foot. In: Jahss M, ed. Disorders of the Foot and Ankle: Medical and Surgical Management. Philadelphia, PA: WB Saunders Company; 1991.

[11]　Takakura Y, Tanaka Y, Kumai T, et al. Ankle arthroplasty using three generations of metal and ceramic prostheses. Clin Orthop Relat Res. 2004;424:130-136.

[12]　Konrath GA, Hopkins G II. Posterolateral approach for tibial pilon fractures: a report of two cases. J Orthop Trauma. 1999;13(8):586-589.

[13]　Rupp RE, Podeszwa D, Ebraheim NA. Danger zones associated with fibular osteotomy. J Orthop Trauma. 1994;8(1):54-58.

[14]　Smith RW. Ankle arthrodesis. In: Kikaoka HB, ed. Master's Techniques in Orthopaedic Surgery: Foot and Ankle. Philadelphia, PA: Lippincott Williams & Wilkins; 2002: 533-549.

[15]　Kitaoka HB. Talocalcaneal (subtalar) arthrodesis. In: Thompson RC Jr, ed. Master's Techniques in Orthopedic Surgery: The Foot and Ankle. Philadelphia, PA: Lippincott Williams & Wilkins; 2002: 387-399.

[16]　Younger AS, Hansen ST Jr. Adult cavovarus foot. J Am Acad Orthop Surg. 2005;13(5):302-315.

[17]　Freeman BJC, Duff S, Allen PE, et al. The extended lateral approach to the hindfoot: anatomical basis and surgical implications. J Bone Joint Surg Br. 1998;80B:139-142.

第 17 章　足

Daniel B. Ryssman

本章主要讲述足前部和足中部的手术显露。相关基础介绍和解剖知识参见第 16 章。

中足的显露

5 个跗跖关节通常是通过两个平行的背侧切口显露，第 1 个切口位于第 1 跗跖关节的外侧，第 2 个切口在第 4 跗跖关节的内侧，切口的具体位置可根据手术的不同需求适当调整。例如在第 1 跗跖关节的中内侧切口进入足内侧柱，第 2 个切口位于第 3 跗跖关节的背侧。根据需要，可适当扩大切口，以方便纳入毗邻的楔舟关节。注意切口间距；手术应注意游离。通常，足部 4cm 的皮桥就可以满足需要。手术中应注意游离、保护皮肤神经。足背神经血管束走行于内侧楔骨与中间楔骨之间的楔骨间关节的上方，向远端延伸至第 1 趾蹼间隙。

中足背侧入路

适应证
- 显露第 1、第 2 跗跖关节。
- 切开复位内固定治疗中足关节损伤。
- 中足融合。

体位
患者仰卧位。

技术
1. 在第 1 跗跖关节的外侧行纵向切口（图 17.1A1、A2）。
   - 术中影像学可用于标记切口的适当位置。
   - 寻找和游离腓浅神经的背内侧皮支。
2. 寻找𧿹长伸肌肌腱，在其外侧切开筋膜，在𧿹长伸肌肌腱与𧿹短伸肌肌腱间隙逐渐延长（图 17.1B1、B2）。
3. 将𧿹长伸肌肌腱拉向内侧，𧿹短伸肌肌腱及神经血管束拉向外侧。显露关节囊，可见跗跖关节（图 17.1C1、C2）。

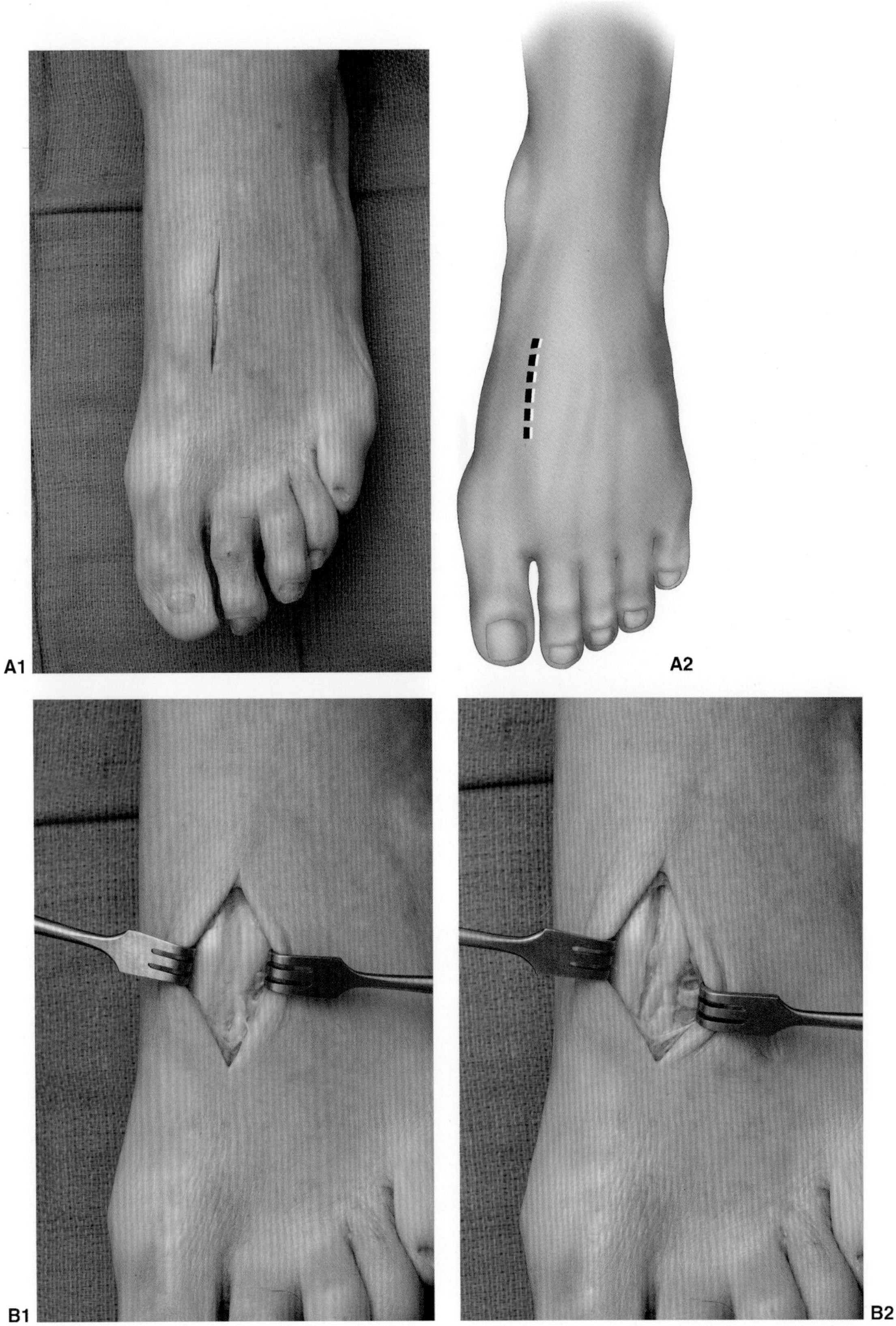

A1

A2

B1

B2

图 17.1

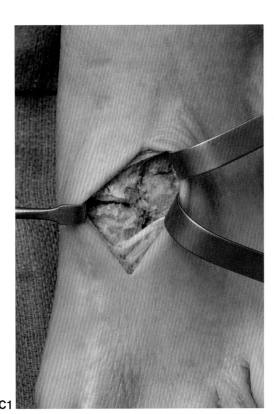

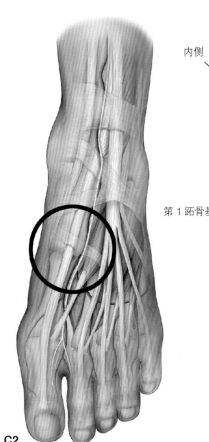

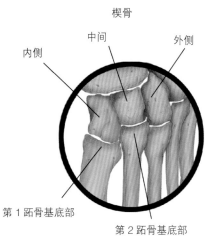

楔骨

中间

内侧 外侧

第 1 跖骨基底部

第 2 跖骨基底部

C1

C2

图 17.1（续）

中足背外侧入路

适应证

- 显露第 3、第 4、第 5 跗跖关节。
- 切开复位内固定治疗中足关节损伤。
- 中足融合术。

体位

患者仰卧位。

技术

1. 在第 4 跗跖关节的内侧行纵向切口（图 17.2A），根据手术需求，切口位置可向内或向外调整。

- **注意：** 腓浅神经的中间支与切口接近（图 17.2B）。

2. 纵向切开筋膜，将趾短伸肌（EDB）肌腱拉向一侧，有时，按趾短伸肌肌腱走行分离，将其拉向一侧以更好显露术野。

3. 如有需要，可切开关节囊，可见第 3、第 4 跗跖关节，有时也可见第 5 跗跖关节。

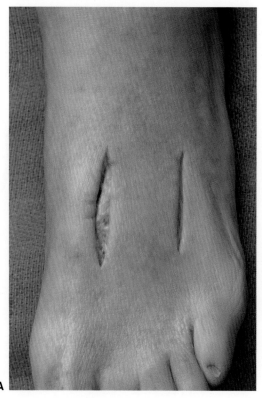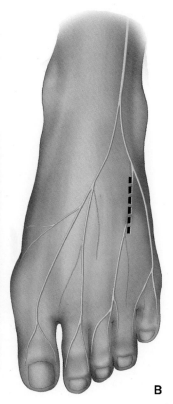

图 17.2

大踇趾的显露

第 1 跖趾关节中内侧入路

适应证

- 踇外翻手术。
- 背侧唇切除术。
- 第 1 跖趾关节融合术。

体位
患者仰卧位，同侧髋部下方垫高是有帮助的。

体表标志
跖骨头突出的内侧隆起和内侧角度看到的关节中点是很容易被触及的（图 17.3A）。

技术

1. 在第 1 跖趾关节的正中行长度 4~5cm 纵向切口（图 17.3B1、B2）。

- **注意**：根据手术的需要，切口可向近端和远端扩展。

2. 切开皮下组织进入关节囊可看到横向纤维（图 17.3C）。

- **注意**：经常遇到囊组织被切除的情况。

- **注意**：避开位于切口背侧的腓浅神经背内侧皮支（图 17.3D）。

3. 根据不同的手术方法，囊膜切开术中可以做一个倒"L"形的近端皮瓣（图 17.3E），当这个皮瓣被翻开时，跖趾关节显露出来（图 17.3F）。或者也可以做纵向的中内侧囊切开术。

- **注意**：如果要执行所需的操作，可能需要在跖骨头周围进行额外的囊膜反射，但不要剥离跖骨头的足底软组织附件和囊膜，因为这样可保留头部的一些血管。

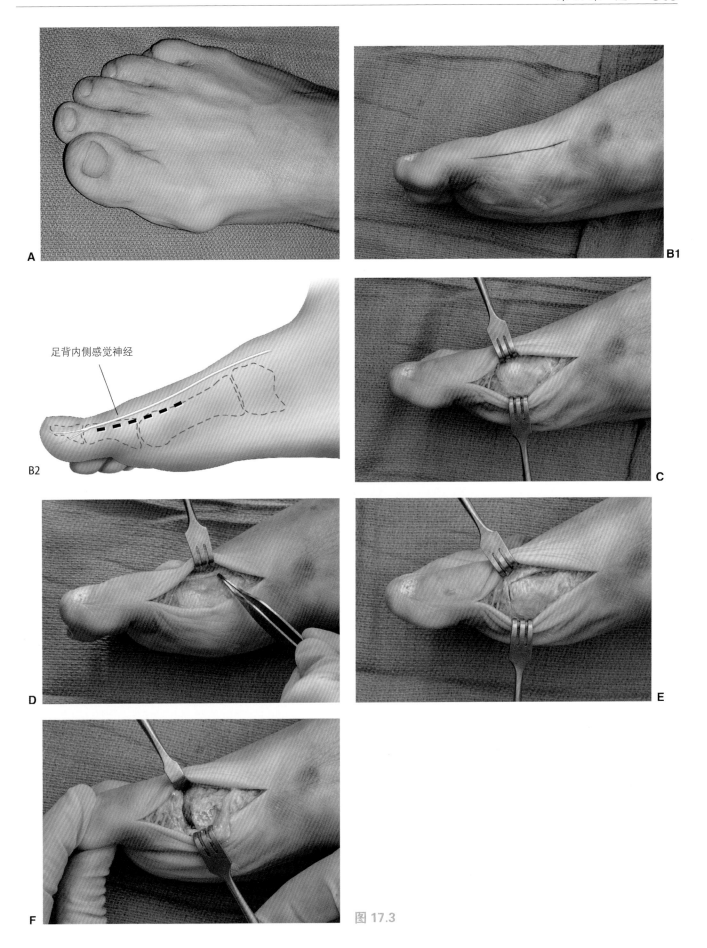

足背内侧感觉神经

图 17.3

第1跖趾关节背侧入路

适应证

- 足背唇切除术。
- 第1跖趾关节融合术。
- 姆趾趾间关节融合术（如 Jones 法）。
- 姆长伸肌肌腱病变。

体位

患者仰卧位，同侧髋部下方垫高是有帮助的。

技术

1. 第1跖趾关节背侧中央做一个纵向切口（图 17.4A）。
2. 切开皮下组织，显露姆长伸肌肌腱（图 17.4B）。向外侧牵拉，显露关节囊。
3. 经关节囊沿中线纵向切开，刚好位于姆长伸肌肌腱的内侧（图 17.4C）。可看到第1跖趾关节。制作全层皮瓣并保存以备后期闭合（图 17.4D）。

  - **注意：** 当松解侧副韧带，姆趾向足底屈曲（姆长伸肌外侧半脱位）时，整个关节可见。因为软组织和关节囊为头部提供重要血供，因而要避免损伤足底跖骨头。

小脚趾的显露

第5跖趾关节背侧入路

这些显露通常和前足重建的其他部分一起使用（如姆外翻矫正术），因此保留足够间距的皮桥十分重要。如类风湿性关节炎前脚成形术（通过第5跖骨的头切除术行第1、第2跖趾关节固定术）在第1跖趾关节背侧正中做一个切口用来做关节固定术，在第2趾蹼间隙背侧做第2个切口（来切开第2个和第3个跖骨头），在第4趾蹼间隙背侧做第3个切口（来切开第4个和第5个跖骨头）。传统上，如果外科医生想要显露相邻的两个跖趾间关节，切口需要在相关趾蹼间隙的中央。然而，如果仅有一个跖趾间关节需要显露，切口可以直接开在这个关节。

适应证

- 部分锤状趾/交叉趾矫正术（如软组织的松解术和跖骨截骨术）。
- 跖骨痛症。
- 足底板修复。

体位

患者取仰卧位，同侧臀部垫高。

技术

1. 在第2和第3跖骨关节趾蹼背侧行纵向切口（图 17.5A）。

  - **注意：** 如果仅要显露一个跖趾关节，可以直接在关节上切开。如果想要显露第4和第5跖趾关节，需在第4趾蹼背侧切开。

2. 钝性分离皮下组织充分显露关节（此术中显露第2跖趾关节）。显露与各自脚趾相关的趾长伸肌肌腱和趾短屈肌肌腱（图 17.5B），跖短屈肌肌腱在更外侧。

  - **注意：** 如果部分矫形力能帮助矫正畸形，则趾长伸肌肌腱可"Z"形延长，趾短屈肌肌腱可切断。

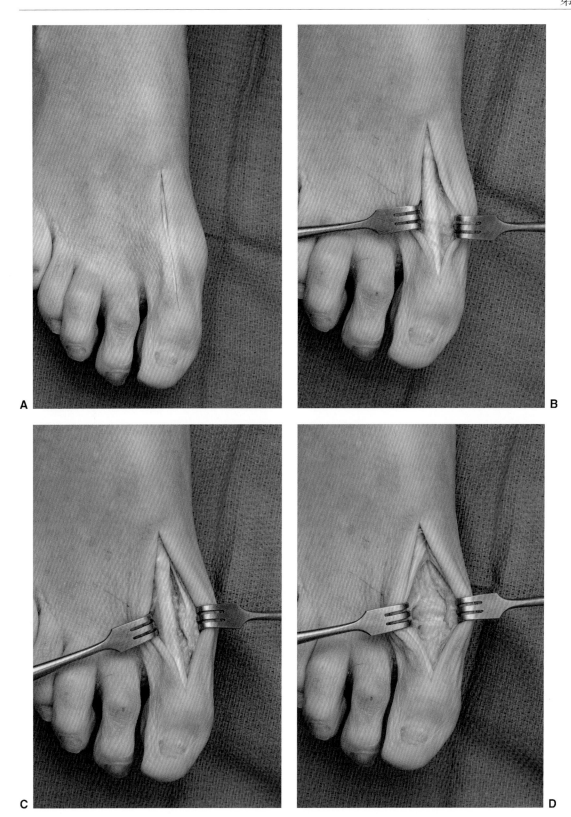

图 17.4

3. 牵拉肌腱，显露关节囊（图 17.5C）。

4. 切开关节囊，显露关节（图 17.5D）。

- ▪ **注意：** 小心地沿跖骨头两侧牵拉，轻微地分散和弯曲关节，偶尔切开副韧带，到达关节。

- ▪ **注意：** 对于慢性半脱位或脱位的跖趾关节，可小心地在跖骨头或跖骨颈下方通过牵拉来释放足底结构，使脚趾松弛。

- ▪ **注意：** 关节显露和松弛后，在趾骨头两次放置牵引器，如有必要，可进行缩短

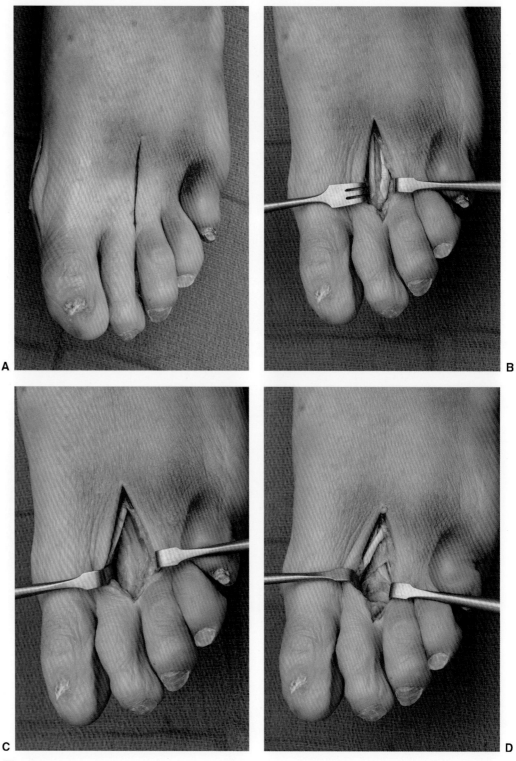

图 17.5

趾骨截骨术，以纠正脚趾畸形和平衡前足。

第 3 趾蹼间隙趾间神经瘤背侧入路

适应证

- 第 3 趾蹼间隙原发神经瘤或 Morton 神经瘤。

体位

患者取仰卧位，同侧臀部垫高。

技术

1. 在第 3 趾蹼间隙做背侧正中切口（图 17.6A）。
2. 在趾蹼间隙从背侧向足底做钝性分离，寻找跖间韧带并切断（图 17.6B）。

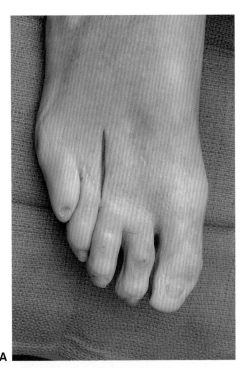
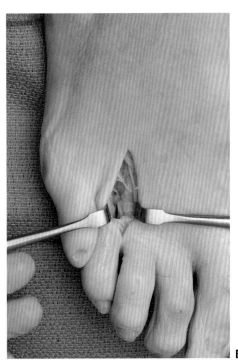
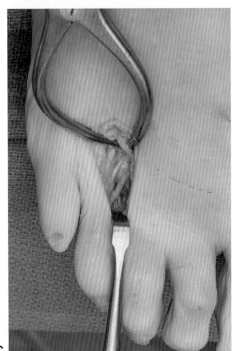

图 17.6

3. 轻微分开第3和第4趾骨，仔细钝性分离，寻找共同的趾间神经和相关分支（图 17.6C），在近端神经在张力下被切断，切断远端分支，切除神经和相关神经瘤。

第5跖趾趾间关节中外侧入路

适应证
- 小趾囊炎矫正。
- 第5跖趾趾间关节清创术。

体位
患者取仰卧位，同侧臀部垫高。或者侧卧位也可以。

技术
1. 以第5跖趾趾间关节为中心做中外侧纵向切口（图 17.7A）。

2. 钝性分离皮下组织，显露外侧关节囊（图 17.7B）。背外侧的皮神经位于切口的背侧，当外展小趾肌腱向外侧插入近节趾骨的底部时，仅能看到足底至中线。

3. 沿切口行纵向关节囊切开术，显露趾骨外侧头（图 17.7C）。

4. 然后可以切除趾骨的外侧隆起，如需要可以根据形状进行截骨以纠正畸形。

腓侧籽骨足底入路

胫骨籽骨通常采用内侧切口，类似于第1跖趾趾间关节的中内侧切口，如上所述，这个在足底的切口应该更靠近胫侧籽骨，寻找并保护足底内侧趾神经，以下方法用于进入腓骨籽骨。

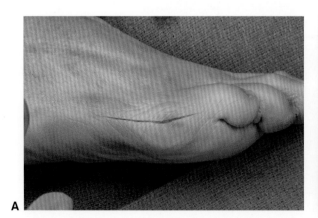
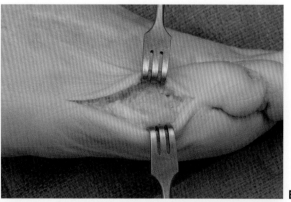
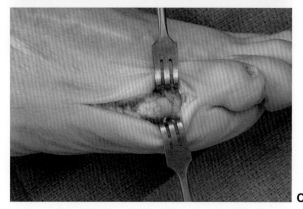

图 17.7

适应证

● 外侧籽骨病变。

体位

患者取仰卧位，同侧臀部垫高，然后将床倾斜，头朝下、脚朝长，此外可以在脚的下方放置一个凸起物，以帮助脚抬高。或者患者可以取俯卧位。

技术

1. 在足跖表面行纵向切口，位于腓侧籽骨和跖骨头负重面外侧（图 17.8A）。
2. 充分显露并仔细钝性分离（图 17.8B），寻找足底外侧趾神经。

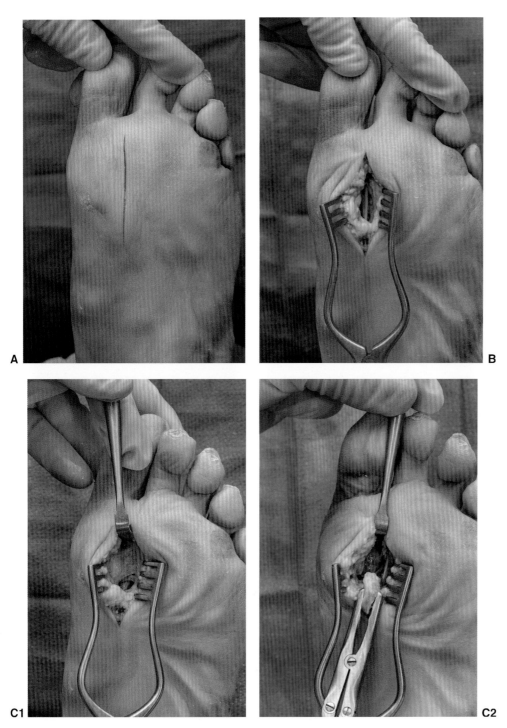

图 17.8

3. 经骨膜切开腓侧籽骨（图 17.8C1、C2），分离籽骨间韧带，注意保护姆短屈肌外侧头和外展肌肌腱的连续性，内侧保护姆长屈肌肌腱。

4. 取出籽骨后，检查趾骨表面，如果需要，姆短屈肌和外展肌肌腱用不可吸收缝线修复。

> ■ *注意：*腓侧籽骨可从第 1 趾蹼间隙背侧入路，然而，要用这种方法必须充分了解籽骨结构。

参考文献

[1] Early JS, et al. Tarsometatarsal (Lisfranc) reduction and fixation. In: Kitaoka HB, ed. Master's Techniques in Orthopaedic Surgery: Foot and Ankle. 3rd ed. Philadelphia, PA: Wolters Kluwer/Lippincott Williams & Wilkins; 2013: 229-248.

[2] Merritt AL, et al. Tarsometatarsal arthrodesis. In: Kitaoka HB, ed. Master's Techniques in Orthopaedic Surgery: Foot and Ankle. 3rd ed. Philadelphia, PA: Wolters Kluwer/Lippincott Williams & Wilkins; 2013: 249-266.

[3] Myerson MS. Arthrodesis of the tarsometatarsal joint. In: Myerson MS, ed. Reconstructive Foot and Ankle Surgery: Management of Complications. 2nd ed. Philadelphia, PA: Elsevier Saunders; 2010: 433-448.

[4] Kitaoka HB. Distal Chevron first metatarsal osteotomy. In: Kitaoka HB, ed. Master's Techniques in Orthopaedic Surgery: Foot and Ankle. 3rd ed. Philadelphia, PA: Wolters Kluwer/Lippincott Williams & Wilkins; 2013: 1-12.

[5] Myerson MS. Chevron osteotomy. In: Myerson MS, ed. Reconstructive Foot and Ankle Surgery: Management of Complications. 2nd ed. Philadelphia, PA: Elsevier Saunders; 2010: 1-10.

[6] Campbell JT, Kirk KL. First metarsophalangeal joint arthrodesis. In: Easley ME, ed. Operative Techniques in Foot and Ankle Surgery. 2nd ed. Philadelphia, PA: Wolters Kluwer; 2017.

[7] Myerson MS. Disorders of the sesamoids. In: Myerson MS, ed. Reconstructive Foot and Ankle Surgery: Management of Complications. 2nd ed. Philadelphia, PA: Elsevier Saunders; 2010: 83-96.

[8] Coughlin MJ. Sesamoids and accessory bones of the foot. In: Coughlin MJ, et al., eds. Surgery of the Foot and Ankle. 8th ed. Philadelphia, PA: Mosby Elsevier; 2007: 531-610.

第Ⅲ部分 脊柱

第 18 章 颈椎

Robert K. Eastlack, Bradford L. Currier

颈椎

由于颈椎解剖上的复杂性以及存在的较多变异，仔细的术前准备和对每个手术入路自身局限性的充分了解是必不可少的。如此能明显降低手术难度及减少并发症。

在所有手术入路中，切皮前调整好患者的体位能使后面的操作更加顺利，而且能提高手术的最终效果。如需术中摄像，则应在体位摆好、术前准备完成后，于消毒铺单前调整好摄像设备，以便于更好地获取术中影像。

特定手术入路的选择主要取决于需手术处理的解剖节段以及重建技术的要求。表18.1 列出常见的颈椎前侧入路和后侧入路，以及每个入路最大的显露范围。随着导航技术的出现（如寰枢椎关节螺钉或前路齿状突螺钉），选择手术入路时还应考虑到内固定植入时的轨迹。

前侧入路

经口咽入路

适应证

此入路主要用于前方结构的切除，如齿状突基底部内陷、感染、肿瘤、慢性脱位致难复性齿状突骨折，以及寰枢椎前方的先天性畸形。

顾名思义，该入路是利用口咽的管腔作为通道来显露上颈椎。由于下颌和口腔的限制，术野可能局限，但依然可以沿斜坡直接显露至 C3 上部。尽管通过此正中入路到达脊椎时很少会遇到血管，但感染和脑脊液漏（CFS）在过去是相当大的问题。较高的感染概率以及一直以来较差的植骨效果，使得经口咽入路在颈椎前路融合上成了有争

入路	显露范围
前路	
经口咽	C1–C2
高位咽后	C1–C2 关节到 C2–C3 椎间隙
齿状突螺钉	使用前入路到达 C5 水平
前路，横切口	C2~T2（受个人体质影响）
	横切口不能延伸；显露最多跨 3~4 个椎间隙
前路，纵切口	C2~T1；延伸后可显露比横切口更多的节段；显露 T1 或者更低可能需切除内侧锁骨 / 胸骨柄
后路	
后正中	根据需要可从枕骨部延伸到骶骨
旁正中	切口用于植入经皮寰枢椎关节螺钉

表 18.1　颈椎常用入路

议的选择。通过劈开下颌骨，可减小此入路在显露上的局限性。技术上的局限性固然存在，然而此入路依然是从前方显露斜坡至 C6 的唯一途径，尤其适用于 C2-C3 椎体的病变，以及不能轻易通过口腔时，如存在严重的颞下颌关节炎或齿间距少于 25mm。

术前计划 / 准备

所有脊椎手术前均应明确全身状况，尤其应注意营养状况。一般来说，淋巴总数和白蛋白是营养状况的常用标志物。术前应评估牙齿情况以明确口腔内没有感染源。目前推荐的常规术前准备使用抗生素包括静脉用头孢菌素和甲硝唑类药物。

体位

患者仰卧位时可用头枕垫或 Gardner–Wells 钳来固定头部。清醒状态下进行经鼻气管插管，可依据颈椎的稳定性来选择有或无光纤维镜辅助。神经系统检查后，即可实施麻醉。然后患者就可以采取反特伦德伦伯卧位来预防误吸。多种牵开器可用于扩大齿间距离，如 CodmanCrawford 或 Spetzler–Sonntag 经口牵开器（图 18.1~ 图 18.3）。软腭通常用有一定延展性的固定器拉高。另外，可用两根红色罗宾管穿入鼻孔（每侧一根）并经口引出。当两管放置妥当后，将每根管的两端向外上方拉紧并固定在手术单上。用必妥碘溶液消毒口咽区域，喉部放置填塞物以防止碎片掉入相连的咽部或气管。一旦咽后部显露后，获取 X 线定位图像，然后在拟定切口处注入肾上腺素。尽管在这类手术中，术者可使用带头灯的手术放大镜操作，然而手术显微镜还是能提供一个更清晰的图像并更便于助手的参与。

体表标志

触摸寰椎结节以确定正中线，然后于正中线寰椎结节上下做 1~2cm 垂直切口（图 18.4）。

技术

1. 切口：切口通过黏膜和咽部肌肉直达骨骼。由中线行骨膜下剥离，将颈长肌和前纵韧带牵向外侧。在寰椎向两侧的牵拉应限制在离中线 1.5cm 之内，过度向外侧显露可能会危及椎动脉、颈内动脉和舌下神经（图 18.5）。颈内动脉非常靠近中线，正如 Currier 等所发现的，在他们的研究对象中仅有 6% 的颈内动脉离内侧横突孔的距离超过 7.5mm。舌下神经位于 C1 侧块前方中点偏外 2~3mm 处（图 18.5）。

2. 如要显露齿状突，可能需切除寰椎中部 1~1.5cm 来显露 C2 的上部分。如切除寰椎前部，则要尽可能保留横韧带。因为横韧带能防止寰椎侧块向外移位所致的枕颈不稳。如果不能保留横韧带，则必须行后路枕颈融合手术。骨周围的软组织结构如血管翳等可切除，但最好保留紧贴硬膜的剩余组织以预防脑脊液漏的发生。盖膜可以切开以改善脑脊液循环。

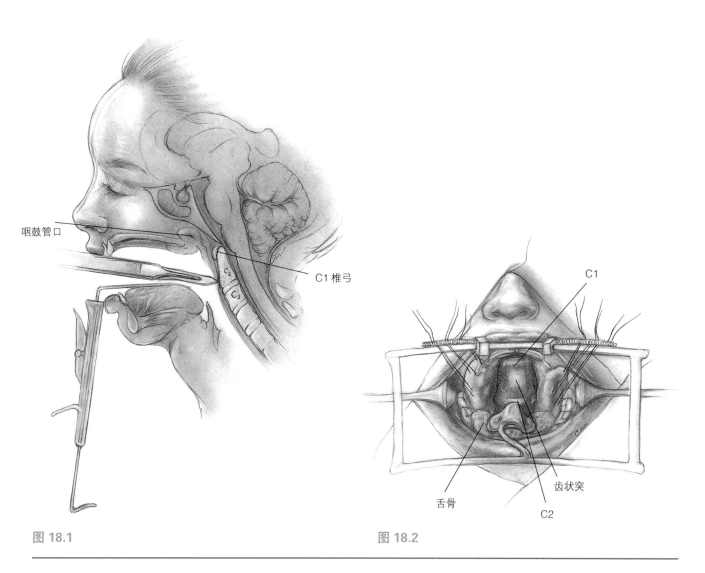

图 18.1

图 18.2

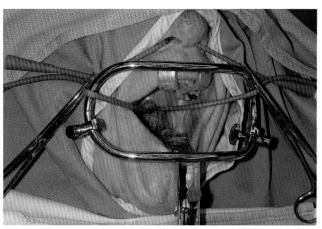

图 18.3

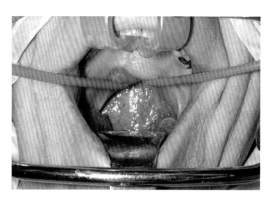

图 18.4

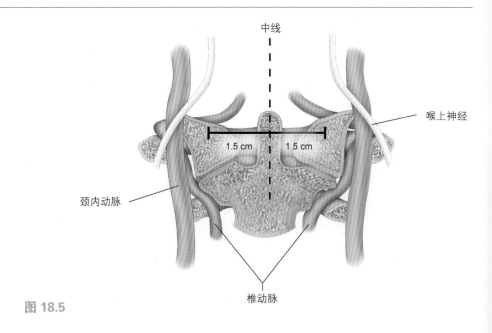

图 18.5

术后管理

一旦切除操作完成，需用 Valsalva 试验来证明有无脑脊液漏，然后才能继续重建或关闭操作。如果可以，在靠近咽壁层用可吸收线缝合颈长肌至中线。为预防术后组织水肿，插管经常放置 1~2 天。文献中关于抗生素的使用报道不一，我们通常从术前即刻开始使用头孢菌素和甲硝唑类药物，至术后 5~7 天停用。甲硝唑类药物可以通过鼻饲管在术中切口关闭后注入。在术后 1 周左右可以进流食，而正常饮食需要到术后 3 周才能开始。

并发症

单篇文献报道，经口咽入路的并发症发生率为 18%~26%，包括 6% 的死亡率。尽管早期该入路的应用有着非常高的感染率（50% 以上），而目前更多的研究证明其感染率低于 3%。术中如发生脑脊液漏，应尝试仔细缝合、移植覆盖、使用纤维蛋白凝胶以及严密的切口缝合，否则持续的脑脊液漏会导致瘘管的形成。如出现这种情况，就应该考虑行腰大池引流，否则持续脑脊液漏将会相当麻烦。其余存在的并发症包括：椎动脉或颈内动脉损伤出血、枕颈不稳、舌水肿以及术后感染。

高位咽后入路

适应证

高位咽后入路可用于上颈椎前方的肿瘤切除、感染病灶清除以及寰枢椎的固定术。此入路原始切口可显露上达 C1-C2 关节、下至 C3 椎体上端的范围，而垂直延伸切口可显露颈椎中下段。

尽管此入路可以选择经颈动脉鞘内侧（即前路）或外侧（即前外侧入路）进入，但我们更赞成 McAfee 及其同事提出的被称为经前方咽后入路的方法。这是对 Southwick 和 Robinson 所描述的最早用于下颈椎入路的改良。经颈动脉鞘内侧到达咽后间隙，可以避免损伤颈动脉及颅底的脑神经，但与颈动脉鞘外侧入路相比，损伤喉上神经及舌咽神经的风险却增大。此外，前路可显露双侧的椎动脉，而前外侧入路无法显露到对侧椎动脉。最后，前路减压与重建操作可以在直视椎体的情况下进行，比前外侧入路更为简单。

术前计划/准备

术前应特别注意吞咽功能及呼吸功能的异常。对患者进行声带评价也是有必要的。手术前可行气管切开术以避免出现气道问题，耳鼻喉科医生可以协助判断。若要进行肿瘤切除，应行血管造影或 CT 血管造影以明确椎动脉的位置。

体位

患者取仰卧位，强烈推荐使用颅骨牵引。如果计划术后采用 Halo 头环背心外固定架（halo-vest）固定颈椎，则术中可用 Halo 环代替 Gardner-Wells 钳。如术中行神经监测，则应在牵引前测得基础诱发电位。应在患者清醒状态下进行经鼻光学纤维镜气管插管术，以便在插管及体位后检查神经功能。应避免在口腔内放置其他物品，否则下颌骨将会向下撑开，使得颈椎向上显露的最大范围产生影响。最后，将患者置于轻度头高位可获得良好的手术视野并能改善静脉回流。

体表标志

与低位颈椎手术入路不同，该入路并不受潜在的解剖变异的影响。对于右利手的术者来说，右侧入路会比较容易些。但如果手术需延伸至 C5 以下，则术者需考虑选择左侧入路以避免损伤喉返神经。若肿瘤主要位于某一侧，则入路应选择同侧。同时，头部轻度的旋转有利于术野的显露。若选用经前外侧高位咽后入路，术前应备皮同侧耳垂并将其向前缝在面颊上；否则，它会妨碍术中显露。

技术

1. 切口：前方下颌下切口始于乳突尖，然后向内侧横切至舌骨水平（改良的 Schobinger 切口）。若要更多地向尾侧显露，可沿胸锁乳突肌做一纵向切口与下颌下切口交会（图 18.6，图 18.7）。当分开浅筋膜和颈阔肌后，能被翻起的皮瓣可深达颈阔

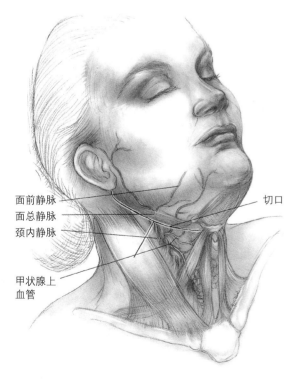

面前静脉
面总静脉
颈内静脉
切口
甲状腺上血管

图 18.6

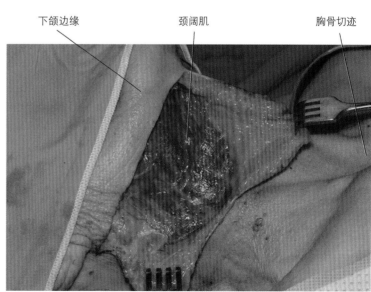

下颌边缘　　颈阔肌　　胸骨切迹

图 18.7

肌。在继续深层解剖前，可使用神经刺激器寻找面神经的下颌下支（图18.8）。该支走行于下颌后静脉的上方，支配口轮匝肌，应予保护。在颈静脉与下颌后静脉会合处结扎下颌后静脉。

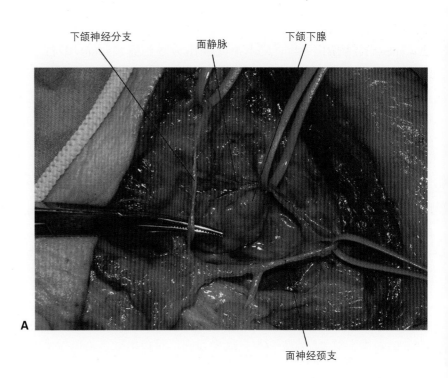

图 18.8

2. 面静脉固定地走行在下颌下腺表面，可在下颌下腺下方找到并结扎（图 18.9）。利用结扎后的残端紧张下颌下腺浅筋膜，以保护走行于浅筋膜的下颌神经边缘支。然后向上游离下颌下腺，显露二腹肌与茎突舌骨肌交会点（图 18.10）。有时为获得足够的术野，必须切除下颌下腺，同时结扎其所对应的涎腺导管以防止形成瘘管。

3. 逐条捆绑并分离甲状腺上动脉、舌动脉、面动脉及其伴行静脉（图 18.11）。此过程以舌骨为标志定位每条动脉，采用自下而上的顺序将有利于手术进行。甲状腺上动脉就位于舌骨的下方，与舌动脉在同一水平位置，而面动脉位于舌骨上方。喉上神经与甲状腺动脉距离很近，应避免损伤。

4. 沿胸锁乳突肌缘分离深筋膜，通过触摸颈内动脉搏动确定颈动脉鞘的位置。切断二腹肌和茎突舌骨肌，可使舌骨及其相关结构向内侧移动。应小心牵拉这些肌肉，防止用力过猛，否则可损伤走行于该区域的面神经。

5. 舌下神经位于喉上神经的上方，需仔细解剖分离，防止二者损伤。自颅底发出点至入舌处分离舌下神经，并向上牵开（图 18.12，图 18.10B）。然后可向后外侧牵开颈动脉鞘。尽管向内侧牵开咽部会对手术有所帮助，但用力过度可导致迷走神经喉支及咽支的医源性损伤，需谨慎。自咽喉部钝性分离颈动脉鞘，即可安全进入咽后间隙。

6. 使用"花生"剥离器或 Kittner 剥离器清理翼状筋膜及椎前筋膜，然后可看到颈长肌在中线位置纵行分叉（图 18.13），并附着在寰椎前弓两侧。所以充分显露后，可

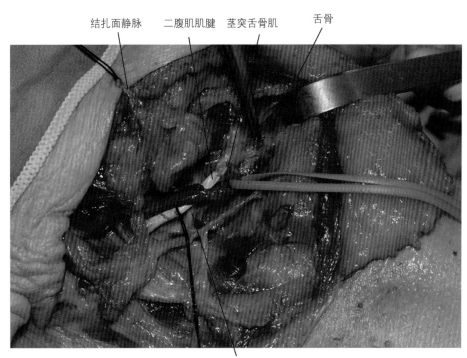

结扎面静脉　二腹肌肌腱　茎突舌骨肌　舌骨

面动脉

图 18.9

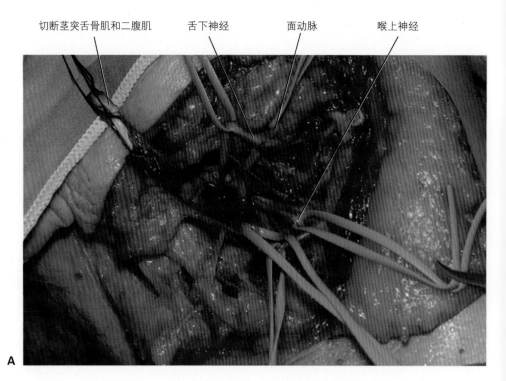

切断茎突舌骨肌和二腹肌　　舌下神经　　面动脉　　喉上神经

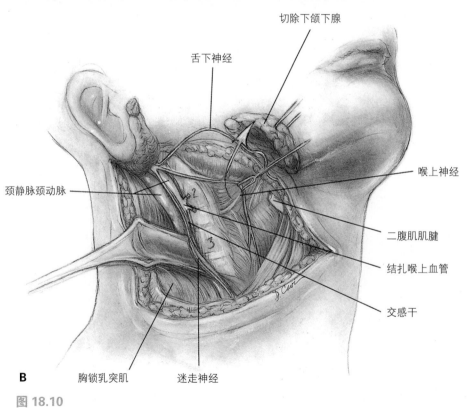

切除下颌下腺

舌下神经

喉上神经

二腹肌肌腱

结扎喉上血管

交感干

颈静脉颈动脉

胸锁乳突肌　　迷走神经

B

图 18.10

利用此点协助确定 C1 的中线。随后做正中切口时，为避免侵犯前枕寰膜，切口应避免超过寰椎的头侧缘。切口深度应达骨，向侧面提起骨膜下瓣，颈长肌深面的前纵韧带也应包括在其中。该瓣距寰椎中线的距离应被限制在 1.5cm 范围以内，否则将极大威胁椎动脉的安全。

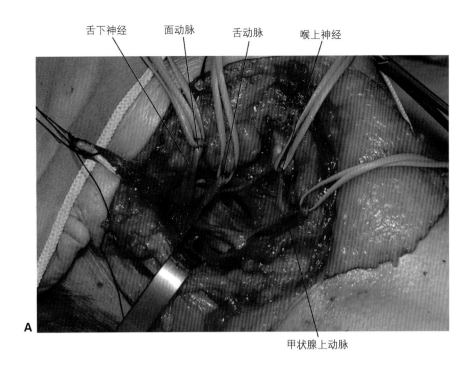

舌下神经　　面动脉　　舌动脉　　喉上神经

A

甲状腺上动脉

二腹肌和
茎突舌骨肌

舌下神经

颈外动脉

副脊神经

面动脉

舌动脉

喉上神经

甲状腺上动脉

胸锁乳突肌

B

图 **18.11**

　　7. 拟行减压术时，一般选用自头侧向尾侧的顺序，因为出血趋向尾侧流动，这样做可以减少术野上的困难。利用后纵韧带及钩椎关节确定安全减压的后侧、外侧边界。若行重建术，则在植入内植物及固定之前，要仔细地重新摆放头部位置，使其处于中立位。

　　8. 缝合此前切断的二腹肌与茎突舌骨肌。同样，也要把胸锁乳突肌起点缝合在乳突上，关闭咽后间隙前，切口深处留置一条引流管。用可吸收线连续缝合颈阔肌，然后根据术者习惯常规缝合皮肤。

舌下神经　　　颈长肌

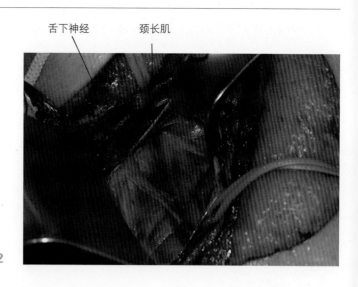

图 18.12

术后管理

术后应立即拔管，但对于手术时间较长或者水肿较严重的病例，气管插管可以留置 1~2 天。气管切开术较少用，仅用在出现严重气道问题的时候。引流管多在术后 24h 拔除。若引流量较多可放置较长时间，以防止发生持续性大出血。一般建议保持头高位，以有效缓解水肿。饮食方面，术后第 1 天先喝水或进流食。若能耐受，再逐渐增加饮食。

并发症

* 高位咽后入路中有时会发生神经麻痹或神经损伤。损伤面神经下颌下支可导致同侧口角下垂，而通常一部分神经麻痹的患者在其术后头几个月时间里能自行恢复。最有代表性的是舌下神经损伤后可在术后数月恢复。喉上神经负责发声，损伤后可致高调音，并削弱声门上的感觉。它损伤后能否恢复不可预知。最后，

颈长肌

颈上神经节

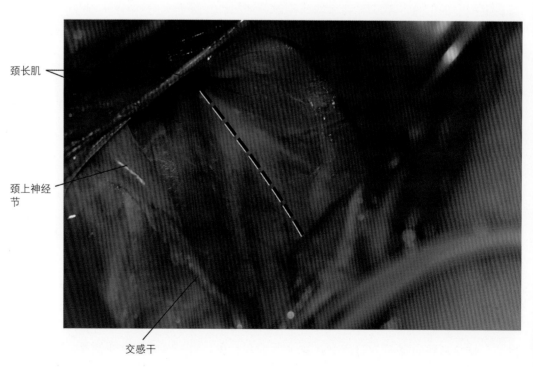

交感干

图 18.13

在分离乳突周围结构时，脊髓副神经可受损，导致同侧斜方肌和胸锁乳突肌麻痹。

- 如无意中损伤了咽壁或食管壁，即使还未表现出来，也需要立即置入鼻胃管。此操作应在直视下进行，术后鼻胃管（NG 管）应留置 7~10 天以防止形成瘘，而在进食前应行食管 X 线和（或）食管镜检查。禁食期间应给予肠外营养或鼻胃管营养。术后应选用对需氧菌和厌氧菌均有效的静脉抗生素，连续应用 5 天左右。对于某些迟发性穿孔的病例，可用带蒂的胸锁乳突肌瓣进行修复。

- 对喉管结构的牵拉可导致其水肿，严重时致其气道阻塞。可采取留置气管插管或短期的气管造口，直至水肿消退。血肿形成可能是气道阻塞的另一个原因，故建议术后使用球囊引流管。

中下段颈椎前侧入路

根据显露范围的需要，中下段颈椎前路手术中可采用两种不同走向的皮肤切口。横向切口显露通常用于最多 3 个椎间盘或 2 个椎体的切除。如需要更广泛的显露，可采取纵向切口。前路手术通常可显露 C2~T1 节段，但解剖变异可能会限制或扩大其显露范围（上胸椎间隙有时可以获得充分显露）。于胸锁乳突肌与喉管结构之间的间隙进入，即可直接到达颈椎前方，这种入路对于大多数标准的脊柱前路手术而言是理想的。

术前计划 / 准备

术前应请耳鼻喉科医生会诊并关注患者是否存在下列问题：吞咽异常、发声困难或者解剖异常。手术前由术者决定是选择左侧还是右侧入路。尽管右侧喉返神经变异较多，但实际上两侧入路在神经损伤的概率上没有差异。翻修手术前应行喉镜检查评估声带功能。如果前次手术入路一侧的声带出现功能障碍，那么本次入路应采取同样的一侧，为的是避免对侧声带损伤。如果双侧声带均有损伤，部分学者建议取对侧入路。

在术前评估患者的过程中，触诊颈动脉搏动、听诊杂音是很有必要的。颈部超声可提供相当的信息。甲状腺肿可能妨碍切口的闭合，或者会在切口闭合之后使气道外压升高。在这种情况下需要在切口闭合之前行部分甲状腺切除术。

应认真检查 X 线片和其他辅助检查资料，这样可以在手术过程中预见到某个地方的骨折。对于某些枢椎齿状突骨折的患者，通常要考虑前方螺钉的植入。漏斗胸患者禁忌使用这个技术，因为操作器械的角度受限。不过新设备的设计，如软钻头已能减少这些早期的问题。

还需要评估在无神经系统症状的情况下，患者可以伸直颈椎的程度。

体位

在正规手术台上仰卧位固定患者。如果要进行髂骨手术，就应在同侧髋关节之下垫高。当进行颈椎前路手术时，应使用足够的术前抗生素。当患者患有脊髓压迫或其他脊髓病变时，在患者清醒时和（或）有抗生素维持的时候进行插管。如果计划神经监护，应在患者摆好定位和插管之前开始。如果脊柱稳定，应在安全的伸直范围内（术前检查所确定的）固定颈椎。如果电生理监测到有任何变化，就要恢复颈椎至中立位，一直到此变化恢复到基线。双肩下方放置卷好的敷料、静脉生理盐水袋（1L）或其他小沙袋，将有助于增大颈椎伸直程度。由于下颌骨可能会阻挡部分正面术野，轻微的颈椎旋转可方便显露过程中入路侧的观察。头部接触手术台，应该垫好，尤其在手术时间较长时。

拟行前路减压时，手术部位可以用 Gardner-Wells 钳行颈椎牵引（如 Caspar 牵开器）。在多节段减压或骨质差时，强烈建议使用外部牵引，而不应使用局部牵引。如果用 Gardner-Wells 钳牵引，一定要记住根据矢状面的枕颈旋转轴调整位置以及牵引方向。如果对颈椎伸直满意，牵引钳应放置于耳上略偏前的"安全窗"内，牵引方向应由前至后。

在患者躯干下方横放折叠好的床单。用凝胶或泡沫垫子包绕两侧手臂，以确保患者除静脉管道连接或神经监测导联外的皮肤突出部位均被垫好。双侧腕带下放置棉垫，便于术中摄片时临时牵引上肢。如患者有上肢畸形或损伤，应避免牵引。这时可用预先放置好的床单裹住患者的躯体进行牵引，以保证手臂安全。床单宽度要求既能接触髂骨嵴，又能接触上胸部。

颈部铺单的范围应该扩大，并且包括以下范围：锁骨到上颌骨突以及胸锁乳突肌的外侧。理想的情况是双侧都应该铺单。这样，任何紧急的血管或呼吸问题都可以加以处理，而不需要额外再次铺单准备。

体表标志

横切口比纵切口显露范围有限，因此应根据所需要显露的节段选择不同的颈部切口。触摸颈部体表标志通常能够为切口的选择提供足够的参考（表 18.2），但必须注意，颈椎后伸时这些浅表标志（舌骨、甲状软骨、环状软骨）所对应的椎体水平相对于自然体位可能会稍向头侧偏移（图 18.14）。舌骨对应 C3 水平，甲状腺对应 C5-C6 水平，环状软骨对应 C5-C6 间隙水平，颈动脉结节对应 C6 水平。颈部后伸后，切口需根据体表标志稍向尾侧调整。尽量将横切口设计在皮肤皱褶上或平行于 Langer 线。用记号笔标记拟定切口很有必要，随后用手术贴膜覆盖颈部区域，而贴膜后再辨别皮肤皱褶往往很困难。无论是否使用局部麻醉，我们都建议在切皮前行皮下肾上腺素浸润以减少出血。

技术

1. 切口：切口应起于颈部正中线附近，向外侧延伸至胸锁乳突肌前缘。尽管延伸切口越过中线不会引起太大的问题，但切口太向外侧延伸确会导致皮肤下方的胸锁乳突肌粘连，影响美观。通常情况下，2~3cm 的切口足够显露两个节段，希望更多显露时需要延伸切口超过颈中线（图 18.15）。纵切口可提供更多的颈椎前方显露。沿胸骨颈静脉切迹和乳突之间，即胸锁乳突肌的内侧或前侧做切口线（图 18.16）应根据触到

表 18.2 颈椎的体表标志	
体表标志	**对应节段**
舌骨	C3
甲状软骨	C5-C6
环状软骨	C5-C6 间隙
颈动脉结节（Chassaignac 结节）	C6（最可靠，在 C6 横突上）

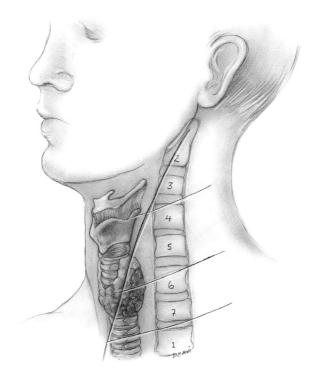

图 18.14

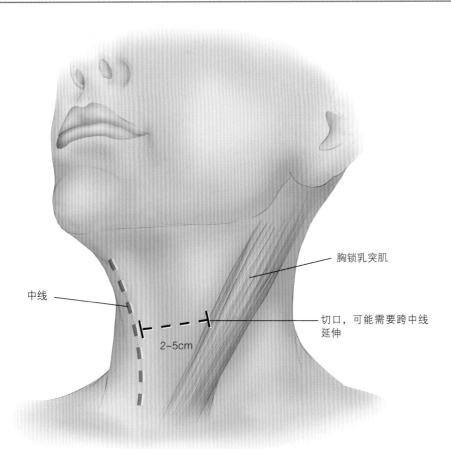

中线

胸锁乳突肌

切口，可能需要跨中线
延伸

2~5cm

图 18.15

的体表标志将切口置于目标椎体上，根据显露范围的要求决定切口长度。

2. 因为皮肤较薄且需注重该区域的术后美观，皮肤切开后最好用双极电凝控制出血。使用皮钩或皮耙牵开皮缘，以便用 Metzenbaum 剪或电刀将真皮及皮下层从颈阔肌分离。如遇到颈外静脉，可分离牵开至一侧或根据需要结扎。通过纵向肌纤维辨认颈阔肌（图 18.17），并平行于肌纤维将其随筋膜分离。用两套组织镊夹起颈阔肌，剪开肌肉全层。组织镊保持向上的张力，用 Metzenbaum 剪分离颈阔肌深面，在不损伤深层结构的情况下切开肌肉。于颈阔肌深面放置自动牵开器，显露浅层的颈深筋膜。

3. 用解剖剪沿切口一端向另一端分离浅层深筋膜（图 18.18）。如遇浅表的颈静脉分支妨碍显露，可予结扎。沿胸锁乳突肌前缘进入下一层深筋膜。仔细用剪刀分离，结合手指钝性剥离，直到显露肌肉深面。注意必须沿胸锁乳突肌内侧缘切开颈深筋膜。

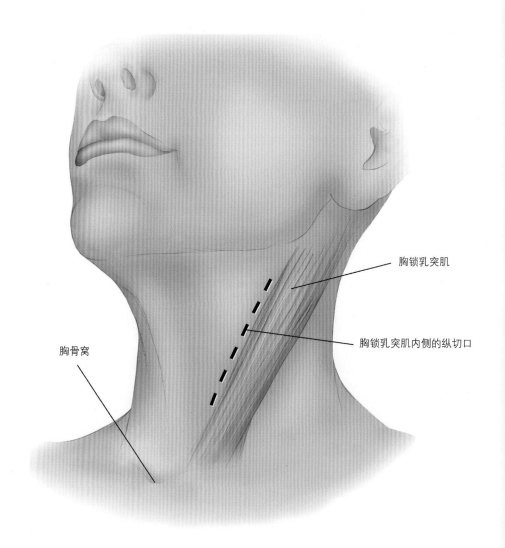

胸锁乳突肌

胸锁乳突肌内侧的纵切口

胸骨窝

图 18.16

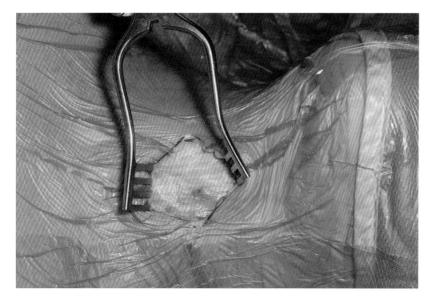

图 18.17

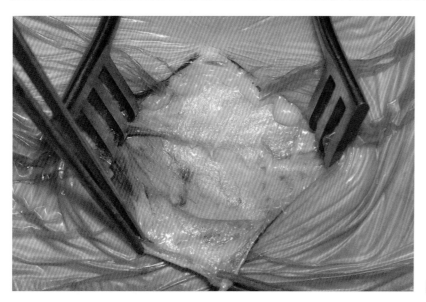

图 18.18

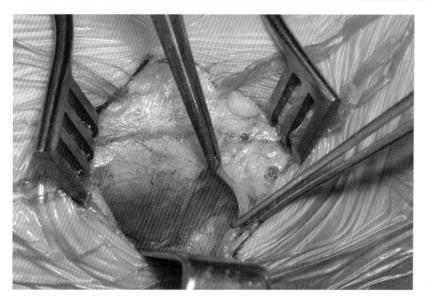

图 18.19

进入肌肉覆盖筋膜，需要解剖各层覆盖筋膜及肌肉本身（图 18.19）。

　　4. 于胸锁乳突肌内侧和深面轻柔触摸颈动脉脉搏。确认颈动脉鞘后，于鞘内侧继续用手指轻柔剥离（图 18.20）。于剥离手指的内侧放置光滑的牵开器（Clowarrd，Langenbeck，Meyerding 等），牵开气管和食管（图 18.21）。在上颈椎水平需辨认甲状腺上动脉。喉上神经与甲状腺上动脉伴行，保护动脉将有助于保护更脆弱且不显眼的神经。向口侧轻微牵开常有助于充分显露。在中段颈椎，需辨认甲状腺中动脉和伴行静脉，必要时可予切断以继续显露颈椎。在下位颈椎，有时可见喉返神经自尾侧向头侧

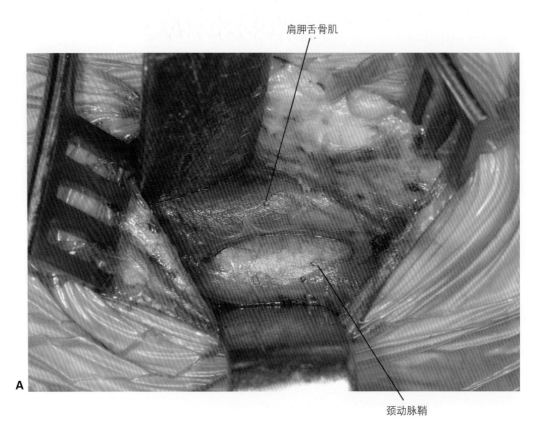

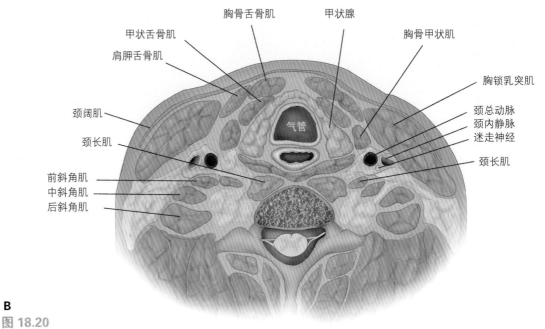

图 18.20

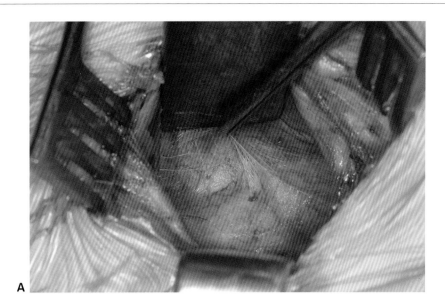

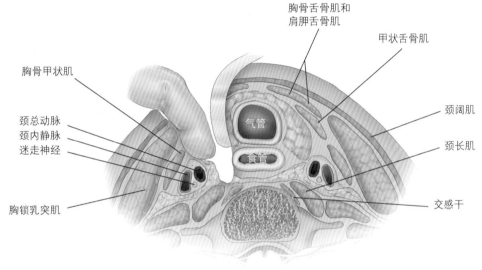

胸骨舌骨肌和
肩胛舌骨肌

甲状舌骨肌

胸骨甲状肌

气管

颈阔肌

颈总动脉
颈内静脉
迷走神经

食管

颈长肌

胸锁乳突肌

交感干

B

图 18.21

走行，于内侧进入气管 – 食管沟，还可见舌下神经襻沿颈动脉鞘前内侧走行。

5. 颈深筋膜中层可显露（图 18.21），它可能会覆盖 C5~C7 区域的肩胛舌骨肌。为充分显露有时必须切断肩胛舌骨肌。触摸脊椎前方，手指钝性剥离进入椎前的中筋膜层，同时保护牵开器内侧的结构。然后可见前纵韧带及椎体表面的椎前筋膜（也称为鼻翼筋膜）。

6. 隔着筋膜触摸体，估计中线位置，然后使用 Kittner 或 "花生" 剥离器将筋膜剥离椎体中线（图 18.22）。待椎体和椎间盘显露出来后，将不透 X 线的标记物插入椎间隙。可选择特殊设计的标记针，或将标准的 20mL 注射器针头折成两个反向 90° 的弯曲状，使针尖距离第一个弯曲不超过 1cm（图 12.23）。然后通过 X 线定位。为显露下位颈椎或侧位拍片，可能需要向尾侧牵引患者的手臂。通常侧位 X 线或透视就足够了，但下位颈椎可能受到肩部的阻挡，需要使用正位图像。如果拍摄了 X 线片并计划自体

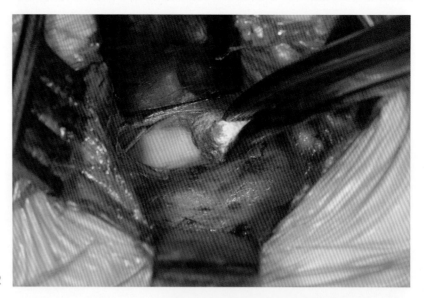

图 18.22

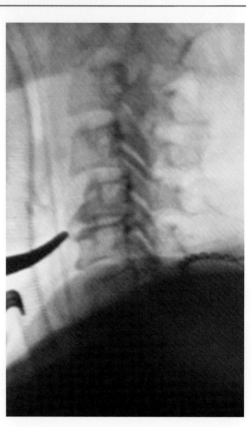

图 18.23

髂骨移植，在等待结果的同时就可以采集植骨了。

7. 一旦图像确认节段正确，可于椎体内外侧放置手动拉钩，拔除定位针。继续使用"花生"剥离器定位节段上下方的筋膜组织，显露前纵韧带。利用颈长肌标记定位中线，于前纵韧带和纤维环表面向外侧电凝剥离颈长肌。注意不要电灼保留的椎间盘，不要损害更浅层的结构。必须向外侧充分剥离这些肌瓣，至钩椎关节显露。但不可过度外侧显露，否则易损伤椎动脉，尤其在椎间盘水平。可以用小的骨膜剥离子来掀开颈长肌。出血可用双极电凝或吸收性明胶海绵来控制。以这种方式掀开颈长肌后可于其下方放置自动牵开器（图 18.24）。这样可以保护外侧颈长肌表面的交感神经干，也可以保护食管和气管。

　　8.内外侧牵开器尖端置于颈长肌下方，然后连接自动牵开器。这时请麻醉医生将气管内插管的气囊放气，然后重新充气至可以维持密封状态的最低压力。这可能有助于防止牵开器和气囊之间的喉返神经遭受过度的压力。头颅侧可使用手持或自动牵开器，以改善显露。另外，椎体中线位置可植入牵引螺钉。需要时利用它们可提供节段

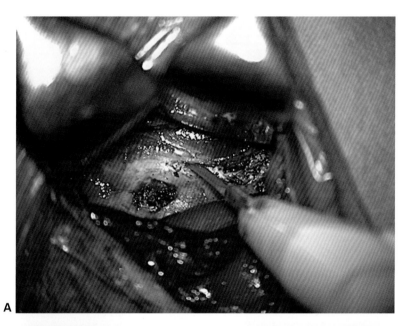

A

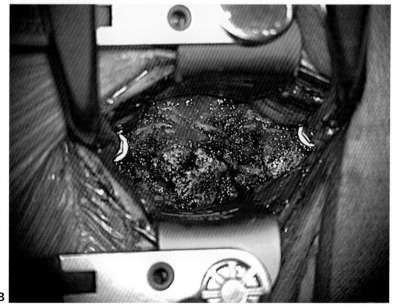

B

图 18.24

间的牵引，也有利于头侧和尾侧的显露。

9.减压或重建部分的操作结束后，大量生理盐水冲洗切口，仔细检查内部结构是否完好。如果怀疑有食管穿孔，可请麻醉医生向食管内注入亚甲蓝或靛蓝溶液。任何漏口可用可吸收缝线修复，大量生理盐水冲洗，并静脉应用覆盖对需氧菌和厌氧菌均有效的的抗生素 5~7 天。如果可能，可请耳鼻喉科的同事检查术中缺陷，并协助患者的术后管理。

10.切口深部放置引流管，由原切口或另行切口引出。用 2–0 可吸收缝线连续缝合颈阔肌及其覆盖筋膜，皮下和皮肤组织可根据据术者喜欢方法缝合。我们通常用 2–0 或 3–0 可吸收缝线缝合皮下 / 真皮层，再用 4–0 可吸收缝线在皮肤层做皮内缝合。放置干燥的无菌敷料，再放置外固定物。

术后管理

手术后可立即拔管。但对于手术时间较长或显著水肿可能性很大的病例，应考虑继续插管 1~2 天。少数情况下，如有较严重的气道问题，可能需要立即或延迟行气管切开。虽然没有直接证据显示超出术前首次剂量的抗生素能有效减少感染，通常还是于术后 24h 内应用抗生素。引流管一般留置约 24h，但引流量多或持续出血时需要留置更长的时间。床头可抬高 30° ~45° 以促进水肿消退和血肿引流。饮食方面，术后可先少量饮水或清汤，然后于术后第 1 天起逐渐恢复饮食。

齿状突螺钉入路

正如前面的简要介绍，前路齿状突螺钉植入需要专门的安装轨道。为提供一个适合的螺钉轨道，植钉时可能需要调整患者头部的位置。如果患者有桶状胸或者其乳腺较大，不牺牲齿状突的正常序列恐怕难以获得一个正确的进钉轨迹。手术入路需从前路 C5 水平开始，找到这个显著的锐角轨迹后再植钉。颈前结构的剥离，如前所述。然而，一旦辨认椎前筋膜，应将其于 C2-C3 椎间盘水平清理。C2 椎体尾端必须显露，并借助上述标记技术用侧位片定位。

并发症

虽然前路手术的严重并发症少见，但许多患者仍抱怨短暂的声音嘶哑和吞咽困难，喉返神经（RLN）损伤会引起发音困难、吞咽困难，且神经失用后能否自发恢复尚不明确。曾经认为左侧入路损伤喉返神经的可能性较小。但目前研究表明，左侧和右侧入路损伤喉返神经的概率相近，一项颈椎前路手术后 RLN 功能的前瞻性研究表明，引起有临床症状的损伤（声音嘶哑）的概率为 8.3%。喉镜证实 RLN 损伤的总发生率为 24.2%，包括那些喉镜下改变明显但缺乏症状的患者，术后 3 个月仅 2.5% 的患者仍然存在功能障碍的症状。颈椎手术后吞咽困难并不常见。最近的一项关于颈椎前后路手术后吞咽功能的前瞻性分析表明，将近一半的患者在接受颈前路手术后表现有典型的吞咽困难症状。大多数这类患者术后 2~3 个月可以恢复。但接受颈前路手术的 38 个患者中有 4 个术后要经过长达 10 个月以上的吞咽困难治疗。交感神经链经颈长肌纵向走行，若对肌肉暴力分离或过度牵拉，则容易引起其损伤。在 C6 水平交感神经绕过颈动脉结节走行，更易损伤。损伤可导致术后同侧的 Hornet 综合征（上睑下垂、额纹消失、无汗）。颈内动脉（ICA）和颈静脉靠近走行，必须始终注意保护。一旦损伤应立即修复。若对侧 ICA 高位闭塞或 Willis 环不完整，术侧发生动脉闭塞的后果是灾难性的，处理这些血管还可能引起动脉硬化斑块的脱落，并导致血栓。食管损伤若手术当时没有及时处理，可引起食管后脓肿或纵隔炎症。后期清创和修复存在很大难度，且可能引起进一步的并发症。因此，在原手术操作中仔细检查有无食管损伤是很重要的。椎动脉损伤非常少见，椎体外侧的过度剥离会引起椎动脉损伤。对损伤部位加压常可控制出血，并且对侧的血流足以防止休克。然而，如果已知对侧椎动脉有闭塞，则应考虑血管修复或分流术。术后水肿或者血肿形成会引起严重的气道阻塞，需要重新气管内插管。但在这种情况下重新插管是比较困难的，尤其当颈部不能伸直时。此时可能需要凭牵引或者光学纤维镜显露。若上述方法仍然行不通，则需考虑气管切开术。对于此种并发症，早发现早治疗是很关键的。虽然我们并不愿看到这些灾难性的并发症，但它们还是在 ≤ 1% 的患者身上发生。

颈椎后侧入路

枕颈入路

适应证

该入路适用于减压术和（或）融合术，也可作为较长的脊椎后路切口的喙侧延伸显露。尽管通过后正中入路显露枕颈区与更尾侧脊柱区的显露方法有相似之处，但颈椎独特的解剖要求有不同的技术考虑。术前一定要仔细做好体位的摆放。这样才容易显露深层结构，并且椎体的最佳序列有利于完成融合。

术前计划

术前评估主要应考虑潜在的变异，以及特殊的矫形计划。应有标准的颈椎 X 线片。过伸和过屈位 X 线片对于决定需要特别显露枕颈联合下方的哪个水平起着重要作用。如果条件允许，术前要做颈椎 CT 扫描。对比显示血管解剖，对安全植入内固定物有重要指导意义。

最后，术者应仔细检查患者颈部的浅表特征。术前需要认识和处理可能增加感染机会的不良皮肤条件。少数情况下，异常体形会使得枕颈联合区的后路显露变复杂。这时需考虑改变治疗计划或行前路手术。

体位

该区域的手术中推荐采用神经监测装置，一旦建立基础监测，即应行气管插管。要求维持颈椎严格制动时，可于光学纤维镜下插管。无法行基础神经监测时，也可采用清醒插管。面罩应置于距面部或鼻以上 1~2cm 处。长时间俯卧位手术后的面部水肿，也可引起面罩压迫皮肤，最终导致皮肤破溃。如果术后想用 Halo 头架制动，则可在面罩的位置上放置一个 Halo 环。颈椎后路手术过程中，将手臂置于身体两侧是有益的。可将床单折叠包绕手臂，然后固定于体侧。再将患者俯卧于手术台上，接触部位用软垫加以保护。准备切开前应校正脊柱定位，并行侧位 X 线或图像增强器检查。非生理位置上的枕颈融合可能会引起吞咽困难。因此要优化枕部与上颈椎的位置关系，以防止术后吞咽困难的发生。椎体的半脱位常可复位，棘突方向可有助于显露和工具操作。若于 C1 弓下穿过线缆或钢丝，打开寰枕间隙将方便操作。若要经 C1-C2 关节植钉，则定位时要检查好入钉轨道来确保手术的可行性。定位过程中应给予患者轻度镇静，定位操作后可做唤醒试验，以确保神经完整性的维持。手术床的反 Stagnara 卧位有助于术中显露枕颈关节，并可减少静脉充血和出血

体表标志

患者枕外隆突（EOP）以下的头发应剪掉，两侧剪至耳后。广泛消毒，自中段胸椎水平至枕外隆突上方 2cm 铺单，两侧铺至后颈部中外侧。于头后新发际线用胶带横向固定，防止过长的头发侵犯到无菌区。自枕外隆突下缘至常可明显触到的 C2 棘突，沿正中线标记切口。此时我们喜欢在术区使用卷好的床单作支撑

技术

1. 切口：切口线皮下注射肾上腺素，配或不配以局部麻醉药。直接切至皮下脂肪。借助电凝或者自动拉钩的压力止血，并沿中线电凝切开皮下脂肪。分离到项筋膜后，用手指触摸来确定切口位于中线上。在上颈椎中 C2 的棘突最明显。有时，将皮下脂肪仔细清除出项筋膜中线，有利于在关闭切口时分清层次。

2. 用电刀沿中线切开筋膜，注意避免损伤 C2-C3 棘间韧带，除非该节段准备用于减压或融合。一旦筋膜分离至枕外隆突处，则可在中线见到一个无血管的平面。若不能确认此平面，可用手指触摸帮助。尽管继续沿此无血管平面向深层分离并非关键，但该手段还是有利于减少术中出血并帮助手术显露。

3. 再次仔细触摸骨性组织，并注意用 C1 后弓的深度来进行定位。用电刀切至枕骨，沿 C2 椎板行骨膜下剥离。自 C2 剥离的肌肉包括头直肌和头下斜肌，但 C2 棘突尾侧的半棘肌应予保留，除非有必要显露 C2 棘突的尾侧（图 18.25）。如果 C2-C3 节段不做融合，则应保留 C2-C3 关节囊。此关节囊常较菲薄，难以辨认，但它对后方稳定性起重要作用。如果必须松解半棘肌，可用骨刀连同薄层骨质掀起肌肉附着点。术毕则可解剖修复肌内附着点。

4. 接下来可用手术刀锐性分离至 C1 后弓中线处。但必须有术前 CT 或术中触诊确定 C1 后弓完整才可以这样操作。很少情况下 C1 后弓是不完整或阙如的。用骨膜剥离子沿骨膜下将肌瓣掀离枕骨，并仔细掀离 CI 后弓。向 C1 椎弓外侧掀开时应非常小心，C1 头侧的剥离应限制于中线外侧 0.8cm 之内，因为超出该范围极易损伤椎动脉。

5. 继续小心地钝性分离，将椎旁肌肉剥离枕骨底面和囊枢关节（图 18.26）。如果需要，可用刮匙将 C1 椎弓和 C2 椎板间的囊枢膜仔细剥离，以显露硬膜。当分离至 C1/C2 关节时，可见到围绕 C2 神经根和神经节的静脉丛。

6. 大多数情况下，我们愿意在切口侧凹处的筋膜下层放置引流管。靠拢项筋膜，用可吸收缝线缝合，使其封闭。枕大神经穿经筋膜层。如果分离筋膜时偏离中线或者缝合了太多外侧筋膜组织，则均可能损伤枕大神经。用 2-0 可吸收缝线缝合皮下层，

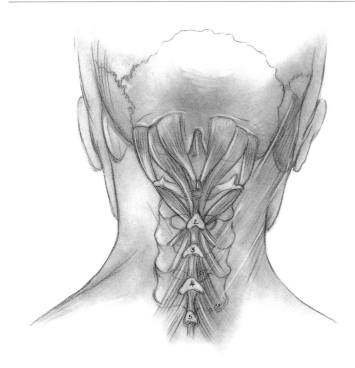

图 18.25

再用 3-0 可吸收缝线做皮内缝合。我们愿意使用 3-0 尼龙线缝合皮肤。

术后管理

长时间俯卧位可引起严重的面部和颈部水肿，术后需要维持插管。如术后需要制动，可将 Halo 环固定在背心上。如果使用了面罩，当患者改为仰卧位后可移去。麻醉

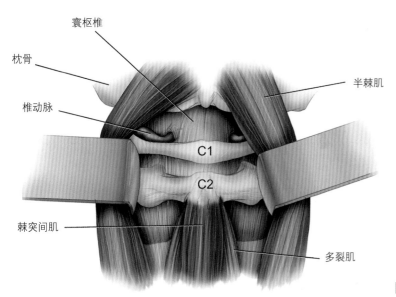

枢枢椎

枕骨

椎动脉

半棘肌

C1

C2

棘突间肌

多裂肌

图 18.26

苏醒前可行颈围制动。如有必要，术后 24~48h 维持头高足低位可有助于水肿消退。

并发症

感染是颈后路或枕颈入路手术后最常见的并发症，其发生率多数报道为 2%~5%。然而，枕颈入路时神经血管结构存在较大的损伤风险。椎动脉毗邻 C1 后弓，当从椎弓后面沿骨膜下剥离软组织时容易损伤。枕骨至 C2 部的脊髓更缺乏骨性保护，显露过程中很容易损伤。还有，椎管外的 C2 神经根也缺乏后方的骨性保护，在浅表组织分离时有很高的损伤风险。总体上讲，枕颈入路的并发症与内植物的植入关系更大，而与显露过程关系不大。

下颈椎后侧入路

适应证

该入路通过颈后中线，相当于头侧和尾侧脊柱相关入路的延伸。适应证是需要后方减压和（或）融合的手术，如僵硬性脊椎炎、神经根病以及少见的感染或肿瘤性病变。

术前计划

术前应取得充分的影像资料，包括过伸、过屈位 X 线片，以便于在减压或融合手术前评估是否存在节段不稳。当颈椎手术器械准备好之后，我们建议再做一个 CT 检查以提供更准确的骨性解剖细节。术前应观察患者体形及颈后皮肤条件，必要时应调整原计划的手术入路。

体位

如果准备复位椎体序列或者患者存在脊髓病变，建议术中采用神经监测。在插管和摆好患者体位之前从基线值开始神经监测是最理想的。然后开始插管，警惕可能出现的脊髓受压。严重创伤或椎管狭窄等多种情况均可能引起病理性的脊髓压迫。在这些棘手的情况下，可考虑采用纤维镜和（或）清醒插管。对于患有退行性颈椎病变或者术前有颈椎活动受限的患者，不可超出术前检查范围去搬动患者的头颈部，除非体位摆放的同时有神经监测。上述事项在俯卧位后也应予以注意。另一种插管、摆体位及术中的神经功能评价方法是唤醒试验。大多数病例在插管后、手术台上摆体位前可放置一个面罩。如果要做减压，颈部应置于一个神经组织有较大避让空间的位置上。如果要做颈椎融合，则减压后要小心地将颈部置于生理性前凸的位置。开始操作时轻微屈曲颈椎，还可减少皮肤皱褶，提供更大的显露空间。患者全身与手术台接触的部位均应垫好。如果手术时间较长，还应留置导尿管。由于枕颈节段的重叠，通常将手臂放在身体两侧并用包布裹好腕部。临时牵引手臂可方便获取下颈椎侧位图像。手术台的反 Trendelenberg 卧位可减少颈部和硬膜外静脉系统的充血，从而减少出血。由于下颈椎相对于上胸椎的位置偏前（形成脊柱前凸），反 Trendelenberg 卧位还可为后路显露 C6~T1 提供较好的术野。

体表标志

根据头侧显露范围的需要，剪除相应头发。如果计划自体骨移植，术野应包括后方髂嵴，铺单后裸露皮肤用浸湿碘的敷料覆盖。触摸颈椎中线的结构有助于切口定位，C2、C7、T1 的棘突是明显突起的骨性标志。希望采用小切口或显露非常有限时，可通过荧光透视和标记针轴助定位。

技术

1. 切口：在拟定的正中切口线皮下注射肾上腺素，以减少皮缘的出血。辨认项韧带后，将皮下组织向侧方剥离，显露出中线处 1cm 宽的项筋膜。

2. 用电刀沿中线分离项韧带，将深层椎旁肌肉组织向两侧牵开。这样就能在棘突两侧、颈棘间肌的侧方分别显露出一个无血管的平面，并保护棘间韧带（图 18.27）。项韧带被分离后，触摸棘突定位。上方最突起的是 C2 棘突，最下方分叉的通常是 C6 棘突。由于解剖变异较多，用术中摄片确定操作平面是必要的。侧位片上观察上颈椎效果较好，但有些患者 C5 水平以下的观察就成问题。此时可能需要正位 X 线摄片，并以 T1 椎体作为标记来确定颈椎的水平。

3. 若手术只需显露 C2 以下，则应保留头后大直肌和头下斜肌在 C2 棘突的起点。同样，C7~T1 棘突间韧带也应完整保留，因其为防止脊柱后凸畸形的重要生物力学结构。

4. 若仅行减压操作（包括椎板成形），则只需向外侧沿骨膜下剥离至小关节囊。颈椎区的韧带囊性组织较下方脊椎薄弱，然而维持其完整性有利于防止术后的脊柱后凸畸形。另外，骨膜下剥离可以侧块的外侧缘为界。用探针仔细探查侧块边缘，可判断其真实的外侧缘，而不应沿骨膜下用电刀"绕着拐角处"持续剥离（图 18.28）。如果超出侧块外侧缘过度剥离，则会损伤血管、引起大出血。向前外侧、超出小关节外侧的剥离很少需要，且易损伤椎管外的神经根。

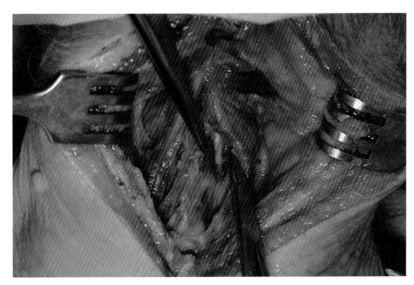

图 18.27

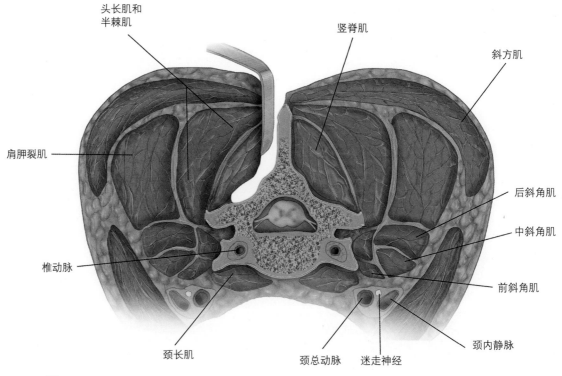

头长肌和半棘肌

竖脊肌

斜方肌

肩胛裂肌

后斜角肌

中斜角肌

前斜角肌

椎动脉

颈内静脉

颈长肌

颈总动脉

迷走神经

图 18.28

5. 颈后路手术中可用 0–0 或 1–0 可吸收线来关闭项筋膜。再用 2–0 可吸收线来对合真皮和皮下组织。皮肤可用可吸收线、组织胶、胶带或者用尼龙线缝合。对于感染或放射后缺乏抵抗力的组织，我们推荐用非可吸收缝线全层缝合。根据术者喜好，关闭切口前还可放置引流管，但应避免将引流物置于裸露硬膜或神经组织的表面。

术后管理

与其他脊柱手术一样，长时间手术后可能需要维持插管。床头抬高 30° ~45°，能减轻因长时间俯卧位而导致的严重面部和颈部水肿。术后制动与否是根据个体情况决定的。

经验与教训

颈后路显露过程中，不慎损伤后方韧带复合体会导致术后不稳畸形，可见保护邻近的韧带和肌肉组织对于防止这类畸形的重要性。

并发症

大多数后路脊椎手术需要从深层骨面广泛剥离椎旁肌肉。相对于前路手术，后路手术剥离的软组织就更容易失活。这就可以解释为什么后路手术的切口感染率相对要高。由于后路手术的数量以及患者免疫功能的差异后路手术的准确感染率很难确定。然而对免疫功能正常者的研究表明，前路与后路手术后的感染率没有明显差异；一些研究表明颈椎后路融合术后的感染率 <5%。

切断限制屈曲的软组织，如枕颈部肌肉、韧带组织及半棘肌在 C2 的止点，可引起术后的屈颈畸形。如前所述，如果切断 C7~T1 棘间韧带，并且该节段不在融合范围内，也可引起颈胸交界处的后凸畸形。

参考文献

[1] Bonney G, Williams JP. Trans-oral approach to the upper cervical spine: a report of 16 cases. J Bone Joint Surg Br. 1985,67(5).691-698.

[2] Mendoza N, Crockard H. Anterior transoral procedures. In: An H, Riley LI, eds. An Atlas of Surgery of the Spine. London, UK: Martin Dunitz; 1998:55-69.

[3] Clark C, Menezes A. Rheumatoid arthritis: surgical considerations. In: Herkowitz HN, Gartin SR, Balderston RA, et al., eds. The Spine. 4th ed. Philadelphia, PA: WB Saunders; 1999:1281-1301.

[4] Currier B, Yaszemski M. The use of C1 lateral mass fixation in the cervical spine. CurrOpinOrthop. 2004;15(3):184-191.

[5] Ebraheim NA, Misson JR, Xu R, et al. The optimal transarticular C1-2 screw length and the location of the hypoglossal nerve. Surg Neurol. 2000;53(3):208-210.

[6] Biyani A, An HS. Anterior upper cervical spine approaches. In: Herkowitz HN, ed. The Cervical Spine Surgery Atlas. 2nd ed. Philadelphia, PA: Lippincott Williams & Wilkins; 2004:69-89.

[7] Crockard HA, Sen CN. The transoral approach for the management of intradural lesions at the craniovertebral junction review of 7 cases. Neurosurgery. 1991;28(1):88-97.

[8] Merwin GE, Post JC, Sypert GW. Transoral approach to the upper cervical spine. Laryngoscope. 1991;101(7 Pt 1): 780-784.

[9] Louis R. Anterior surgery of the upper cervical spine. ChirOrgani Mov. 1992;77(1):75-80.

[10] Hadley MN, Spetzler RF, Sonntag VK. The transoral approach to the superior cervical spine: a review of 53 cases of extradural cervicomedullary compression. J Neurosurg. 1989;71(1):16-23.

[11] Menezes AH. Transoral approaches to the clivus and upper cervical spine. In: Menezes AH, Sonntag VKH, Benzel EC, et al., eds. Principles of Spinal Surgery. New York, NY: McGraw-Hill; 1996:1241-1251.

[12] McAfee PC, Bohlman HH, Riley LH, et al. The anterior retropharyngeal approach to the upper part of the cervical spine. J Bone Joint Surg Am. 1987;69(9):1371-1383.

[13] Southwick WO, Robinson RA. Surgical approaches to the vertebral bodies in the cervical and lumbar regions. J Bone Joint Surg Am. 1957;39-A (3):631-644.

[14] Cappucino A, McAfee PC, Gastein CD. Anterior retropharyngeal approach to the upper cervical spine. In: Bridwell KH, DeWald RL, eds. The Textbook of Spine Surgery. 2nd ed. Philadelphia, PA: Lippincott-Raven Publishers; 1997: 227-236.

[15] Sengupta DK, Grevitt MP, Mehdian SM. Hypoglossal nerve injury as a complication of anterior surgery to the upper cervical spine. Eur Spine J. 1999;8(1):78-80.

[16] Orlando ER, Caroli E, Ferrante L. Management of the cervical esophagus and hypofarinx perforations complicating anterior cervical spine surgery. Spine. 2003;28(15): E290-E295.

[17] Silber J, Albert T. In: Herkowitz HN, ed. The Cervical Spine Surgery Atlas. 2nd ed. Philadelphia, PA: Lippincott Williams & Wilkins, 2004.

[18] Nassr A, Lee JY, Bashir RS, Rihn JA, Eck JC, Kang JD, et al. Does incorrect level needle localization during anterior cervical discectomy and fusion lead to accelerated disc degeneration? Spine. 2009;34: 189-192.

[19] Beutler WJ, Sweeney CA, Connolly PJ. Recurrent laryngeal nerve injury with anterior cervical spine surgery risk with laterality of surgical approach. Spine. 2001;26(12):1337-1342.

[20] Kilburg C, Sullivan HG, Mathiason, MA. Effect of approach side during anterior cervical discectomy and fusion on the incidence of recurrent laryngeal nerve injury. J Neurosurg Spine. 2006;4(4):273-277.

[21] Jung A, Schramm J, Lehnerdt K, Herberhold C. Recurrent laryngeal nerve palsy during anterior cervical spine surgery: a prospective study. J Neurosurg Spine. 2005;2(2):123-127.

[22] Smith-Hammond CA, New KC, Pietrobon R, et al. Prospective analysis of incidence and risk factors of dysphagia in spine surgery patients: comparison of anterior cervical, posterior cervical, and lumbar procedures. Spine. 2004;29(13):1441-1446.

[23] Bono C, Garfin S. Anterior cervical approaches. In: Bradford D, Zdeblick T, eds. The Spine. 2nd ed. Philadelphia, PA: Lippincott Williams & Wilkins; 2004.

[24] Wellman BJ, Follett KA, Traynelis VC. Complications of posterior articular mass plate fixation of the subaxial cervical spine in 43 consecutive patients. Spine. 1998;23(2):193-200.

[25] Fehlings MG, Cooper PR, Errico TJ. Posterior plates in the management of cervical instability: long-term results in 44 patients. J Neurosurg. 1994;81(3):341-349.

[26] Grieve JP, Kitchen ND, Moore AJ, et al. Results of posterior cervical foraminotomy for treatment of cervical spondy-litic radiculopathy. Br J Neurosurg. 2000;14(1):40-43.

[27] Shapiro SA,Snyder W. Spinal instrumentation with a low complication rate. Surg Neurol. 1997;48(6):566-574.

[28] Albert TJ, Vacarro A. Postlaminectomy kyphosis. Spine. 1998;23(24):2738-2745.

[29] Yonenobu K, Wada E, Ono K. Laminoplasty. In: Clark CR, ed. The Cervical Spine. 4th ed. Philadelphia, PA: Lippincott Williams & Wilkins; 2005:1057-1071.

[30] Ratliff JK, Cooper PR. Cervical laminoplasty: a critical review. J Neurosurg. 2003;98(Suppl):230-238.

[31] Sevki K, Mehmet T, Ufuk T, et al. Results of surgical treatment for degenerative cervical myelopathy: anterior cervical

corpectomy and stabilization. Spine. 2004;29(22):2493-2500.

[32] Bertalanffy H, Eggert HR. Complications of anterior cervical discectomy without fusion in 450 consecutive patients. Acta Neurochir. 1989;99(1–2):41-50.

[33] Heller JG, Silcox DH III, Sutterlin CE III. Complications of posterior cervical plating. Spine. 1995;20(22): 2442-2448.

[34] Cheng MT, Chang MC, Wang ST, Yu WK, Liu CL, Chen TH. Efficacy of dilute betadine solution irrigation in the prevention of postoperative infection of spinal surgery. Spine. 2005;30(15):1689-1693.

第 19 章　胸椎

Mark B. Dekutoski, Stephen D. Cassivi, Ziya L. Gokaslan,
William Robinson, Bayard C. Carlson, Brett A. Freedman

胸椎前入路

背景

　　主要有 4 种前方入路可以到达颈胸椎交界处，另外还有一个独特的上腔静脉与升主动脉之间的间隙入路能到达 T3~T5 椎体。颈胸段入路包括经颈锁骨上入路、经胸骨柄 / 经胸骨入路、经锁骨入路和高位胸廓切开入路。每一种入路都需要术者有高超的手术技艺以减少损伤，每一种入路也有其特定的适应证，处理特定的疾病。由于周围存在着血管和内脏，通过前路到达颈胸交界处需要有经验的外科医生协助。此外，该部位的生物力学变化也需要了解：从具有活动性、前凸的颈椎过渡到刚性的、后凸的胸椎。

　　鉴于手术面临的难度与挑战、技术上的限制以及后路内植物的市场干预，在过去10 年里，极大的努力和投入都寄希望于通过后路技术来处理大部分颈胸交界处的脊柱疾患（如经椎弓根技术、肋横突切除术以及侧方经胸膜外技术）。同样，椎弓根螺钉内固定和椎间融合器为重建提供了更多的选择。然而即便如此，前路手术的适应证依然存在。外科医生必须会用这些独特的前方入路方式来处理复杂的脊柱病变如骨折、肿瘤和畸形等。在三级医疗机构，通过脊柱外科、耳鼻喉科以及胸外科医生的积极参与和规划协作，可以更好地应对这些入路存在的复杂性以及潜在并发症。

适应证

　　颈胸交界处的前路手术最主要用于处理腹侧压缩性病变以及病理性脊柱不稳。骨折引起的脊柱不稳可能是感染、创伤、恶性病变和强直性脊柱炎 / 弥漫性原发性骨增生后遗症。脊柱不稳定瘤变指数（SINS）强调了对脊柱病变存在潜在不稳定性的评估（Fisher 2015）。严重的继发畸形也是这些病症的晚期后遗症。至于脊柱的其他区域，转移性肿瘤是椎体中最常见的恶性病变。邻近的内脏恶性肿瘤或神经肉瘤，比如 Pancoast 瘤，也可能会侵入脊柱。早期椎体前柱破坏会导致后期脊柱后凸畸形的发生，这种情况很常见。

　　椎管内病变以及进展性脊柱畸形会导致脊髓受压，临床表现为痉挛性瘫痪和感觉反射变化。尽管可通过双侧胸膜外入路行后柱短缩和融合器植入等操作，颈胸段前方入路还是为重建提供了最佳的生物力学方案和完整的腹侧病变切除。与单纯后路手术相比，采用钢板固定的前路手术及重建不仅能恢复前柱支撑，而且能增强其旋转及侧方稳定性。脊柱外科医生应意识到这一点，并为患者疗效考虑提供最佳的治疗方案。颈胸段前路重建常联合后路内固定。单独实施前路重建，总会伴随有矢状面平衡的丢失或植骨失败的发生。

禁忌证

颈胸段前方入路受手术团队经验和软组织病变程度的影响和制约。早先的颈胸段入路限制了食管和胸膜组织的剥离。喉返神经、甲状腺下神经血管和淋巴管尤易损伤。术后放疗的时间节点也是个问题。即便如此，经验丰富的团队采用术前辅助窗口 IMRT 和其他术前放射技术，选择性地进行术前放疗，可以改善肿瘤的疗效。因此，这并不是一个特殊的禁忌证。

颈胸段前方入路的尾侧受主动脉弓的限制；然而，主动脉腔静脉窗口可选择性地用于显露 T3~T5。联合有颈胸段入路和上胸段入路经验的医生组成手术团队，可显著地促进疗效，减少并发症。这在 Johns Hopkins、Mayo 以及其他一些肿瘤中心尤为常见，外科手术团队的持续合作已经证明可以减少并发症，改善治疗效果。手术中选择性使用软组织瓣还可以减少切口愈合及感染问题。

教训

颈胸交界处前方入路的潜在危险可能极具灾难性。与颈中段的前入路类似，外科医生应全面了解颈部的筋膜和软组织间隙。喉返神经有损伤风险。撑开器应置入食道深处，不得放置在气管食管沟内，以免损伤该结构。此外，进入胸腔会额外增加损伤。如果外科医生尝试从左颈动脉鞘外侧进入，那么胸导管有医源性损伤的风险。沿着颈动脉鞘内缘操作时应避免胸导管损伤和乳糜胸。应保护胸腔大血管包括头臂静脉、锁骨下静脉、颈动脉和主动脉弓；头臂静脉解剖切除和血管重建时应敏锐迅速，这对手术团队至关重要。食道的直接损伤或牵拉导致的缺血性损伤会引发感染，并导致一系列并发症：轻则造成消化道动力障碍，重则穿孔、管壁坏死，更甚者可出现危及生命的纵隔炎。为避免疼痛性骨不连，胸骨截骨后的缝合至关重要。避免坏死组织和异物也是必不可少的。利用原先的皮瓣闭合无效腔也可以减少术后并发症。充分的冲洗和牢固的环线固定可分别降低感染和骨不连的风险。最后，移除锁骨内侧行经锁骨入路可能导致胸锁关节潜在的不稳定性和严重的上肢功能障碍。由于损伤在所难免，经胸锁关节入路很少被采用。对于使用此种入路的年轻患者，应慎重考虑关节重建或稳定性问题，以及术后的保护和康复。

术前计划

通常手术团队需要多学科协作来引导通过浅部切口到深部椎体之间复杂的解剖。如果分析病情需要对 T1 或 T2 椎体的尾侧进行前路固定，可使用延长的前外侧入路（Smith-Robinson）。作者更倾向采用右侧颈前入路以避免损伤淋巴管，不过最终入路的选择还是取决于需要外科干预的疾病本身情况。大多数人的左侧颈动脉占优势，所以左侧操作时会面临一定的栓塞风险。相比左侧，右侧喉返神经变异更多，因此在深度分离时应谨慎小心以免损伤。即便如此，喉返神经损伤的发病率在左侧和右侧入路中并没有区别。然而，在减压或固定范围需要从尾侧到 T2 时，外科医生应做好经胸骨入路或开胸入路手术的准备。

高位胸廓切开术

体位

患者取俯卧位，同侧手臂向前屈曲，腋下垫软卷筒。

技术

1. 切口：确定肩胛骨下缘，切口行经肩胛骨中部（图 19.1）。

2. 切断和（或）游离背侧的斜方肌后，游离肩胛骨下方的肌肉附着。经此窗口向外侧牵拉背阔肌（图 19.2）。

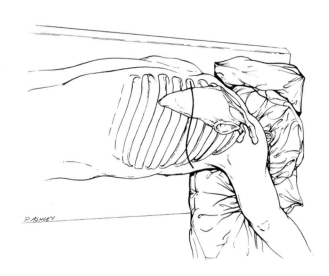

图 19.1

斜方肌

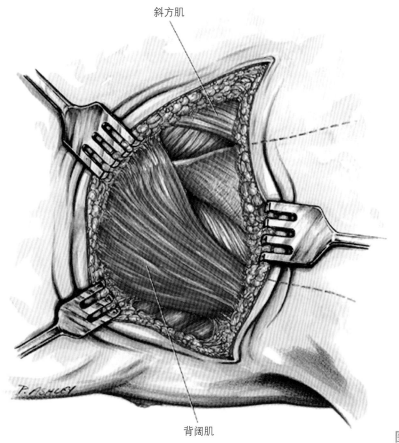

背阔肌

图 19.2

第 4 肋骨　　第 3 肋骨

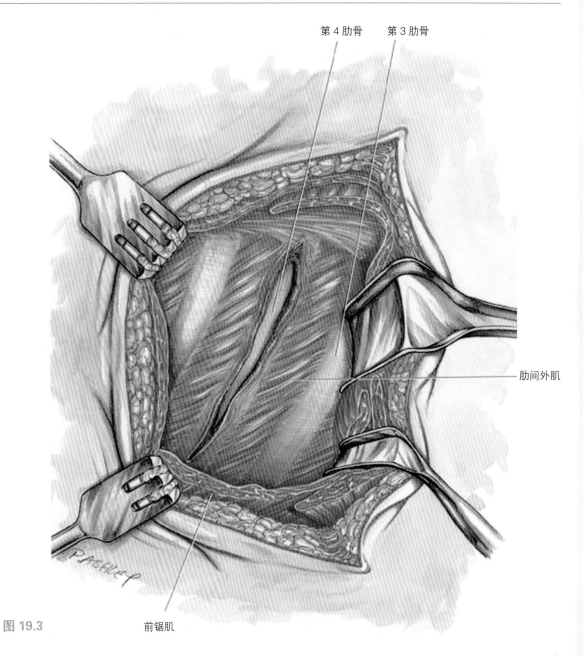

肋间外肌

图 19.3　　　前锯肌

3. 松解菱形肌，用触摸法定位第 4 肋骨。

4. 保护肋骨上方的肋间神经血管束，沿第 4 肋骨切开（图 19.3）。

5. 在背侧截断第 4 肋骨，游离并牵开肩胛骨。借助肩胛骨牵开器及胸廓牵开器，可清楚显露 C7 至横膈（图 19.4）。

经锁骨入路

这是颈椎前路 Smith-Robinson 入路的尾侧延伸，需要切除内侧锁骨。浅层分离由带状肌内侧与胸锁乳突肌外侧间隙进入，深层分离需将食管气管鞘轻柔地牵向内侧、颈动脉鞘牵向外侧。

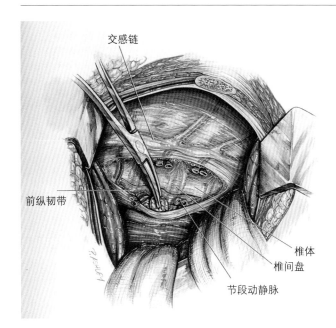

交感链

前纵韧带

椎体

椎间盘

节段动静脉

图 19.4

体位

仰卧位，头部轻柔地转向对侧。

技术

1. 切口：沿皮肤折痕在所需节段水平做横形切口，如有必要可延伸切口（图 19.5）。

2. 浅表分离后，应注意对气管食管沟和喉返神经的识别和保护。向下延长该切口至 C7-T1 椎间盘水平，为广泛显露常需进一步延伸切口（图 19.6，图 19.8）。

3. 切除内侧锁骨，在前舌骨肌外侧剥离，在该处向下即可达颈胸结合部前面（图 19.7）。

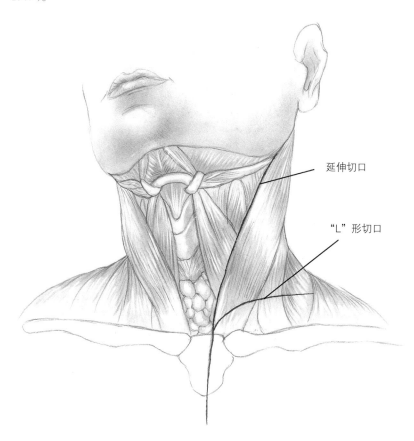

延伸切口

"L" 形切口

图 19.5

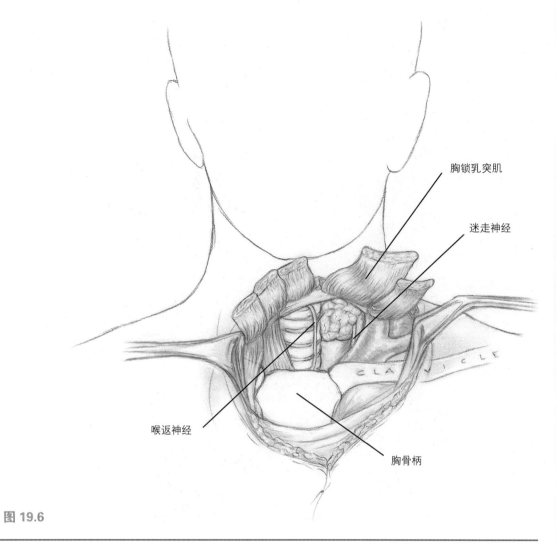

胸锁乳突肌

迷走神经

喉返神经

胸骨柄

图 19.6

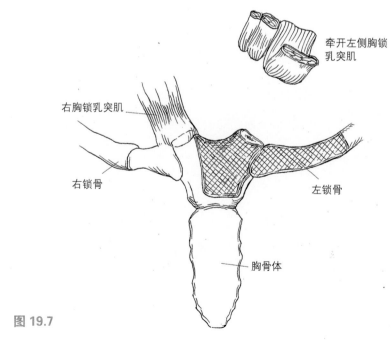

牵开左侧胸锁乳突肌

右胸锁乳突肌

右锁骨

左锁骨

胸骨体

图 19.7

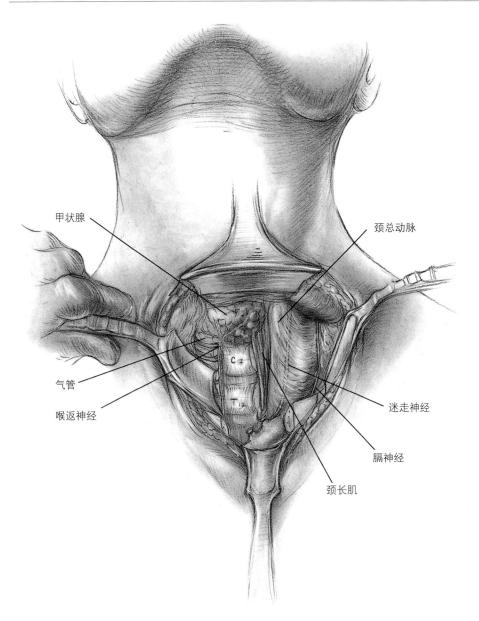

甲状腺

颈总动脉

气管

喉返神经

迷走神经

膈神经

颈长肌

图 19.8

4. 锁骨下静脉及隔神经应向下识别和追踪，以避免意外损伤（图 19.8）。

经胸骨 / 胸骨柄入路

胸骨柄或胸骨劈开允许更直接地进入到颈胸交界处的尾侧，可能低至 T4 或 T5。劈开胸骨柄是改良的胸骨劈开入路，它打开了第 3 和第 4 肋骨间隙。这使得入路更加直接，从而微妙地保护到了主动脉弓。经胸骨入路可沿着上面所述的肩带肌和胸锁乳突肌延伸。

体位

患者取仰卧位，做好劈开胸骨柄及胸骨上段以及延伸至前外侧颈部的准备。

技术

1. 切口：患者取仰卧位，切口起自胸锁乳突肌前缘，远端沿中线经胸骨体和胸骨柄延伸至剑突水平（图 19.9）。

2. 钝性分离胸骨后面，形成胸骨后间隙。

3. 使用摆锯纵向劈开胸骨 8~10cm，向外侧到达胸肋边界。

4. 用胸骨撑开器分开胸骨，避免损伤深部结构（图 19.10）。

5. 小心推开胸腔内容物之后，对胸膜后筋膜进行精细解剖将使脊柱显露出来（图 19.11）。

6. 胸骨的闭合非常重要。胸骨不愈合非常痛苦。经典的缝合方法是用环形钢丝缝合。

上腔静脉与升主动脉之间的间隙

如果前路螺钉内固定需要到 T3~T5 尾侧，用传统方法难以获得合适的轨迹。为了获得足够的尾端通路以获得 T3 螺钉的正确轨迹，除了上述颈、胸骨入路外，还应使用额外的开胸窗。通过使用这个间隔，不需要进一步地向尾侧剥离和显露，潜在的灾难性并发症的风险也可以减轻。

体位

患者取仰卧位。准备好胸骨劈开和左侧颈部显露。

技术

1. 切口：与胸骨入路相同，切口起于胸锁乳突前缘，远端延伸至剑突（图 19.12）。

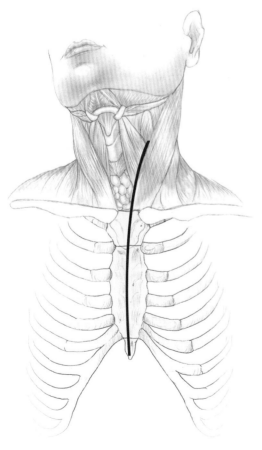

图 19.9

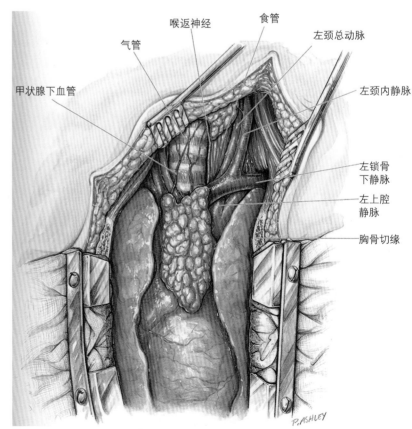

图 19.10

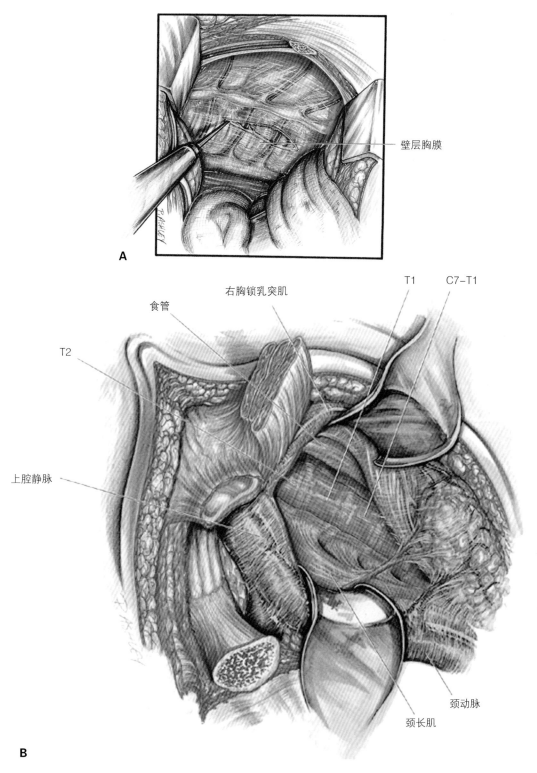

壁层胸膜

T2

食管

右胸锁乳突肌

T1　C7–T1

上腔静脉

颈动脉

颈长肌

A

B

图 **19.11**

2. 识别颈部深部结构，将气管食管鞘牵向内侧，颈动脉鞘牵向外侧，识别和保护喉返神经。

3. 用摆锯纵向劈开胸骨。

4. 胸腔切开后，自上腔静脉游离左头臂静脉（图 19.12）。

5. 识别和分离头臂动脉。

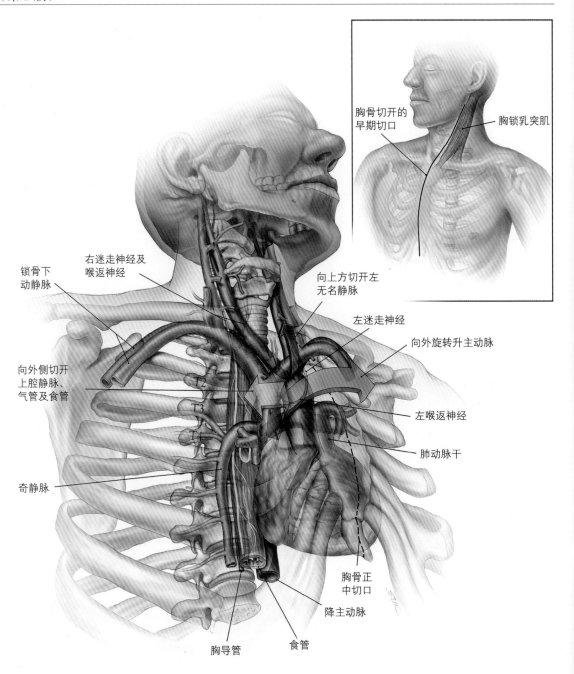

胸骨切开的
早期切口

胸锁乳突肌

锁骨下
动静脉

右迷走神经及
喉返神经

向上方切开左
无名静脉

左迷走神经

向外旋转升主动脉

向外侧切开
上腔静脉、
气管及食管

T2

T3

左喉返神经

肺动脉干

奇静脉

胸骨正
中切口

降主动脉

胸导管

食管

图 19.12

　　6. 将患者主动脉弓牵向左侧，上腔静脉牵向右侧，即可显露 T1~T3 椎体。进一步操作则根据病变性质而定（图 19.13）。

　　7. 胸骨用钢丝修复。其余常规缝合关闭。

　　■ *注意：* 对于在该窗口的限制性直接前路减压中，作者采用肾静脉型牵开器。如果电钻或螺钉需要通过主动脉弓——腔静脉窗，可用 F40 胸管来保护软组织。透过透明的胸管可观察及保护血管组织。

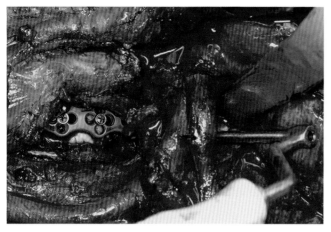

A

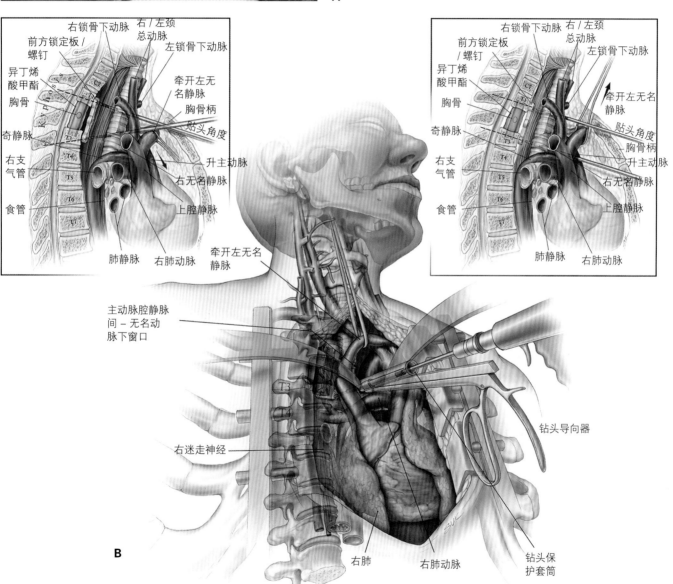

B

图 19.13

前外侧胸腰段扩大入路

肿瘤、创伤、感染或畸形引起的腹侧病变手术中可能需要从前方显露胸椎尾侧；这种扩展入路可作为椎体切除、减压或重建的主要方法。同样，一个熟悉腹膜和腹膜后解剖的外科医生可能有助于安全显露到脊柱前段。作者建议不要用内镜处理胸腰交界处的恶性病变，以避免播散和污染腹膜后或腹膜。

教训

通过胸腔镜为基础的胸椎有限入路显著降低了开胸手术的风险。虽然这些技术被描述为胸膜后入路，它们最初是在侧胸窗，但当它们延伸到腹侧时，内脏胸膜变薄，且腹侧脊柱炎症组织便于这些方法可进入胸腔。为了恢复胸腔，避免血肿或气胸，需要使用以负压吸引为基础的闭合技术或术后放置胸腔管。

低胸段脊髓的动脉供应是有变异的，但相信主要来自亚当凯维奇动脉。主要的脊髓血液供应因节段而异，但通常是 T8~T11 在左边，传统上认为供应 75% 的脊髓血液。手术切除和血管形成动脉瘤将导致截瘫。即便如此，切除后也有明显的侧支循环。同时期脊柱前路切除的方法是尽量减少肋间血管的切除。保持平均动脉压力在 70mmHg 以上。以往双侧血管切断并使用降压麻醉技术，脊髓灌注会减少，现在应该避免。如果要切除左侧多节段血管，术前磁共振血管成像或选择性血管造影及临时结扎可能有帮助。在亚急性危重情况下，也可使用临时血管结扎和运动诱发电位监测。如果要切除肋骨，可能需要牺牲肋间血管。应与麻醉医生进行多学科讨论，以确保平均动脉压为 70mmHg 或更高，以避免脊髓缺血。应注意避免损害其他腹内结构。

切除多个椎体和肋骨可能需要使用原先的软组织瓣，或使用聚四氟乙烯补片将肺结构和大血管与脊髓分离。在大的椎管旁软组织切除中，乳糜胸的风险也会增加，通常通过胸腔引流和短暂的低分子脂肪饮食来解决。切除后膈肌需要仔细分离纵隔结构，以避免膈疝。

体位

为了进入胸腰交界处，需要将患者置于侧卧位，左侧向上，以避免不必要的肝脏处理。同侧手臂至少弯曲 90°，以扩大手术视野。右髋弯曲，左髋伸展。患者被固定在骨盆下部和肩部，以避免不稳定的体位（图 19.14）。

技术

1. 切口：根据病变性质和预计显露长度，于第 8、9、11 肋间做弧形切口（图 19.15）。该可延伸的胸腹入路起于第 9 肋头端，可直视膈肌背部附着处。

2. 如果背阔肌能移动并向后牵拉，这是首选；否则，肌肉可按切口方向用电刀切开。

3. 肋骨骨膜下切开。如上所述，肋间神经血管束位于肋骨下缘，需要小心保护。

4. 在小心保护肋间神经血管束之后，肋骨被切除，露出下面的肌肉层（图 19.16）。

5. 如果需要进一步向远端显露，可以通过识别第 11 肋尖进入腹膜后。

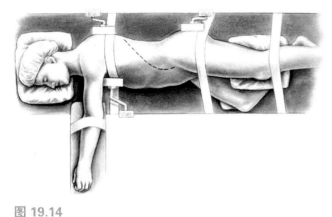

图 19.14

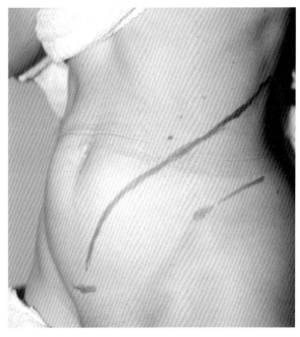

图 19.15

6. 切开关节软骨，显露腹斜肌和横肌。

7. 前腹部的 3 块肌肉按切口方向切开，钝性分离将腹膜与下膈肌轻轻分开。

8. 腹膜后间隙现在很明显。如果有必要，膈肌的后附着部分可以向下延伸到小腿的水平。在关闭之前，应该仔细地对其进行修复（图 19.17）。

9. 在远端进行进一步的解剖，使用腹直肌作为内侧 / 外侧的标志，直到到达髂前上棘。

10. 腹膜后内容物被轻轻向前提起和向后牵拉，以显露肌肉骨骼和后方神经血管结构。

11. 根据病变情况，应解剖后膈神经，如果可能，应予以保留。胸椎尾侧的内脏神经支配可以单侧牺牲，患者损伤最小。

12. 腰方肌位于髂血管的浅表，而分叉的主动脉位于其深部。髂腰肌（起源于 L1）和密切相关的股神经在侧面被识别。

13. 髂腰肌向外侧收缩，小心地避开腰丛，腰丛与后 1/3 的肌肉相连。现在可以进入到胸腰段。

14. 首先用不可吸收的缝合线修复膈膜。胸膜通过肋骨床关闭，且保障肺膨胀。

15. 术中留置胸腔管以防止肺不张。

16. 3 块腹肌逐层关闭，坚固的组织缝合将减少随后腹部疝的可能性。

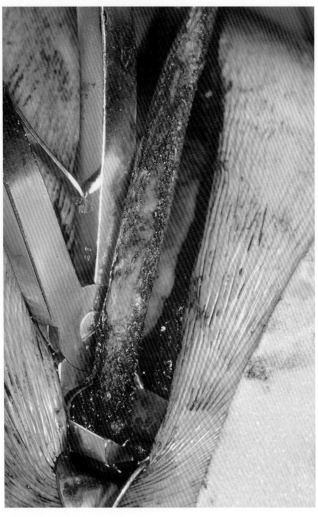

图 19.16

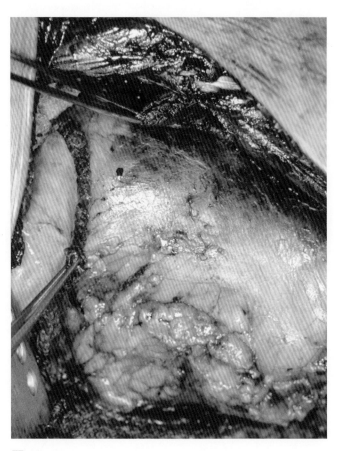

图 19.17

参考文献

[1] An HS, Vaccaro A, Cotler JM, Lin S. Spinal disorders at the cervicothoracic junction. Spine. 1994;19: 2557-2564.

[2] Birch R, Bonney G, Marshall RW. A surgical approach to the cervicothoracic spine. J Bone Joint Surg Br. 1990;72: 904-907.

[3] Cohen ZR, Fourney DR, Gokaslan ZL, et al. Anterior stabilization of the upper thoracic spine via an "interaortocaval subinnominate window." Case report and description of operative technique. J Spinal Disord Tech. 2004;17(6):543-548.

[4] Darling GE, McBroom R, Perrin R. Modified anterior approach to the cervicothoracic junction. Spine. 1995;20: 1519-1521.

[5] Fourney DR, Frangou EM, Ryken TC, et al. Spinal instability neoplastic score: an analysis of reliability and validity from the Spine Oncology Study Group. J Clin Oncol. 2011;29(22):3072-3077. doi: 10.1200/JCO.2010.34.3897.

[6] Lam FC, Groff MW. An anterior approach to spinal pathology of the upper thoracic spine through a partial manubriotomy. J Neurosurg Spine. 2011;15: 5: 467-471.

[7] Luk K. Anterior approach to the cervicothoracic junction by unilateral or bilateral manubriotomy. A report of five cases. J Bone Joint Surg Am. 2002;84-A (6):1013-1017.

[8] Micheli LJ, Hood RW. Anterior exposure of the cervicothoracic spine using a combined cervical and thoracic approach. J Bone Joint Surg Am. 1983;65A:992–997.

第 20 章　腰椎

腰椎前入路

Paul M. Huddleston, Scott Zietlow, Jason C. Eck

骨科医生不断发展和创新腰椎前路手术，早在 20 世纪该术式就用于治疗脊柱结核和脊椎滑脱。腰椎前方的解剖比较复杂，因此这些技术的发展和应用必须要有普外科专家的密切配合，这种合作关系应该持续下去。常规入路时，有经验丰富的术者帮助可以在短时间内完成显露。而对于一些较困难且复杂的手术显露，术者经验产生的差异就容易体现出来了，是产生严重但短暂的并发症或者持续病变，还是导致死亡。不论手术的难度如何，患者的利益是至高无上的。

腰椎前路旁正中腹膜后入路

适应证

- 活检。
- 关节成形术。
- 关节融合术。

体位

患者仰卧在手术台上，允许手术中在两个平面上进行透视。术前用软垫垫在腰椎后方，可增加腰椎前凸的程度，有利于在术中显露腰骶前联合。如果患者肥胖，则应将患者置于垂头仰卧位，用胶布上下牵拉突出的皮肤使切口充分显露，上肢放于固定牢靠且较软的托板上并成 90° 外展位，将头置于中立位保护。全身骨性隆起均应用软垫保护起来，固定好所有的线路和导管。

体表标志

做一条由脐下到耻骨的连线（图 20.1A），耻骨联合提示可分离皮肤和肌肉的下限。

设备

准备至少两个大口径的周围静脉通道，连接中心静脉和周围动脉监测系统，推荐使用照明头灯及手术放大镜。术前备好双极电凝以及单极电凝，在神经周围或附近组

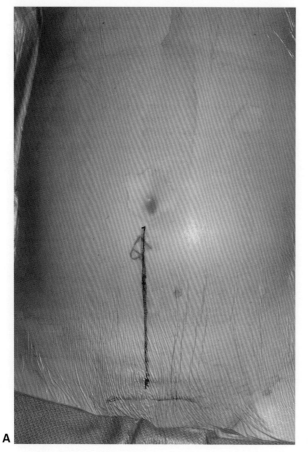
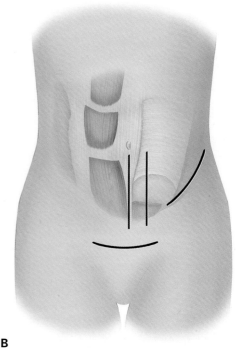

图 20.1

织止血时可用。若术中使用神经电监测系统，则应在消毒铺单前将导联置于下肢。X 线用于术中定位手术平面及确认植入物的位置。腹部操作时多使用自动拉钩，但作者更推荐用手持拉钩。

技术

1. 切口：正中线切口适用于肥胖患者及要显露腰椎下 3 节椎体时。低位横切口适用于追求美观及显露最低腰椎水平。旁中线纵向切口为经腹直肌的切口，可减少筋膜无效腔的形成及降低组织创伤性感染的发生（图 20.1B）。

2. 切开皮肤及皮下组织到达筋膜，拉起皮肤并提至左侧腹缘，提供腹直肌显露（图 20.2）。中线可见，通过左侧腹直肌进行分开筋膜（图 20.3），使腹直肌与其内侧筋膜缘分离，将破裂的血管进行结扎分离，必要时进行电凝止血（图 20.4）。

3. 腹直肌后筋膜和弓状线可见（图 20.5）。用手术钳提起腹直肌后筋膜，用手术刀或电刀在其上做一个小切口（图 20.6），要小心不要切到腹膜及腹腔脏器。扩大潜在的腔隙，从腹膜前方游离到达腹膜后间隙（图 20.7）。术者本人必须在手术平台上正确操作以避免损伤腹腔脏器及腰腹部神经血管组织。

4. 在外侧朝着腹膜后间隙分离，可以用手指钝性分离，必要时用钳带纱布分离，如果有腹膜破裂，则可用细针加可吸收线缝合，腹腔内组织由左侧推向右侧。

5. 随着腹膜后间隙不断向外侧分离，可见到腹腔后脂肪、圆韧带及输精管。如有必要可分离圆韧带来协助显露（图 20.8），继续向头侧钝性分离达到这些组织。如果患

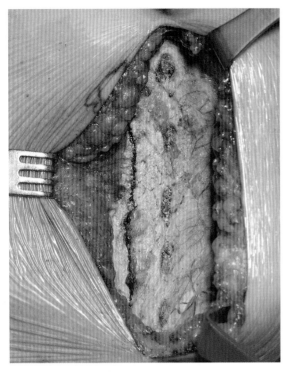

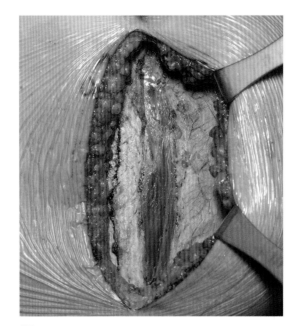

图 20.2　　　　　　　　　　　　　　　　图 20.3

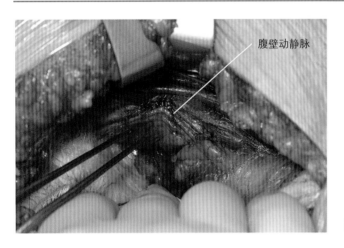

腹壁动静脉

图 20.4

者体形较胖和（或）显露困难，腹直肌后鞘可行"北至东北"方式分离。这样在后面关闭时不需要做修复，而且有利于更加方便地移动腹腔内组织，并且（或）在有需要的情况下可见到中上腰椎。

　　6. 仔细辨认输尿管（图 20.9）。它是一个小而细的腹膜后结构，可以通过观察它的蠕动来鉴别或者用小钳子压迫观察其蠕动来鉴别。

　　7. 在术野中显露髂腰肌，走行于其前面的神经应予以保护（图 20.10），用电凝止血时应小心，勿损伤这些神经，用手术拉钩牵拉时也要小心。

　　8. 如果要显露上腰椎，则需探查、游离髂内外动静脉，分离和结扎髂腰静脉的升支和返支（图 20.11），这些动脉看起来较短、中等大小，并有许多侧支从头侧汇入髂总静脉（图 20.12），这些分支在腹腔深部靠近骨盆边缘，术中难以发现，在分离前应进行双重结扎（图 20.13）。闭孔神经和腰骶干在髂腰血管返支的下面及骶外侧面，存

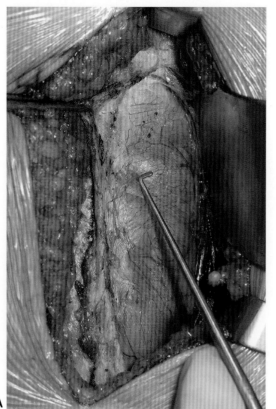

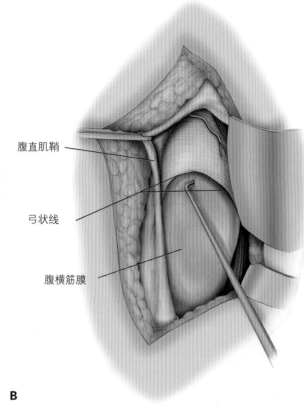

腹直肌鞘

弓状线

腹横筋膜

A B

图 20.5

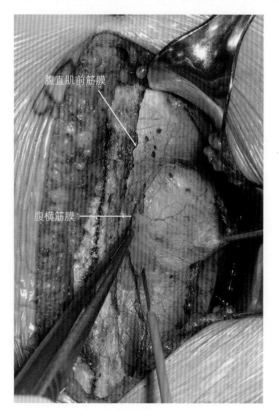

腹直肌前筋膜

腹横筋膜

图 20.6

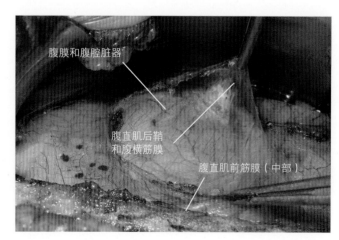

腹膜和腹腔脏器

腹直肌后鞘
和腹横筋膜

腹直肌前筋膜（中部）

图 20.7

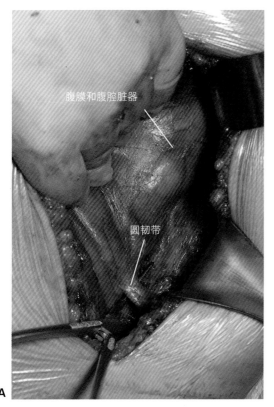
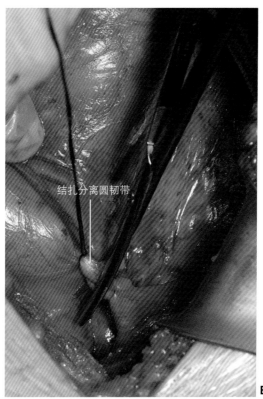

腹膜和腹腔脏器

圆韧带

A

结扎分离圆韧带

B

图 20.8

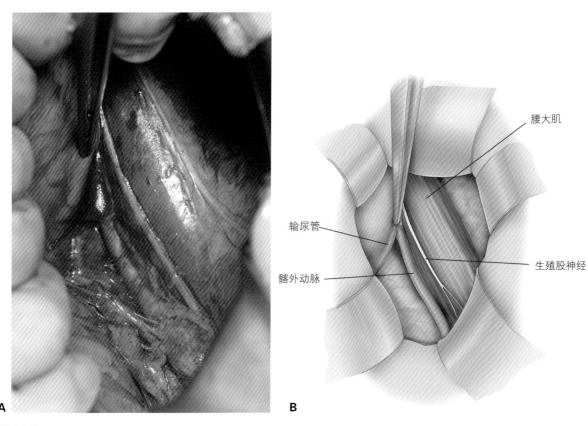

A

B

腰大肌

输尿管

生殖股神经

髂外动脉

图 20.9

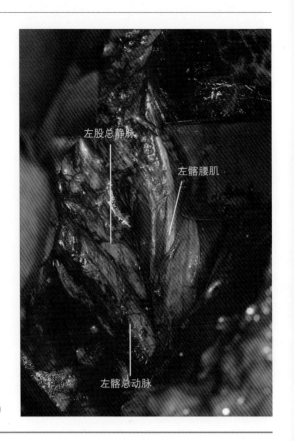

图 20.10

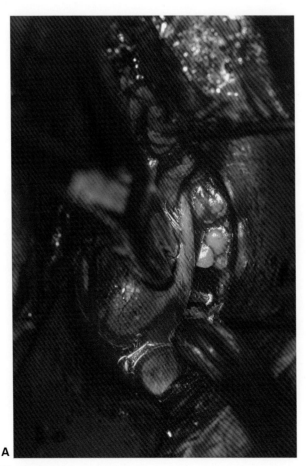

A

图 20.11

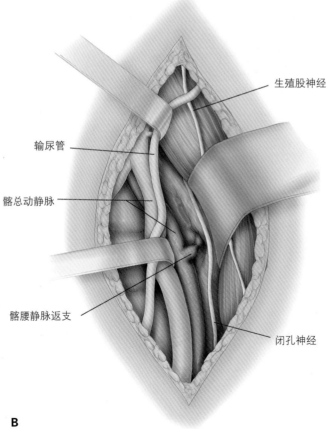

B

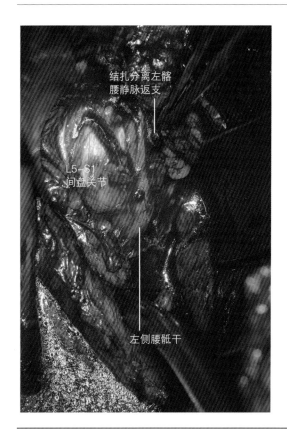

结扎分离左髂
腰静脉返支

L5-S1
间盘关节

左侧腰骶干

图 20.12

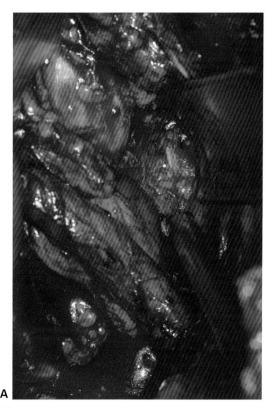

A

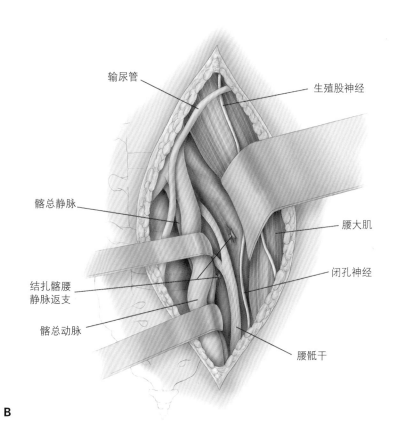

输尿管

生殖股神经

髂总静脉

腰大肌

结扎髂腰
静脉返支

闭孔神经

髂总动脉

腰骶干

B

图 20.13

在较高风险。

9.交感神经链可以很容易地牵向外侧而远离中线，此步骤可以用小棉垫钝性分离来完成。如有必要，可将交感神经链较大的分支伴随静脉一同分离并结扎。

10.为显露腰骶关节，应于髂总静脉会合处的深面分离并结扎骶正中动静脉（图20.14）。用锐性刀片垂直分离腹下丛，用纱布向外侧髂血管方向钝性剥离菲薄的结缔组织。仔细安放自动拉钩或手持拉钩，以保护大血管并清楚显露椎间隙（图20.15）。

11.手术操作完成后，需核对缝针和纱布数量。用连续缝合的方式缝合关闭筋膜层。缝合皮下及皮肤层。对于有较大无效腔者应行筋膜下引流。

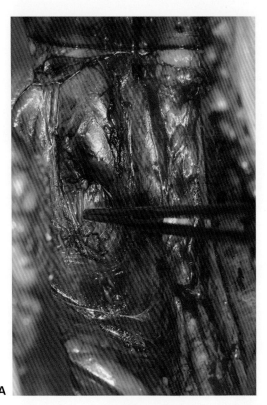

A

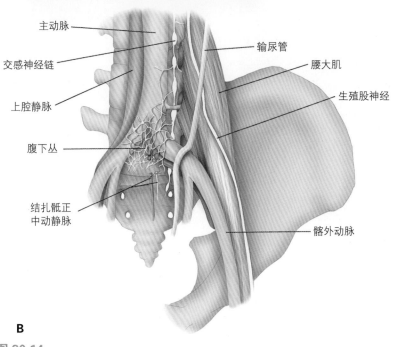

B

图 20.14

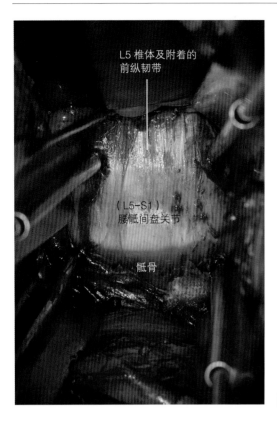

L5 椎体及附着的
前纵韧带

（L5-S1）
腰骶间盘关节

骶骨

图 20.15

经验 / 教训

- 如果考虑美容问题，则针对瘦小的患者可以采取低位横切口来显露腰骶关节。旁正中竖直切口入路中使用小皮瓣，可减少血肿形成及伴随的愈合问题。如需显露更偏头侧节段或患者的解剖复杂，可以采用侧方腹部切口。

- 对于极大的腹膜撕裂，术者可以选择修复或者不修复，因为典型的卡压及腹腔脏器损伤很少发生。但如果遇到小的缺损，应会识别并予以修复。

- 如果要鉴别患者是否有输尿管损伤，可以在手术室里静脉注射靛胭脂。几分钟后即可以在膀胱和输尿管内出现红黑色的物质，若在腹腔内出现则说明有输尿管损伤。对于翻修手术或者入路区域内有明显的瘢痕及粘连者，例如感染、肿瘤或者放疗的病例，术前可置入输尿管支架来协助鉴别和保护这一重要的结构。

- 如果有交感神经链的损伤，则会引起下肢交感神经功能紊乱，引起一系列的不良反应，如腿温升高、毛发生长较快，汗多引起的脚臭或者发展为异常的疼痛，因此，在交感神经链部应进行钝性分离或者避免使用电凝可以减少其损伤。

- 由于跨过髂腰肌，生殖股神经和股外侧皮神经容易受到损伤，因此在该区域使用牵拉器械时必须小心。走行于髂腰血管附近及骶骨侧面的腰骶干和闭孔神经在手术中损伤的风险较高，因此，应严禁在该区域用电凝盲目止血。

- 当在腰椎表面及其周围进行显露或剥离时，应尽量避免使用电凝，采用钝性分离，以减少腹腔神经丛的神经损伤。前方血管的过度剥离则会引起便秘和排尿困难。此外，在男性中还会有性功能障碍和因逆行射精导致不育的风险。

腰椎侧方入路

适应证

- 活检。
- 关节融合。
- 关节成形。
- 创伤。

体位

患者应侧卧于手术台上，术侧在上，允许术中从两个平面进行 X 线透视。腰桥处垫枕有利于术者根据需要调整患者体位，同时获得前方及侧方更好的术野。如果患者的体质指数较高则可以考虑将患者置于垂头仰卧位，并且用胶布将术野周围的皮肤向周围牵拉以利于手术过程中术野的显露。将上肢置于上、下位置，头处于中立位进行保护。患者身体所有部位的骨性隆起均应予以保护。所有的线路和导管都应安全地固定好。

体表标志

手术标志包括：第 12 肋骨、脐、耻骨、髂前上棘。

设备

准备至少两个大口径静脉通道，连接中心静脉和周围动脉监测设备、头灯和放大镜。

备好双极电凝以及单极电凝，在神经周围或附近组织止血时可用。若术中使用神经电监测系统，则应在消毒铺单前将导联连接于下肢。X 线用于术中定位手术平面及确认植入物的位置。备好自动拉钩、腹腔拉钩和手持拉钩。

技术

1. 切口：从第 12 肋至脐下。

2. 从皮肤、皮下组织剥离到筋膜层，沿皮肤切口方向线形切开筋膜，余下操作同腰椎前入路所描述。

经验 / 教训

- 优点包括可在之前行前方直接经腹膜入路或腹膜后入路的情况下，以不同角度入路到达腰椎前方。利用专业技术和专门的器械，可行前方椎体切除并放置椎间装置，即使有大血管瘢痕的存在。
- 该入路的延伸性好，仅一个切口就可以显露从胸腰段至腰骶段。
- 腹壁失神经合并假疝虽不常见，但却是该入路后一种极其令人讨厌的并发症。患者难以忍受并常拒绝手术治疗。
- 关闭该入路耗时要长于前路手术，由于侧方入路手术中要分离大量的肌组织，因此患者术后所承受的痛苦更大。
- 在手术中区分下腰椎和骶椎有一定困难，现大多采用术中放置无创的射线标记物，用 X 线来区分腰椎和骶椎。

腰椎后入路

Paul M. Huddleston, Jason C. Eck

　　外科医生从后路显露腰椎的选择有很多。对于活检、减压、关节融合和（或）植入内固定物，入路方法都基本相同。只有当外科医生考虑术野与病变之间的平衡时，入路方法的不同才得以显现。从新的微创技术到传统的被人们所接受的广泛显露，每项技术都在一直权衡着这种关系。我们必须不断地提醒其他人及我们自己：这些入路是手术成功的关键，是外科医生可备选的方法，这是一种决定，而不仅是一个切口。

腰椎单开门减压的后路显露

适应证

- 椎间盘切除术。
- 半椎板切除术。

体位

　　患者取俯卧位。下垫软垫，或者任何可以使腹部悬空的手术台架，以减小腹压。这项措施利于降低硬膜外静脉压，从而减少术中出血（图 20.16）。双上肢以"90°-90°"位放在有软垫的手板上，头部取中立位，所有肢体的骨突部分全部要垫好。

体表标志

　　确定双侧髂嵴最上方顶点，做一连线，L4/L5 椎间隙大约在此处（图 20.17）。此处的棘突容易触及。为标记手术切口可能的位置，用脊柱穿刺针定位并拍摄侧位 X 线片，以减少切口的长度。

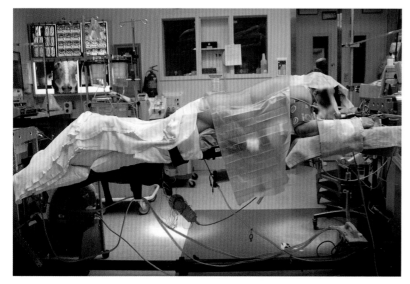

图 20.16

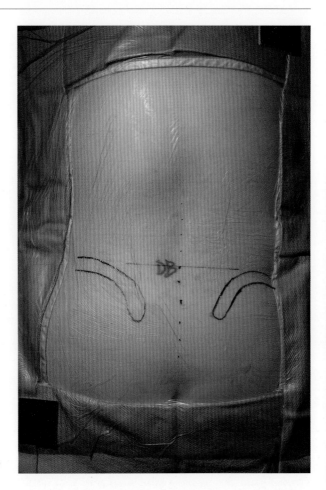

图 20.17

设备

带头灯的手术放大镜或显微镜的使用由术中酌情考虑，但值得推荐。双极和单极电凝，有利于控制神经周围的出血。

技术

1. 切口：在术区棘突上方做正中纵向切口。

2. 切开至深筋膜层，棘突此时易触及。手术侧的椎旁肌肉用骨膜剥离子从棘突及椎板上行骨膜下剥离（图 20.18）。向侧方分离至关节突关节，小心勿伤及关节囊。用拉钩或撑开器显露术区（图 20.19）。

3. 术中拍片确定手术节段，可拍摄正位 X 线片，但侧位片通常已足够。将黄韧带从下位椎板的上缘用刮匙或剥离子从椎板上分离。将一小的骨膜剥离子放在有疑问的椎弓根内侧，这样对于即使是重度退变或脱位椎体，仍可完成术中定位（图 20.20）。

4. 用咬骨钳或高速磨钻去除上位椎板的下部和下位椎板的上部（图 20.21）。这会使嵌入的黄韧带从尾椎的上位椎板上释放出来（图 20.22）。黄韧带下面就是硬膜外脂肪、硬膜囊和神经根（图 20.23）。对于有些患者，关节突的内侧部分也需要去除，以提供足够的术野。必须保留足够的关节突关节面，以维持术后脊柱运动的稳定性。侧方减压应到椎弓根的内侧，以确保对侧隐窝和神经根有足够的减压效果。

5. 在去除足够的骨及黄韧带后，神经根便显露出来（图 20.23）。如果显露的目的

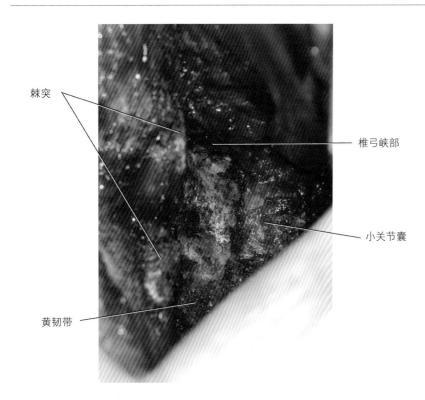

棘突

椎弓峡部

小关节囊

黄韧带

图 20.18

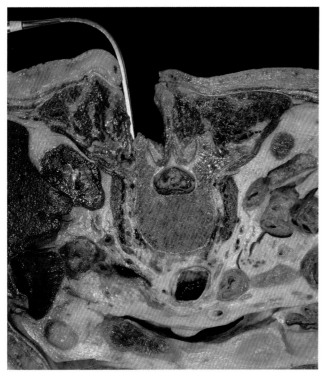

图 20.19

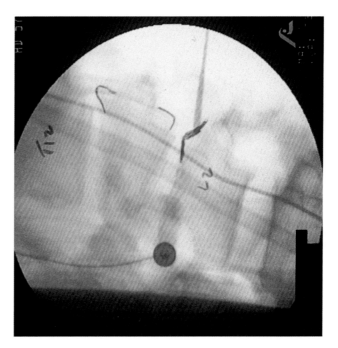

图 20.20

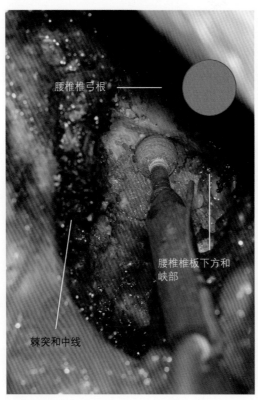

腰椎椎弓根

腰椎椎板下方和峡部

棘突和中线

图 20.21

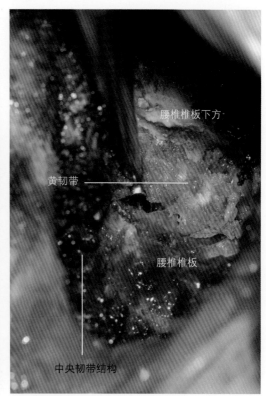

腰椎椎板下方

黄韧带

腰椎椎板

中央韧带结构

图 20.22

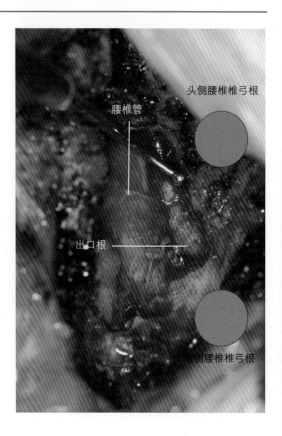

头侧腰椎椎弓根

腰椎管

出口根

尾侧腰椎椎弓根

图 20.23

在于椎板切除，那么神经根可以小心地牵拉至中线，以便显露椎间盘。用双极电凝对硬膜外破裂静脉止血。

6. 椎间盘入路以纤维环切除为结束。长柄手术刀可切开纤维环，用小的髓核钳或刮匙去除任何游离或突出的椎间盘，可用任何小导管或者注射器行生理盐水椎间隙冲洗。

7. 用球形末端的探针或平的剥离子探查开的窗，确保有足够的减压空间。如果有必要，可再咬骨减压及再冲洗。直视下辨认硬膜囊是否完好。

8. 筋膜层用间断缝合和连续缝合法仔细关闭，使其没有空隙。缝合皮下和皮肤。视情况选择性留置引流管。

经验/教训

- 单侧分离软组织，对侧无损伤，术后恢复快。
- 辅助使用头灯或手术显微镜等，很大程度上可使术野更加清晰，尤其当切口较小时。
- 腰椎管减压时可能会用到可伸缩的手术床，然而这种设备所带来的椎板和棘突的变化会影响术野，随之而来的是术者在进行椎管及椎间盘操作时的困难与挑战。
- 使用手术显微镜可以提高术野的清晰度，可以允许助手或学生参与到术中。
- 若术中怀疑有硬膜破损，关闭切口前一定要予以修复，损伤永远不会随着年龄的增长而自行好转。

腰椎后路双侧显露

适应证

- 椎板切除。
- 中央狭窄。
- 两侧狭窄。
- 后外侧融合。
- 后路融合固定。

体位

患者取俯卧位，或取膝胸位卧于 Andrew 手术床上，或用 Wilson 架使腹部悬空，以利于减少腹压，降低硬膜外静脉压，减少术中出血。双上肢以 "90°-90°" 位放在垫好的板上。头部取中立位，用软垫遮住眼睛。所有肢体的骨突部分全部需要垫好。

体表标志

确定双侧髂嵴最上方顶点，做一连线，L4/L5 椎间隙大约在此处。此处的棘突容易触及。为标记手术切口可能的位置，用脊柱穿刺针定位并拍摄侧位 X 线片，有助于缩短切口的长度。

设备

带头灯的手术放大镜或显微镜的使用于术中酌情考虑，但值得推荐。双极和单极电凝，有利于控制神经周围的出血。

技术

1. 切口：在计划手术节段的上、下经棘突上方做正中纵向切口（图 20.24）。

2. 切开至深筋膜，此时易触及棘突。双侧椎旁肌肉用骨膜剥离子从棘突及椎板上行骨膜下剥离（图 20.25）。向侧方分离至关节突关节，除非拟行融合，否则应小心勿伤及关节囊。如果单纯行椎板切除术，损伤关节囊是没有必要的。

3. 应用影像学定位前要小心保护关节突关节。术中可用巾钳夹住棘突，拍摄侧位 X 线片用以定位。

4. 如有指征，可用咬骨钳去除棘突及附近软组织。否则要小心保护术区解剖的完整性（棘突、关节突），直到有必要清除这些结构。

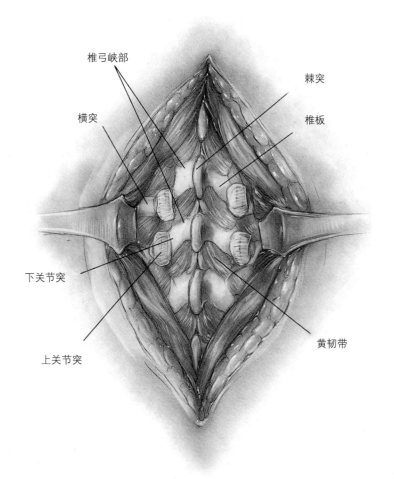

椎弓峡部

横突

棘突

椎板

下关节突

上关节突

黄韧带

图 20.24

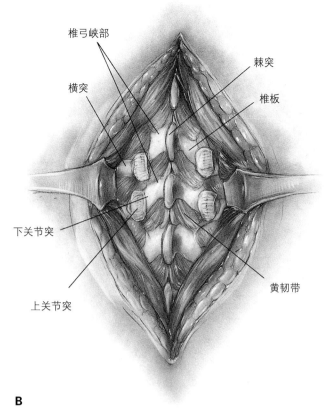

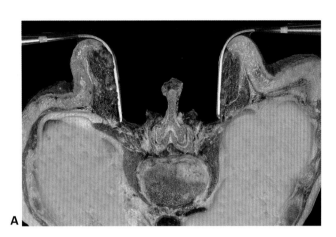

图 20.25

5. 为看清完全硬膜囊及神经结构，有效减压应做到将黄韧带止点从上位椎板的下半部内面和侧隐窝上剥离。用高速磨钻或 Kerrison 咬骨钳去除椎板和关节突的内侧部分。为维持稳定性，关节突关节面要保留 50% 以上（图 20.21）。

6. 减压范围应从其上一椎弓根至其下椎弓根，包括两侧在内的任何关节结构。

7. 如准备做后外侧融合，软组织分离应经过关节突关节至横突尖部。用刮匙、骨膜剥离子、高速磨钻去除横突上软组织。如果需要，关节突的外侧及关节间隙均应去皮质，提供更多的融合面积。

8. 后外侧横突的理想术野可以从手术床的对侧看到。在对侧操作可以减轻术者的疲劳，缩短切口长度，减少软组织的分离。

9. 如果准备进入腰椎椎弓根，不管是活检还是放置内固定，清晰地显露进入点十分关键。可通过解剖知识及术中影像学确定椎弓根进入点和内固定轨迹。如果需要，可以辅助定位椎弓根的内侧面。一定要小心保护椎弓根的内侧和下侧壁，因为此处破坏易损伤神经根。

10. 操作完毕，任何坏死和失去活力的组织都要清除。冲洗术区，仔细清点纱布及器械。

11. 仔细观察硬膜，确定其完好。用带球形头的探针或平的剥离子试探减压窗，确保足够的减压空间。

12. 筋膜层用间断和连续缝合法仔细关闭，使其没有空隙。缝合皮下和皮肤层，视情况决定是否留置引流管。

经验／教训

• 拟行多节段内固定时，用牵引床辅助可实现矢状面上的平衡。

• 强烈建议：对于时间较长的手术，可使用硅胶面罩来避免面部和眼睛遭受的直接压迫。术前摆体位时患者头部高出心脏水平，可减轻面部和颈部水肿。

经椎间孔腰椎融合入路

技术

1. 常规腰椎正中纵向切口。注意保持棘上韧带和棘间韧带的完整性。于椎板背侧面骨膜下剥离棘突旁肌肉，直至横突尖端，显露椎体背侧面（图20.26）。

2. 决定显露单侧椎管和椎间隙。一般选择有神经根症状的一侧。如果存在退行性或发育性脊柱侧弯，则选择凹侧。按上文所述方法植入椎弓根螺钉。切除下半椎板和相应关节突关节。彻底显露侧方椎管、鞘膜囊、椎间孔以及向外走行的神经根。

3. 上下椎弓根、鞘膜囊与发出的神经根组成"脉管三角"。沿下方椎体、椎弓根的上面移动神经根拉钩，可保护下位神经根。上位神经根位于椎弓根中下面，可直接显露（图20.26）。

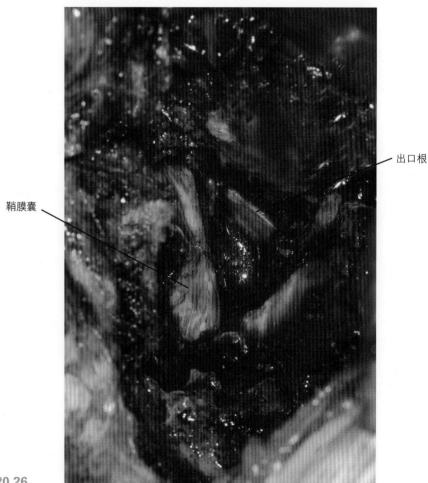

出口根

鞘膜囊

图 20.26

4. 用尖刀切开纤维环，彻底摘除椎间盘，再用专门工具处理终板。

5. 牵开椎间隙。将内植物植入椎间隙中央。内植物位置可借助透视来证实。椎间隙后方 2/3 填满植骨。放松对椎间隙的牵开，连接椎弓根钉棒系统，行椎间隙加压。

6. 接下来即可进行后外侧横突间植骨融合。

7. 大量生理盐水冲洗切口。按上文所述方法，分层关闭切口。

8. 微创显露时，可于关节突切除侧行单侧骨膜下剥离。对侧可行切开肌肉的威尔茨入路（图 20.27）。

9. 钝性分离至关节突水平，可减小软组织创伤并提供相对清晰地显露（图 20.28）。

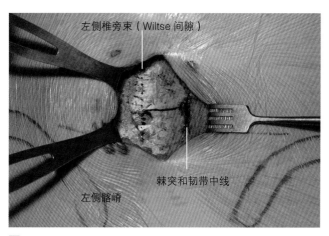

图 20.27

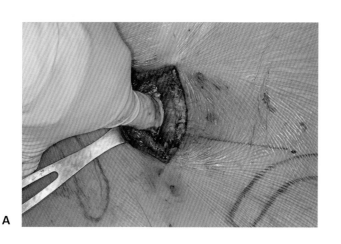

A

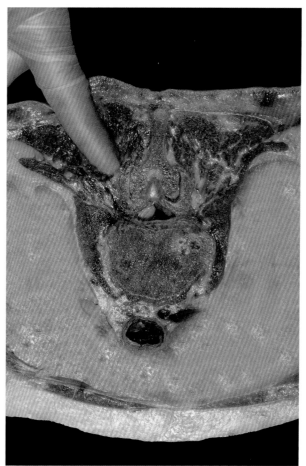

B

图 20.28

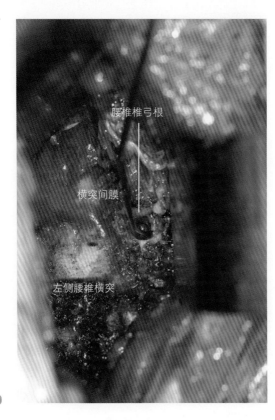

腰椎椎弓根

横突间膜

左侧腰椎横突

图 20.29

10. 辨认横突及横突间韧带（图 20.29）。正确辨认和准备椎弓根入点后，即可行椎弓根固定。

经验 / 教训

• 经椎间孔腰椎融合（TLIF）手术入路适用于各个水平腰椎。

• 经脉管三角正确显露椎间隙，可使椎间融合时鞘膜囊或发出的神经根受到最小的牵拉，甚至不受牵拉。这对 L1–L2 和 L2–L3 椎体水平极其重要，因为大多数成人脊髓终止于这一区域。

致谢

作者衷心感谢 Harold Gregory 和 Mark Mikhael 在准备本章资料过程中的时间付出和辛勤努力。

参考文献

[1] Ito H，Tsuchiya J，Asami G. A new radical operation for Pott's diseases. J Bone Joint Surg. 1934;16: 499-515.

[2] Capener N. An operation for spondylolisthesis. Lancet. 1932;1: 1233.

[3] Mayo WJ. Commencement Address. Chicago，IL: Rush Medical College; 1910.

第IV部分　创伤首选入路

上肢

第21章　前臂、腕和手

Bassem Elhassan

前臂骨折

前路

我们倾向于专门针对桡骨骨折的前方入路。切口的长度取决于我们需要固定骨折的显露程度。远端切口的体表标志是桡骨茎突和肱二头肌肌腱近端。切开皮肤后，形成肱桡肌与桡侧腕屈肌（FCR）肌肉之间的间隙。在这个间隙中，桡动脉需要被显露并且保护。桡神经在这个层面是表浅的，它深入到肱桡肌，也可以通过收缩桡侧肌来保护桡神经浅支。在这个肌肉间隔深处，显露旋后肌，其内部包含骨间后神经。如果我们需要显露近骨折端，那么在前臂的近端1/3，牵拉旋后肌的内侧缘和神经可显露桡骨。在前臂的中间部分，显露旋前圆肌，前臂旋前有助于找到桡骨上的旋前圆肌附着点。在大多数情况下，没有必要分离旋前圆肌的任何部分。通过横向显露和收缩旋前肌，将前臂旋后以显露拇长屈肌。牵拉拇长屈肌和旋前方肌，显露桡骨远端的大部分。手腕的手术显露将在下一节中描述。

优点

1.前路的优点是能提供整个桡骨的基本术野，如果需要可穿过安全肌肉界面。

2.可以根据骨折的部位来选择不同尺寸的钢板。

3.因为它是更深层次的显露类型，特别是对于桡骨的近端和中间部分，大多数时候，使用这种方法，钢板可以很好地被肌肉覆盖而不是在皮下。

教训

1.显露近端时应注意保护骨间后神经。

2.在大多数粉碎性骨折中，尤其是近端和中间1/3的骨折，可能需要分离旋前圆肌和旋后肌。

3. 止血对于避免桡动脉分支出血至关重要，如果没有适当地烧灼电凝和止血，可能反过来引起骨筋膜室综合征。

尺骨骨折

我们倾向于选择后侧入路进行尺骨内固定，因为后路更容易显露。除了包含于肘部骨折的尺骨骨折外，我们几乎都采用后路入路。该入路简单，因为随着大部分尺骨的显露，在前臂伸肌和屈肌之间的肘后部可扪及骨结构并随之显露，除了在手腕水平的远端 1/3 部位，这可能需要比后入路稍偏侧方一些。

基本上，通过可扪及的尺骨后的皮肤切口，我们就能看见尺骨，然后根据骨折的部位，牵开周围的肌肉组织以更好地显露尺骨以进行内部固定。

优点

1. 只需要通过在表面触摸尺骨，就能在皮肤深面使之显露。

2. 由于入路简单，钢板固定也很简单，基本上可以在尺骨的大部分区域完成固定，但远端除外。

教训

1. 最常见的教训是发生症状性僵硬，这种情况下可以尝试通过相同的入路将钢板植入在更靠前的地方，以获得更好的肌肉覆盖来解决。

2. 当需要牵开肌肉以更好地完全显露尺骨，打开覆盖这些肌肉的筋膜时可能反过来导致肌疝，大多数情况下是无症状的，但某些患者中仍有可能发生，需要筋膜重建。

腕部骨折

前路

我们倾向选择 Henry 入路（桡骨近端前侧入路）远端部分来显露远端桡骨。手腕最常见的骨折是桡骨远端骨折，基本上选择远端的 Henry 入路，它需要打开可触及的桡侧腕屈肌，并深入到桡侧腕屈肌隔室以达前臂远端的深部。将屈肌肌腱向尺侧牵开，使旋前方肌显露。在桡骨远端骨折时，旋前方肌通常被撕裂并且可进一步牵开以完全显露桡骨的远端掌侧。如果它没有撕裂，我们仍然可以牵开它以显露远端桡骨。桡动脉位于我们入路的桡侧，可以牵开并保护。正中神经的浅表分支掌侧皮支位于此入路的尺侧，其大多数情况下位于腕部水平的桡侧腕屈肌远端的尺骨处。

优点

1. 这种方法是一种相对简单的远端桡骨入路，可以很好地显露桡骨，能适用不同尺寸的钢板。

2. 在更近端的骨折或更多的相关骨折中，它可以作为一种扩展的 Henry 入路向近端延伸，以便能够用于修复更复杂的前臂远端骨折。

教训

1. 它不能直接显露腕关节，无法直接观察以及更好地在解剖上清除关节内骨折碎片。

2. 如果不小心，正中神经掌皮支可能会受损。

3. 桡动脉的浅表分支可能需要电凝以使骨折远端更好地显露。

背侧入路

这种方法并不常用。因为在大多数情况下，掌侧入路能满足桡骨骨折基本的复位和固定要求。但在更多年轻患者的粉碎性骨折中可能需要用到背侧入路，以便能更好地在解剖上显露并复位桡骨的关节面。我们做背侧切口时，大多以 Lister 结节为中心，向近端和远端延伸约 5cm。如果我们需要显露关节面以获得更好的评估解剖情况及完成解剖复位，则应在第四伸肌间室上打开伸肌支持带以显露关节囊。我们更喜欢 Mayo 韧带保留背侧囊切开术，显露关节面后能够直接看到撕裂部分。通过相同的方法，我们还能够复位背侧的骨折，并通过植骨恢复桡骨高度，维持复位，以及满足内固定的需要。

优点

1. 允许直接观察关节面，以便更好地确认解剖复位。

2. 允许背侧植骨，以恢复桡骨的高度以及掌倾角。

教训

1. 在大多数情况下，需要松解伸肌支持带以显露关节。

2. 如果植入内植物，可能会引起伸肌肌腱刺激，过去曾发生过由此引起的伸肌肌腱断裂。

腕骨骨折

入路

在大部分腕骨的固定手术中我们选择背侧入路。背侧入路类似于我们提到的关于桡骨骨折的关节内入路。然而，如果我们想要更好地显露，我们建议采取 Mayo 韧带保留关节囊切除术来显露腕骨。这可用于腕骨骨折和腕关节脱位。韧带保留关节囊切开术包括沿着腕部韧带的囊切开术。一旦背侧关节囊被显露，我们常选择从韧带做囊切开术，囊切开术的体表标志包括：三角肌的结节，Lister 结节和 "S" 形槽的背缘，以及手舟骨和小多角骨之间的沟。这些点通常标志背侧腕骨间韧带和背侧桡腕侧韧带的线。囊切开术标志常规为辐射状，并依据这些体表标志在背侧关节囊上做切口，沿着桡骨远端背侧缘向桡骨茎突延长切口。

优点

1. 它能广泛显露所有的腕骨和腕骨间关节、韧带。

2. 相对安全，不需要牵拉所有的肌肉或肌腱，但是主要的肌腱需牵拉。

3. 手术时可行远端骨间背侧神经切除术，有助于减轻疼痛。

教训

1. 背侧囊的瘢痕可能导致手腕屈曲活动受限。

2. 显露尺骨时，可能会对尺神经背侧皮支造成潜在损伤。

手舟骨骨折的掌侧显露

近段 1/3 甚至在腰部的手舟骨骨折可以采用掌侧入路。背侧入路可以显露大部分近段 1/3 手舟骨，有时也能显露腰部，但腰部和近段 1/3 的手舟骨显露采取掌侧入路更有优势。该入路需要穿过桡侧腕屈肌，几乎就是最远端的 Henry 入路（桡骨近端前侧入路）。桡侧腕屈肌可扪及，从远端腕横纹处可扪及桡侧腕屈肌的水平切开，向近侧延长约 3cm，并且在手舟骨小多角骨关节上方径向成角朝向拇指根部约 2cm。拉起皮瓣，可能见到桡动脉的浅表分支，注意可能需要结扎和保护。打开桡侧腕屈肌腱鞘，桡侧腕屈肌向尺侧牵开。为了更好地显露远端，打开和牵拉部分近端鱼际肌。接下来，找到手舟骨小多角骨关节，打开其上方的韧带和关节囊，继而显露手舟骨。

优点
1. 更好地显露远端手舟骨和中段 1/3 手舟骨骨折。
2. 需要最小限度的软组织和肌肉牵拉。

教训
1. 可能需要结扎和烧灼桡动脉浅支。
2. 需要牵拉一部分鱼际肌，有时需要修剪部分小多角骨以更好地显露手舟骨。
3. 应保护正中神经的掌皮支，它可能有受损风险。

远端尺骨骨折

入路

我们仍然倾向于侧方入路，延长后入路到尺骨变成侧方入路。该入路操作简单，可通过皮下触摸尺骨，在尺骨边缘上做远端切口，暴露尺骨。在大多数骨折中，仅通过这种简单的暴露，就可以固定尺骨；否则，需要通过向背侧或掌侧牵拉软组织获得更好地暴露，来达到尺骨解剖复位和内旋。

优点
1. 这是一种治疗尺骨远端骨折的简单方法。
2. 仅需要最小限度的软组织牵拉和剥离。

教训
1. 会有尺神经背侧皮支损伤的风险。
2. 僵硬症状很常见。

掌骨骨折

入路

我们倾向于背侧显露掌骨骨折。通过触诊腕部，可以直接在骨折部位上形成切口，并根据骨折的位置延伸切口，牵开伸肌肌腱即可显露骨折。

优点
1. 入路简单，以最小限度的软组织剥离及牵拉即可到达掌骨骨折部位。
2. 掌骨所有类型的骨折包括中部或远端骨折，其内固定操作均可通过同一入路进行，不需要增加掌侧入路。

缺点
1. 最常见的缺点是症状性僵硬。
2. 伸肌肌腱在钢板固定区域上方，伸肌装置可能形成瘢痕。

3. 可能损伤桡神经桡侧的浅支和尺神经尺侧的某些背侧皮支。

指骨骨折

入路

我们倾向手指指骨的背侧入路，尽管也可以采用侧方入路。 通过背侧入路，显露相对简单，主要是针对中段指骨骨折。然而对于远端骨折，应注意保护并维持伸肌装置而不是剥离它们。

优点
1. 通过一个皮肤切口，牵开伸肌装置便可直接显露指骨。
2. 风险最小，除了手指背的一些背侧感觉分支。

教训
1. 继发伸肌瘢痕。
2. 可能损伤伸肌装置。
3. 症状性僵硬。

第 22 章 肘、肱骨和肩

Mark E. Morrey

不同情况下处理骨折的入路有很多，本章重点介绍治疗肘关节、肱骨和肩关节各种骨折的首选技术。它们具备其实用性的原因之一，是所有入路都可以通过延长来处理不同部位的病变，或者为所涉及结构获取更好的显露。

肘

肱骨远端及尺骨鹰嘴骨折

实用后侧入路

鹰嘴和肱骨远端骨折采用前文所述的实用后侧入路。该入路可以极好地显露肘关节的内外侧，可以延伸并可保护皮肤的血供，以备将来可能的外科手术。皮肤切开后第一步是对尺神经的识别，可以通过肱三头肌筋膜来了解。找到肱三头肌肌纤维后，将自动撑开器放置在肱三头肌肌腱和筋膜之间用以显露尺神经。筋膜将继续向前包绕神经形成肌间隔。然后牵开尺神经，置入骨膜剥离子以确定和获得三角肌内外侧边缘。髁上水平的骨折，甚至肱骨远端关节（"T"形）的简单骨折都可以在没有鹰嘴截骨的情况下进行治疗。如果为严重粉碎性骨折，骨折部位难以获得直视，或者涉及前方关节的剪切骨折，该入路可以简单地转化为鹰嘴截骨术以获得骨折部位的术野。

优势
- 可直接显露尺骨鹰嘴骨折部位和尺神经。
- 可以延伸以适应肱骨骨折。
- 允许显露两个部分，可以保留三头肌附件或必要时鹰嘴截骨术。
- 必要时可以轻松转换为关节置换术。
- 神经瘤形成的风险很小。

潜在风险、教训及处理方法
- 必须识别和保护尺神经。
- 薄的皮肤瓣易形成血肿，因此需将皮瓣下移至筋膜水平，尽可能保持组织皮瓣的厚度。
- 避免剥离肱骨远端的韧带和其他软组织附件。

游离冠状突骨折

内侧入路（Hotchkiss），如需要可延伸

　　游离冠状突骨折包含了冠状突的前内关节面，需要特殊的处理方式。对这种复杂骨折创伤的各个方面都要有基本的认识。CT 三维重建对于检查骨折情况以及选择固定方式大有益处。在 X 线片上确认前内侧关节面骨折的关键是在前后位上肱尺关节对位不佳以及桡骨头脱位。侧位 X 线片上可以看到冠状突基底部的不规则，然而无法通过重叠的桡骨头看清情况。因此在这类骨折中，内侧入路更优，因为它为内固定提供了直接的路径。

优势

- 能够直接进入冠状突，并可延伸看到肱骨滑车的外侧面。
- 松解内侧副韧带能直接到达高耸结节。
- 剥离内上髁和内侧柱上的屈肌旋前肌群可将入路延伸至 Hotchkiss 入路。
- 可以使用多种修复技术，如应用支撑板、顺行或逆行螺钉。
- 能避免形成软组织瓣以及后外侧肘关节的显露。

潜在风险、注意事项及需要掌握的技术

- 尺神经在此入路中呈直线，故一定要识别并做好相应保护。
- 无须涉及侧面结构。如果有必要显露侧面结构，如修复外侧副韧带（LCL）的病例中，可以在外侧单独开反向切口。

桡骨头、肱骨小头及恐怖三联征

有限的桡骨小头 Kaplan 入路
桡骨小头相关损伤——Kocher（可扩展）

　　如果损伤主要发生在关节外侧，则首选外侧 Kocher 切口。一旦采取 Kocher 切口，就可通过 Kaplan 间隙、劈开伸肌、通过 Kocher 间隙或者联合这些间隙来到达外侧肘关节。如果韧带完整，通过 Kocher 及 Kaplan 间隙，可在保留韧带的同时向前和向后提供入路。在大多数创伤病例中，韧带的近端起点从肱骨上撕脱，穿过这些损伤的软组织显露骨折部位，而在手术的最后应该给予修复。恐怖三联征损伤伴随需要置换的骨折和不可重建的桡骨头，需要通过关节内侧。当桡骨小头被移开用来固定冠突时，首先应处理冠突，同时也应在可视状态下置换桡骨头。

优势

- 可直接显露桡骨头、侧副韧带，如果有必要，切除桡骨头后可显露冠突。
- 通过在韧带两侧进行操作，韧带可以被隔离和保护。
- 可用于内固定或桡骨头置换。

潜在风险和陷阱及处理方法

- 桡神经深支和骨间后神经紧密相连，在肘关节屈曲和内旋时可得到保护。
- 向近侧松解伸肌群可以保护桡神经，同时在实施内固定处理完整的桡骨头合并冠突骨折时，外侧柱的近端外侧松解可提供冠突骨折部位的手术视野。

肱骨干骨折

前外侧入路

　　对于肱骨干骨折，我们更倾向于采用前外侧入路，它可利用桡神经和肌皮神经之

间的前方界面。肱肌受双重神经支配，劈开肱肌后钢板可直接植入在肱骨前方，或者植入在肱骨前外侧表面，桡神经下方。通过确定桡神经穿过钢板处螺钉孔的节段，会在翻修和钢板取出术中有所帮助。

优势

- 可延伸以处理肱骨近端及肱骨远端骨折。
- 利用了肌皮神经和桡神经之间神经界面的优势。

潜在风险、教训及处理方法

- 桡神经在肱骨外侧以及于三角肌附着点、三头肌、肱肌之间的螺旋间沟内穿过肌间隔时，有损伤的风险。
- 将前臂后方的皮神经向近端追溯至桡神经，以便于识别和保护这一重要结构。
- 判断好桡神经与螺钉孔及最终选择钢板之间的距离。

肱骨近端和肱骨结节骨折

三角肌入路

肱骨近端骨折和那些包含肱骨结节的骨折的处理可以通过三角肌入路。这种方法对大多数外科医生来讲是熟悉和有用的，它可以重建大多数肱骨近端和肱骨结节的骨折部位。虽然外侧入路可以更好地处理大结节后方骨折，但在我们的经验中，三角肌入路仅通过内旋和外展肱骨就可以很好地完成。这样可以放松三角肌以保护腋神经，并能很好地显露大结节后方。

优势

- 可延伸并与肱骨中段骨折的前外侧入路相连。
- 能极好地显示骨折断面。
- 允许钢板固定、缝线固定或者骨移植等多种不同处理方法。
- 如有必要，可以轻松地转换为关节置换术。

潜在风险、教训及处理方法

- 大结节骨折块被拉向后方时可能很难触及。
- 在肩袖处采用保留缝线技术，同时外展和内旋肱骨，以松弛三角肌并获得直视下后方骨折块的复位。
- 保持在三角肌筋膜下操作以免损伤腋神经，首先应在肩峰下处理确认此平面。
- 保护附着在碎骨片上的软组织，可以提高骨折愈合能力。

下肢

第 23 章　根据损伤决定骨盆手术入路

S. Andrew Sems

　　如第 11 章所述，骨盆入路是相当困难的，明确了解骨盆损伤和治疗方案是有效治疗骨盆区域损伤的关键。本章我们回顾了我所选择的暴露方式作为特发性损伤功能的优缺点。有关技术的具体细节在第 11 章中已有描述。

髋臼骨折

Kocher–Langenbeck 入路

- 后壁骨折。
- 后柱骨折。
- 后柱 + 后壁骨折。
- 横行 + 后壁骨折。

　　任何涉及移位后壁的骨折最好通过 Kocher–Langenbeck 入路治疗。这种入路直接显露后壁，允许复位和固定。

　　涉及后壁的骨折可能与髋关节脱位和坐骨神经损伤有关，因此在手术过程中，外科医生应仔细保护坐骨神经，并在病例手术开始和结束时检查神经，记录任何撕裂、挫伤或可见的牵拉损伤。

髂腹股沟入路

- 前壁骨折。
- 前柱骨折。

　　正式的髂腹股沟入路是治疗前壁损伤的首选方法，因为该入路的中间窗口为前壁和前柱的直视、复位和固定提供了最佳的通道。这些入路需要横断或牵拉股外侧皮神经，在选择这种入路时应考虑这一点。

Stoppa/ 改良髂腹股沟入路

- 横行骨折。
- 前柱 + 后半横行骨折。
- "T" 形骨折。
- 双柱骨折。

　　Stoppa 入路可与髂腹股沟入路外侧窗相结合，成为改良的髂腹股沟入路。这种方法可以直接用来显露骨盆内区域、四边形表面和耻骨上支。将入路与外侧窗结合，可同时操作髋臼前后柱。耻骨下钢板可通过这种入路支撑四边形表面并使髋臼碎片和股骨头外移。在此入路中，必须小心牵拉和保护闭孔神经。

骨盆环损伤

Stoppa 入路 / 耻骨联合入路

- 耻骨联合脱位 / 中断。
- 耻骨支骨折。

　　耻骨联合的直接入路可沿耻骨上支切开延伸至 Stoppa 入路。这种入路可以直接用来显露联合部以利于复位和固定，同时显露耻骨上支。耻骨联合的广泛分离可能与腹直肌自耻骨上撕脱以及腹直肌筋膜的斜行撕裂有关。在关闭切口重建腹壁时必须处理任何创伤性破坏，有时需要用补片重建腹壁。

骶髂关节后入路

- 骶髂关节骨折脱位。
- 骶骨骨折。
- 新月状骨折。

　　如果需要开放复位骨盆后环，后入路允许直接进入。这种显露几乎没有必要，因为大多数骨盆后环损伤适用于闭合复位和经皮固定。在实施后路入路前，应检查皮肤是否有外伤，如果皮肤有明显损伤，应考虑其他选择。通过严重受损的皮肤进行开放性手术可能会增加术后切口并发症的风险。

第 24 章　股骨骨折

Thomas L. Hand, Ravi A. Karia

股骨头 / 颈骨折

股骨头骨折

大多数股骨头骨折可通过髋关节前方入路显露。通常只需要 Smith–Peterson 入路的尾侧竖直部分，皮肤切口从髂前上棘（ASIS）开始，沿髂前上棘至髌骨近侧外侧边界的连线向远侧延伸。切口浅层界面位于缝匠肌和阔筋膜张肌之间，深层界面位于股直肌和臀中肌之间。多数情况下，在髂前下棘稍远端切断股直肌有利于创面的显露。髋关节囊前方显露完全后，切开关节囊即可显露骨折部位。

股骨头合并髋臼骨折

对于那些股骨头骨折合并需要手术的髋臼骨折，我们的选择偏向于做两个独立切口。一些医疗中心采取外侧入路经转子翻转截骨治疗脱位并取得成功。这使得两种损伤可以通过一个入路来处理。

股骨颈骨折

股骨颈骨折对于骨外科医生来说是一项特殊的挑战。在处理股骨颈骨折时需要同时考虑多方面因素，包括（但不限于）年龄、活动量、行走状态、并发症和合并损伤等。对于大多数涉及老年人的或具有与内固定相关的高并发症或特殊骨折类型，推荐外科医生选择自己偏好的髋关节入路行半髋置换或全髋置换。

对于适合切开复位和内固定的头下型和经颈型股骨颈骨折，我们还是倾向于采用 Smith–Peterson 入路的方法来显露髋关节。

优点

- 可以直视骨折并评估复位质量。
- 浅表显露可允许放置多种复位钳，比如万向控制复位钳（又称 CMF），或 Jungbluth 复位钳。
- 浅表显露允许使用前方 / 内侧微型钢板进行临时性或辅助性固定。
- 软组织损伤少，并发症少，可在侧卧位下进行手术。
- 对于股骨头骨折，外旋和外展可允许关节轻微向前脱位以改善术野，由此可直视下复位关节面，并且可将螺钉直接固定在骨折移位部分（埋在软骨下）。

缺点 / 教训

- 需另做一个外侧切口以利于最终内固定物的直接植入（股骨颈骨折）。
- 开始显露时股骨外侧皮神经有损伤风险，如切断可能形成痛性神经纤维瘤。股外侧皮神经位置表浅，它走行于缝匠肌和阔筋膜张力汇合平面之前。
- 以往有报道显示异位骨化风险增加。有学者认为异位骨化与直接覆盖于髋关节囊上的肌纤维（髂筋膜 / 髂腰肌肌纤维）有关，故建议在切开时完整切除这些肌纤维。
- 如果撑开器错误地放置在股骨颈周围，则一定程度上存在进一步破坏股骨头血供的风险。
- 股骨血管 / 神经通常没有损伤风险，除非反常地于缝匠肌 / 股直肌内侧分离。
- 深部分离时要小心地保护髋关节盂唇。

基底型股骨颈骨折需要切开复位的情况下，髋关节的前外侧入路成为我们的首选（见下文）。

股骨近端股骨粗隆骨折

在高能量损伤、年轻人群体中股骨粗隆骨折通常更需要切开复位内固定。内固定物的选择包括股骨近端头颈钉（髓内钉）、滑动髋螺钉，极少数情况下使用股骨近端锁定板。无论使用何种内固定物，转子间骨折和股骨颈基底部骨折的开放复位中，我们更加喜欢采取前外侧入路股骨显露股骨近端。

优点

- 易于沿股骨干向远端延伸，该切口近端可充分显露股骨颈前方。
- 仰卧位和侧卧位时都可采用。
- 我们更倾向于采用侧卧位。重力可以帮助软组织间隙的识别以及分离牵开。一个有经验的 C 形臂技师对于侧卧位下获得准确的图像至关重要。
- 专为髋关节置换设计的专用牵开器，熟悉基本解剖的情况下安全使用，可轻松将骨折部显露。
- 辅助复位工具可放置于多个点。
  - 点状复位钳可直接沿股骨外侧从大转子到股骨干放置。
  - 复位钳和拉钩等工具可间接放置于股骨颈内侧（但是可以安全使用）。
  - 斯氏针也可以辅助复位和引导髓内钉植入。
- 相同的切口 / 入路可转换为全髋关节置换术。

缺点 / 教训

- 通常，为充分显露手术视野，臀部延伸来的内旋纤维必须从大转子前方剥离，这样在手术结束时可以很好地缝合修复。
- 仰卧位可能更具挑战性，特别是在肥胖患者中。
- 虽然股骨颈可充分显露，但靠近近端的股骨颈骨折复位具有挑战，而前方入路中更容易处理。

股骨转子下 / 股骨干骨折

随着股骨干骨折髓内钉固定的出现和成功，这类骨折很少需要开放手术。如今，切开手术常用于无法采取闭合或经皮技术复位的近端转子下骨折。这种入路也可用于那些需要植入股骨干钢板的情况，如先天畸形、骨不连 / 骨折畸形愈合或儿童骨折等。

优点

- 相对容易且快速地显露骨折端。
- 可向远、近两端延伸。
- 一旦显露，复位工具（复位钳、小钢板等）和固定装置的选择范围广泛。

缺点 / 教训

- 入路时通常出血较多，这主要是由于股外侧肌的穿支血管影响。
- 尽管认为沿肌肉间隔牵开股肌操作显得更为 "简练"，但并不总能获得清晰的解剖或减少创伤区域的失血。
- 应注意避免过度地剥离骨膜，除非是复位的需要。
- 组织高度损伤时闭合髂胫束可能是个挑战。如果缝合不佳，可能导致术后医源性肌疝。除了有症状外，美观度也受影响。从疼痛角度来看，较大的疝反而更易耐受。

股骨远端骨折

股骨远端骨折的手术入路和固定方式由多种因素决定。关键影响因素如下：关节损伤的严重程度 / 位置，干骺端损伤的严重程度，以及使用髓内装置实现足够远端稳定性的能力。通常，我们倾向于采用切开复位和接骨板固定治疗严重关节损伤，采用髓内固定治疗干骺端严重粉碎性骨折（尤其是对于骨质缺损的患者）。常见的复合损伤则根据具体情况分析处理。

股骨远端的大部分关节外和单纯关节损伤可以用逆行髓内钉固定。如果无须直视骨折，则使用有限的（2~3cm）内侧髌旁入路。如需要有限显露来放置经皮复位装置，切口可向近端延伸。如果需要广泛显露，我们倾向于使用延伸的外侧髌旁入路来显露，如下所述。

侧方显露和接骨板固定。对于严重的关节损伤，髓内钉固定的适应证尽管在不断扩大，然而我们仍然倾向于对大多数这类损伤进行钢板固定。直接外侧入路是最常用的。通过髂胫束进行切开和解剖，从 Gerdy 结节延伸至股骨远端的中外侧。股外侧肌通常有损伤并可以显露。如无损伤，可以通过钝性分离穿过股外侧肌到达骨骼或由肌间隔将其掀开。

延伸的外侧髌旁入路（在创伤文献中称为 "Swashbuckler 入路"）通常用于最严重的关节损伤。自髌腱侧面开始纵行向髌骨的近端延伸。此时，切口线向股骨中外侧线倾斜。这样可以更好地显露关节面。

冠状面骨折（又称 Hoffa 骨折）通常与完全关节内损伤和干骺端损伤相关。外侧髁骨折可通过直接外侧入路或外侧髌旁入路进行。大多数内侧髁损伤可通过外侧髌旁入路进行，但有时需要采用直接内侧入路。

直接内侧或外侧入路。如果是单一损伤，则更偏向于直接内侧或外侧显露。由于股骨髁是凸起的，通常不需要做大切口（单一损伤），仅需显露关节面的一部分。

直接外侧入路

优点

- 如果有需要，可沿整个股骨向近端延伸。
- 能直接显露和评估外侧板位置和贴附情况。

- 用于关节复位的复位钳可直接或经皮放置。
- 无须直接显露骨折块，通过干骺端辅助复位即可。放置于切口近端的撑开器和拉钩可使完整的骨干与关节内骨块对齐。
- 该入路是微创钢板内固定技术的理想切口。

缺点/教训

- 对于关节内严重损伤是一种挑战，尤其是复杂的内侧损伤，包括内侧髁劈裂。
- 如存在远期关节重建指征，则二次手术切开通常是必需的。
- 由于放置在关节表面的牵开器会产生扭力影响复位效果，固定时必须小心。

外侧髌旁入路（Swashbuckler 入路）

优点

- 可完美显露关节面，且更容易直接复位关节内骨折块。
- 此切口可显露和复位大多数内侧髁骨折。
- 膝关节前正中纵向瘢痕更适宜可能的远期关节重建手术。

缺点/陷阱

- 钢板和螺钉植入可能更具挑战性，需要更强力的牵拉或延伸切口。
- 在作者看来，该入路下进行微创干骺端复位更具挑战。通常来讲，通过外侧入路操作完整骨干（没有直接显露）更加容易。
- 入路会影响股四头肌肌腱，导致术后运动和髌骨轨迹问题。

第 25 章　胫骨骨折

Benjamin R. Pulley, Michael J. Gardner

胫骨平台骨折

外侧胫骨平台

对于累及外侧的胫骨平台骨折，作者更倾向于使用前外侧入路进入胫骨近端。在髂胫束做一纵向切口，并于胫骨近端外侧小腿前间室肌肉下方进行剥离。

优点

- 通过此入路可治疗胫骨外髁的劈裂骨折、劈裂压缩性骨折及单纯压缩性骨折。
- 此入路中可使用具有生物学特性的支撑钢板治疗简单劈裂骨折。
- 此入路中可利用螺钉和（或）钢丝于软骨下由外向内支撑起塌陷的软骨（例如交叉排钉固定）。
- 可于半月板下行关节切开术以检查半月板状态，必要时可修复其撕裂，以及直视下进行膝关节复位。
- 可到达胫骨近端外侧干骺端，并通过铰链状打开骨折的外侧骨皮质或做一皮质骨窗，利用骨翘来处理关节面塌陷。

经验

- 腓总神经位于手术入路近端的股二头肌后缘，需加以保护。
- 关节切开术的入路必须位于膝关节外侧副韧带浅层前方，以免造成医源性膝关节不稳。
- 膝关节切开术在膝关节牵开（利用牵开器或手法牵引）后进行，以免医源性半月板损伤。
- 切忌松解外侧半月板前角，以免产生半月板不稳。
- 在打开前间室时需仔细止血以降低术后出现筋膜室综合征的风险，若不能确保充分止血，需留置引流管。
- 对于较瘦的患者，缝合深筋膜覆盖钢板较为困难。
- 大部分内侧胫骨平台的骨块无法通过前外侧入路有效地复位或固定。

内侧胫骨平台

作者认为内侧胫骨平台骨折需根据骨折线在胫骨轴平面的位置来选择手术入路。

对于内侧胫骨平台的后内侧骨折，宜选择后内侧入路。该入路中可根据手术医生的习惯、骨折类型及合并损伤情况采用平卧位或俯卧位。手术入路界面位于腘绳肌肌腱与腓肠肌内侧头和比目鱼肌之间。对于内侧胫骨平台的前侧骨折，宜选用直接内侧入路，沿着胫骨近端内侧边缘进入。

优点

- 后内侧入路中可利用具有生物学特性的支撑钢板对后内侧（冠状面）骨折进行固定。
- 直接内侧入路中更容易到达胫骨内髁前部；因此，在必要时手术医生还可处理关节面塌陷。
- 直接内侧入路中可利用螺钉和（或）钢丝于软骨下方由内向外支撑起塌陷的软骨。
- 直接内侧入路中可根据骨折平面将内固定紧贴骨面固定，以达到最佳固定。

经验

- 靠后方的后内侧骨折块的显露和处理比较困难，这种情况下采取俯卧位会有助于显露。
- 后内侧入路中很难直视下评估关节复位情况，只能进行间接的关节复位。
- 直接内侧入路必须保持在内侧副韧带浅层的前方，以避免造成医源性膝关节不稳。若需进行关节切开术，可切断部分内侧副韧带浅层，而后修复。
- 这两种手术入路中均需避免损伤隐神经，该神经通常位于股薄肌和缝匠肌之间。

双平台骨折

外侧胫骨平台合并后内侧骨折

联合前外侧入路与后内侧入路治疗该骨折类型，通常先做后内侧入路。两种手术入路均可在平卧位时进行。

优点

- 胫骨近端双入路的手术方式有利于软组织保护，因两个手术切口之间有较大的软组织桥。
- 此外，该入路还同时具有前外侧及后内侧手术入路的优点。

经验

- 若采用俯卧位进行后内侧入路，之后转换为平卧位时会增加手术时间。
- 后内侧支撑钢板对近端骨折块固定可能有限。若在近端骨折块植入螺钉，需采用单皮质骨螺钉，以避免影响外侧胫骨平台骨折块的复位及固定。

外侧胫骨平台合并内侧或前内侧骨折

联合前外侧入路与直接内侧入路治疗该骨折类型。患者采用平卧位，两种手术入路可同时进行。

优点

- 胫骨近端双入路有利于软组织保护，因两个手术切口之间有较大的软组织桥。
- 两手术入路可同时进行，无须再变换体位。
- 此外，该手术方式还同时具有前外侧入路及直接内侧入路的优点。

胫骨干骨折

作者倾向于采用髓内钉治疗胫骨干骨折，利用外侧髌旁入路显露植钉点。

优点

该手术入路中进行的胫骨髓内钉植入可在半屈膝位下完成，该手术入路有诸多优点：

- 外侧胫骨前棘的内侧缘可作为理想的髓内钉植钉点。
- 便于术中 X 线透视。
- 与膝关节过屈位相比，采取半屈膝位进行胫骨干近 1/3 骨折的复位将更为容易。
- 将腿平放在有衬垫的斜面上比膝关节过屈位时进行骨折复位更容易。

与髌正中入路和股四头肌分裂入路相比，作者更倾向于用外侧髌旁入路来植入半伸直位髓内钉固定，有以下原因：

- 该入路位于关节外。
- 避免增加膝关节前间室的接触压力。
- 避免切开髌腱和（或）股四头肌肌腱，从而避免形成瘢痕。
- 仔细处理膝关节髌下脂肪垫，可减少瘢痕组织形成及膝前疼痛。

经验

- 对于髌骨内移受限的患者，获取理想的植钉点会比较困难。可根据具体情况进行内侧髌骨支持带松解。
- 保持关节外入路的情况下移开髌下脂肪垫会很困难，尤其对于既往有关节镜手术史的患者。作者更倾向于对胫前近端脂肪垫的植钉点进行松解，之后再将脂肪垫回填。

Pilon 骨折

作者对于 Pilon 骨折切开复位内固定手术入路的选择会基于诸多因素考虑。在对受伤时的 X 线片及临时复位和踝关节外固定器固定后的 CT 检查仔细评估之后，确定最佳钢板植入位置。从生物力学角度来看，对于内翻型骨折将钢板置于胫骨远端内侧，对于外翻型骨折将钢板置于胫骨远端外侧。此外，还需考虑关节表面的粉碎程度，例如胫骨下关节面的内侧面严重粉碎时通常会将带有多颗螺钉的钢板放置于内侧来进行关节面固定，外侧亦然。有一种情况，当骨折成角与严重粉碎的关节面（伴有 Chaput 骨折块的严重粉碎性内翻型骨折）无法对合时，常常会先在关节面粉碎部位放置一块普通钢板重建关节，再根据受伤时的 X 线片用第二块支撑钢板来纠正内外翻畸形。此外，前侧骨折线的位置（例如 Chaput 骨块的来源部位）将决定选择特定的前入路。腓骨的固定也要考虑，尤其对于外翻型骨折。

Volkmann 骨折块的状态也是 Pilon 骨折复位时手术入路选择的决定因素。当 Volkmann 骨折块相对较大，粉碎较轻且可被固定时，作者更倾向于在胫骨后方单独用一块支撑钢板固定。当胫骨下关节面后唇粉碎严重，与 Volkmann 骨折块的皮质不相连时，常常会通过前方术野显露，而不是单独在后方做切口显露。

综合以上因素，通过前外侧入路将前外侧普通钢板置于胫骨远端，通过前内侧入路将前内侧钢板置于胫骨远端。除前外侧钢板外，若还需放置内侧支撑钢板，则采用有限的内侧直接显露即可。当除前内侧钢板外还需增加外侧固定时，常选择对腓骨进行内固定。在处理 Volkmann 骨块时，采用后外侧入路显露胫骨远端，必要时可同时处理腓骨。采用上述联合入路的方法，胫骨远端环周均可处理，且不会造成过度的软组织损伤，保证皮肤桥宽度接近 7cm。

优点

前外侧入路

- 适用于需支撑的外翻型骨折，及处理伴有 Chaput 骨折块的粉碎严重的关节面。
- 软组织损伤小。

前内侧入路

- 适用于需支撑的内翻型骨折，以及处理内踝及胫骨下关节面内侧粉碎严重的骨折。
- 可向胫骨近端延伸。

直接内侧入路

- 适用于需将钢板植入在胫骨远端内侧的内翻型骨折。

后外侧入路

- 使胫骨远端前侧切口间的软组织桥最大化。
- 可通过一个皮肤切口处理 Volkmann 骨折块及腓骨。

经验教训

前外侧入路

- 需在切口向远端延伸的皮下组织中找到腓浅神经，加以识别并保护。
- 腓深神经和胫前动脉位于小腿部前间室内，在钢板近端固定需解剖和复位前间室肌肉组织时必须加以保护。
- 此入路中必须切开踝关节的伸肌支持带，如果不充分修复，可能会导致伸肌肌腱脱出。
- 入路向近端延伸有限，最多距离关节线 7cm。

前内侧入路

- 需仔细处理软组织，在皮下和伸肌支持带之间不能形成软组织瓣。理想的皮瓣应包括皮、皮下组织和伸肌支持带，三者为一层。
- 此入路中必须切开踝关节的伸肌支持带，如果不充分修复，可能会导致伸肌肌腱脱出。
- 大隐静脉和隐神经位于内踝的前缘，必须加以识别和保护。
- 需避免胫前肌腱腱鞘损伤。
- 腓深神经和胫前动脉位于小腿前间室内，在切开和修复前间室内肌肉组织时必须加以保护。
- 尽管前外侧钢板可经前内侧入路植入，但处理小的 Chaput 骨折块和前外侧的粉碎关节面较为困难。

直接内侧入路

- 大隐静脉和神经位于胫骨远端前方的皮下组织内，必须加以保护。
- 该入路中胫骨远端的皮下组织可显露，应注意保护全厚皮瓣。
- 因皮肤组织桥较为薄弱，通常不能联合前内侧入路。
- 该手术入路不能向近端延伸，因为切口并发症发生率较高。

后外侧入路

- 腓肠神经在腓骨远端后外侧的走行有变异，所以在跟腱与腓骨后缘做皮肤切口时应十分注意。
- 该入路下直视胫骨下关节面较困难，而且通常根据骨折近端骨皮质的复位情况来完成 Volkmann 骨折块的复位。因此，该入路处理粉碎和塌陷的关节面较为困难，最好通过前方显露进行处理。

第 26 章　足踝手术入路的经验与教训

Jeffrey E. Johnson, Eugene F. Stautberg Ⅲ

简介

　　即便对于有经验的外科医生来讲足踝部的手术入路也是有难度的。手术方式、切口定位、切口长度都是影响手术效果的关键因素。本章将分享我们的经验，讨论足踝部手术里的经验与教训。

总则

- 需要多个切口的手术，在切开前应该使用手术标记笔画出所有的拟定切口。
  - 有助于避免切口之间太近从而影响皮瓣血运。
  - 有助于避免遗漏原计划切口。
  - 尽可能让皮肤切口之间超过 4cm，避免影响皮瓣血运。
- 对于软组织皮肤受损的创伤病例，术者应掌握好手术时机。
  - 让损伤的部位充分显露以方便处理如清创等。
  - 待软组织消肿。
- 足踝部手术设计的切口不要影响为了抢救所设计的手术切口。
  - 使用纵向、可延长的切口（避免横向切口）。
- 翻修病例，原先有多个切口，尽量沿用原切口。
  - 减少皮缘坏死。
  - 设计较厚的皮瓣和避免无效腔的形成。
- 不应长时间使用自动撑开器。
- 在闭合切口时，皮肤操作应温和、仔细，这点至关重要。
  - 作者倾向于使用可吸收缝线间断缝合皮下，使用尼龙线垂直褥式缝合皮肤。
- 踝关节、中足、后足手术后，患肢佩戴有弹力的 Robert Jones 绷带及石膏至术后 10~14 天，能有效地制动、控制水肿、有利于切口的早期愈合，其效果优于可移动的足部支具。

手术入路

一、脚踝
（一）踝外侧入路
1. 作者使用的适应证：
（1）外踝骨折。
（2）腓骨肌肌腱手术。
（3）踝关节或胫距跟关节融合术（TTC）融合。

2. 经验：

（1）使用正中切口。

（2）在踝关节融合术或胫距跟关节融合术中，将切口移至腓骨前缘。

（3）将切口移至腓骨后缘，定位腓骨肌腱。

①切口太偏后将有损伤腓肠神经的危险。

②由此产生的瘢痕可卡压腓肠神经。

（4）能观察到下胫腓联合。

3. 教训：

（1）皮肤切口直接至骨可能会损伤腓浅神经。

注意神经的解剖变异。

（2）腓骨肌腱术后需修复上腓骨支持带，而非下腓骨支持带。

（3）腓肠神经损伤。

①变异因素。

②踝关节附近的多个分支。

（二）后外侧踝入路

1. 作者使用的适应证：

（1）后踝有移位的踝关节骨折。

（2）胫距跟关节融合术融合术，外踝皮肤条件差时，应用外侧入路将增加切口并发症的风险。

2. 经验：

（1）只需复位移位的后踝。

（2）可作为腓骨远端骨折的手术入路。

外侧放置腓骨板，避免腓骨撞击。

（3）对于高位腓骨骨折，应用后侧钢板避免引起撞击综合征。

3. 教训：

（1）后侧的撞击症所导致的腓骨肌肌腱炎。

（2）可能会因明显的后踝瘢痕导致关节背屈受限和踝关节僵硬。

（3）如术中取俯卧位，则很难处理内踝骨折。

（4）有损伤解剖变异的腓肠神经风险。

（三）内侧入路

1. 作者使用的适应证：

（1）内踝骨折。

（2）纠正踝关节冠状面畸形的胫骨截骨术。

2. 经验：

（1）切口宜在中线轴前方。

（2）将大隐静脉和隐神经拉向前侧。

（3）能直视下看见内踝前皮质的骨折复位和胫后肌肌腱。

（4）可作为截骨的延长切口。

3. 教训：

（1）有损伤隐静脉神经的风险。

可有明显的术后疼痛。

（2）内侧软组织包绕薄弱。

（四）跟腱横向切口

1. 作者使用的适应证：

（1）挽救性踝关节胫距跟关节融合术。

（2）长屈肌（FHL）移植行挽救性跟腱重建治疗慢性跟腱撕裂或肌腱病。

（3）需要无瘢痕的手术间隙。

2. 经验：

（1）良好的软组织包绕。

同一平面切开跟腱。

①矢状面或冠状面切开。

②修复跟腱。

（2）胫距跟关节融合术。

（3）重建跟腱。

①沿跟腱内缘获取姆长屈肌（FHL）。

②矢状面纵向切开清创跟腱。

3. 教训：

（1）避免严重的皮肤损伤。

在腱鞘膜下进行手术操作，以避免皮缘失去血供。

（2）有损伤解剖变异的腓肠神经风险。

（五）前踝入路

1. 作者使用的适应证：全踝关节置换术、踝关节融合术。

2. 教训：

（1）逐层切开前筋膜更容易闭合（图 26.1）。

（2）在胫骨前肌和趾长伸肌间隙进入可有效地保护神经血管束，避免损伤。

（3）较好的显露踝关节。

（4）向近端和远端延长切口。

（5）可以通过此切口融合距舟关节。

（6）尽可能少使用自动撑开器避免增加皮缘张力。

3. 教训：

（1）皮肤软组织菲薄。

（2）缝合前侧伸肌支持带以避免肌腱弓形畸形和减少切口张力。

（3）保护好神经血管束。

腓浅神经可通过该切口远端，需要游离松解和保护。

（4）需要考虑附近的切口。

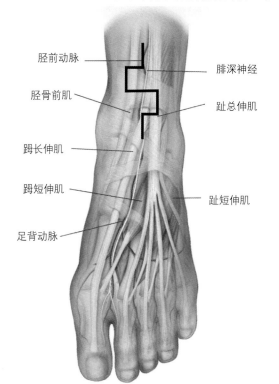

胫前动脉

胫骨前肌

姆长伸肌

姆短伸肌

足背动脉

腓深神经

趾总伸肌

趾短伸肌

图 26.1　踝关节前侧伸肌支持带通常难以闭合，可能导致肌腱弓形畸形。逐层切开前侧伸肌支持带时在切口两侧做"标签"标记。逐层切开后，通过缝合连接两侧的标记使得伸肌支持带闭合，可防止术后伸肌肌腱弓形畸形

二、后足

（一）可延伸的外侧跟骨入路

1. 作者使用的适应证：

（1）亚急性跟骨骨折。

受伤 7~14 天。

（2）严重的跟骨粉碎性骨折。

2. 经验：

（1）若不能早期手术时，该切口比跗骨切口容易操作恢复骨折的高度。

（2）可充分显露术野用于修复腓骨肌腱脱位。

（3）腓肠神经在切口的远近端有损伤的风险。

（4）用克氏针不接触技术牵开皮瓣是非常重要的。

3. 教训：

（1）腓肠神经损伤。

（2）尤其对于吸烟者，切口边缘坏死导致裂开是个问题。

（3）频繁的切口引流可导致底层组织感染。

（4）距下融合需要不同的切口。

（二）跗骨切口

1. 作者使用的适应证：

（1）急性跟骨骨折。

（2）距关节融合术。

（3）外侧柱延长跟骨截骨术。

（4）距骨清创术。

2. 经验：

（1）可充分显露距下关节。

（2）若发生创伤后关节炎，可作为距下融合术的切口。

（3）有限的软组织剥离。

（4）切口愈合更好。

3. 教训：

（1）比延伸切口更难处理骨折碎片。

（2）跗骨间韧带妨碍手术视野。

（3）腓肠神经损伤，但比外侧延长切口概率要小。

（4）可能会损伤腓骨肌腱。

（三）后内侧（踝管）切口

1. 作者使用的适应证：

（1）踝管松解。

（2）切除踝后内侧神经节。

2. 经验：

（1）位于胫骨后缘和跟腱内侧缘中间。

（2）避免刺破踝管内充盈的静脉。

否则会导致血肿。

（3）有限解剖胫神经。

①避免破坏神经周围的脂肪。

②尽可能减少神经周围的瘢痕。

（4）注意保护好跟骨内侧神经（MCN）。

①常穿行于踇外展肌的筋膜。

②损伤跟骨内侧神经会导致切口疼痛。

3. 教训：

（1）胫神经的内侧和外侧分支均不能完全松解至踇外展肌的筋膜。

（2）血肿或浅表感染会引起神经周围的瘢痕和粘连。

（3）使用弹性小腿小夹板，避免肿胀和切口并发症。

（4）很难触及胫骨后肌肌腱。

（四）距骨前内侧入路

1. 作者使用的适应证：

（1）距骨颈骨折。

（2）前踝撞击综合征。

2. 经验：

（1）可以在内侧植入钢板治疗距骨粉碎性骨折。

（2）避免腓浅神经损伤。

3. 教训：

（1）避免在距骨颈上方解剖，以保持血液供应。

（2）不能总是通过内侧的粉碎程度评估距骨颈骨折的复位。

（五）距骨前外侧入路

1. 作者使用的适应证：

（1）距骨颈骨折。

（2）前踝撞击征。

　　除非腓骨上有大的外生骨疣。

2. 经验：

（1）评估距骨颈骨折的复位程度。

（2）外侧很少有粉碎骨折。

（3）距骨颈外侧突出部通常完好无损，可植入加压螺钉。

3. 教训：

　　避免在颈背侧解剖，借此保护距骨的血液供应。

三、中足

（一）背内侧入路

1. 作者使用的适应证：

（1）利斯弗朗损伤。

（2）跖骨骨折。

（3）中足内侧柱融合。

2. 经验：

（1）将切口置于第一楔骨背侧，在姆内收肌（EHL）和姆短伸肌（外收肌）间隔之间。

（2）可延长切口处理多个关节。

（3）确保至少有 4cm 的皮缘距离到以第 3 跖骨为中心的平行切口，以便进入第 2 跖骨关节和第 3 跖骨关节。

（4）可能需要以第 5 跖骨为中心的第 3 个平行切口。

（5）通过直接分离内在肌肉纤维显露中足关节背侧避免因肌肉损伤造成脚趾僵硬。

（6）避免切口直接通过神经血管束和足背动脉。

　　①切口在动脉侧面。

　　②在神经血管束上有完整的皮肤覆盖。

3. 教训：

（1）注意腓浅神经的解剖变异，避免损伤。

　　①神经损伤后产生的神经瘤疼痛会影响预后。

　　②皮下缝合的时候可能会缝到该神经。

（2）错误地直接在神经血管束上方切开。

（3）切口之间太近能导致皮瓣坏死。

（二）背侧入路

1. 作者使用的适应证：

（1）骰骨骨折。

（2）外侧 Lisfranc 损伤。

2. 经验：

根据需要处理的结构来决定切口是与第3还是第5跖骨对齐。

3. 教训：

可能会损伤腓浅神经或腓肠神经。

四、踇趾

作者首选入路：内侧入路

1. 作者使用的适应证：

（1）外翻。

（2）强直。

（3）跖骨骨折。

（4）远端跖骨肌腱转移。

2. 经验：

（1）比背侧入路外表更美观。

（2）该切口下可以取足趾的病理组织。

（3）该切口不能显露背侧组织。

（4）内侧入路可以减少踇内收肌（EHL）肌腱瘢痕形成的风险。

3. 教训：

（1）延长切口可至关节的外侧面。

（2）必须保护好踇内收肌（EHL）。

（3）有损伤足背内侧皮神经的风险。

五、后足底

作者首选入路：纵向切口通过需要处理的结构

1. 作者使用的适应证：

（1）可用于足底筋膜和踇展肌的松解。

（2）外侧第1足底神经分支（Baxter神经）的松解。

2. 经验：

（1）为远端踝管松解的切口。

（2）通常只能松解足底内侧筋膜。

（3）外侧第1足底神经分支（Baxter神经）可有解剖变异的病程可
变，但通常在足底跟骨区的前面附近。

3. 教训：

（1）切口并发症。

（2）足底神经损伤。

（3）很难完全松解胫神经远端的分支。

（4）逆向瘢痕会引起疼痛。

六、前足底

作者首选入路：足底直切口

1. 作者使用的适应证：

（1）趾间神经瘤切除术。

在第2与第3或第3与第4的跖骨头之间。

（2）第1和第2跖骨头之间的腓骨籽骨切除术。

2. 经验：

（1）能充分显露足底跖骨间横韧带。

（2）使用两层缝合以减少裂开的风险。

（3）仔细靠近皮缘外翻皮肤皮缘。

3. 教训：

（1）有损伤趾神经的风险。

（2）切口皮缘翻转或重叠会导致肥厚性瘢痕。

第 27 章 脊柱损伤

Brett A. Freedman, Bayard C. Carlson

颈椎外伤

颈椎可分为两个不同的节段：枕颈（枕骨 ~C2）和下颈椎（C3~C7）。这种划分基于这两个区域之间在解剖结构和功能上的差异。

枕颈椎体损伤（枕骨 ~C2）

上颈椎损伤包括枕颈不稳定 / 分离、枕骨髁骨折、寰椎骨折、齿状突骨折、寰枢椎不稳定和枢椎椎弓骨折（C2 创伤性滑脱）。在大多数情况下，这些损伤可采用非手术方式治疗。然而，当满足特定的标准（即 Jefferson 骨折的 Spence 规则 ≥ 7mm，C1-C2 关节外侧总悬伸）并且确定损伤需要手术干预时，我们更倾向于采用后侧手术入路。显露程度取决于计划的治疗。在大多数情况下，这些损伤的处理需要枕颈融合或更有限的后颈椎融合。计划进行枕颈融合时，显露必须从枕骨延伸到 C2 或 C3，具体取决于融合结构体的长度。当进行除枕骨以外的颈椎融合时，显露必须在实现 C1~C3 侧块完全可视化的情形下进行。当显露 C1 后弓时（N.B. 在术前通过 CT 确认 C1 后弓完整），应从中线开始解剖，在弓背面的任意方向上的侧向行进不超过 1.5cm，以防从 C2 横向孔向内侧 – 头侧移动时损伤椎动脉的第 3 段。尽管我们不倾向于这么做，但使用 1 个或 2 个空心螺钉对 2 型齿状突骨折（逆向斜位骨折这种禁忌证除外）进行前固定是一种有效的方法，可避免 C1-C2 运动节段的手术融合。该入路需要解剖到 C2-C3 前椎间盘以及受体形（桶状胸和后凸颈会妨碍这种方法的采用）和允许进入角度（皮肤切口通常位于 C6-C7 节段）影响。对于这种与 C2 创伤性脊柱滑脱相关的罕见脱位，用于治疗 Levine 和 Edwards Ⅲ 型损伤的 C2-C3 前路颈椎间盘切除融合术（ACDF）是一种可靠的独立治疗方案。

- 优势：
  - 术者对于标准中线后路非常熟悉。
  - 可治疗颈椎的所有创伤性损伤，必要时可延伸至尾部。
  - 可使用各种不同的固定结构体。尽管我们首选的枕颈融合方法需要使用连接至侧块螺钉的龙骨枕骨板，但是可以通过该入路采用其他固定方式（即经椎板钢丝固定）。可在 C1-C2 节段采用钢丝固定作为补充固定，但由于旋转控制不良的缘故，钢丝固定并非首选的独立方案。
  - 无须显露上颈椎前上棘，这可能导致会长时间明显的吞咽困难，并使颅神经面临风险。

- 缺陷和缺点：

  - 必须密切注意螺钉植入，因为椎动脉距离脊柱该节段的标准螺钉位置很近，尤其是 C2 节段，术前应进行 CT 重建检查，以确保峡部或椎弓根螺钉通道 ≥ 3.5mm。C2 峡部螺钉应该面向上方内侧，因为下方外侧是椎动脉所在的位置。建议在影像导引下或解剖 C2 骶骨的内侧边缘，并利用神经钩或 Penfield 触诊内侧壁以便安全放置。

  - 在 C1-C2 节段，C2 神经根上方被一个密集的静脉丛覆盖。这可能会大量出血。通过使用双极烧灼和可吸收凝胶海绵等带有凝血酶的止血剂填充，从内侧到外侧轻缓地解剖可控制出血。

  - 在植入枕骨螺钉前，需要分析龙骨的解剖结构；枕骨隆突下方中线位置的骨骼最厚。这里正是目标区域（即上部和下部颈部线之间的中线）。在枕骨隆突上方，颅骨内部存在着横窦，穿透这里可能会致命。

  - C2 神经根（枕大神经）通常位于 C1-C2 关节靠近头部的位置，在 C1-C2 关节准备期间可向头部缩回，而且是 C1 侧块螺钉放置的尾部。对于 C1-C2 固定术，我们更倾向于 Harm 的观点（C1 侧块、C2 峡部螺杆结构体），因为此处结构是最坚硬的。如果 C2 神经根形成阻碍，可将神经根横切并系上，在后外侧头皮上留下麻醉点；这也可能与发病率高达 25% 的神经痛有关。也就是说，如果枕大神经确实形成阻碍，那么横切是必要而且有益的，因为在保留枕大神经的患者中，高达 35% 的患者在 C1 侧向螺钉植入后会发生枕骨神经痛。术前应告知患者这一情况。

  - 颈椎后路手术中均需要施行关节固定术。因为，该入路消除了脊柱某一区域中承担大约 50% 的个体屈曲、伸展（枕骨 –C1）和旋转（C1/C2）运动的运动节段。前路允许更多地维持颈椎的上运动节段。

下颈椎损伤（C3~C7）

对于下颈椎损伤，我们可利用下颈椎损伤分类系统（SLICS）来评估损伤并确定最终的处理策略（表 27.1）。该系统基于 3 个方面对损伤进行分类：形态学、间盘韧带复

表 27–1 下颈椎损伤分类系统（SLICS）	
形态（最高 4 分）	**得分（分）**
无骨损伤或移位	0
压缩	1
压缩爆裂	2
撑开	3
移位 / 旋转	4
后韧带复合体（最高 2 分）	
完好	0
不确定	1
中断	2
神经功能状态（最高 4 分）	
完好	1
完全性脊髓损伤	2
不完全性脊髓损伤	3
任何程度的缺陷，并伴有持续性压缩	加 1 分
添加分值以指导治疗：非手术治疗 0~3 分；术者偏好 4 分；手术治疗 5~10 分。	

合体的完整性和患者的神经功能状态。尽管该系统有助于确定手术是否合理，但并未详细说明采用何种特定手术方法或治疗方法。因此，面对手术损伤时，我们可以基于骨折形态确定手术入路和固定结构体。我们倾向于尽可能采用前后入路，因为这通常可以保留一个运动节段。

无后部结构损伤的压缩性骨折和爆裂性骨折

在此类情况下，如果因为脊髓受压持续存在神经功能缺损而需要进行手术治疗，我们可以采用标准 Smith–Robinson 颈前入路。进入脊柱后，我们倾向于采用前颈椎椎体次全切除减压融合术治疗骨折；我们通常会采用同种异体骨支架重建进行融合，但也可使用椎间笼（单体或可扩展椎间笼）。

- 优点：
  - 可实现骨折部位良好的可视化。
  - 能够更好地恢复和维持解剖学颈椎前凸，这在骨折中经常受损。
  - 与这些骨折相关的神经损伤通常与椎管骨后退有关。前路和随后的椎体次全切术可移除任何后退的骨碎片并进行椎管完全减压术。
  - 在这些骨折中，颈椎前柱和中柱会受损。该入路可利用前颈椎板（静力锁紧螺钉）和椎间笼或支撑骨移植重建这些颈椎柱。
- 缺陷 / 缺点：
  - 采用该入路后，患者可能会出现暂时性声音嘶哑和吞咽困难。
  - 必须仔细研究该入路，因为该入路会使许多重要的结构面临风险，其中包括喉返神经、交感神经链、颈内动脉和颈静脉以及食道。由于与创伤性损伤相关的解剖结构的潜在畸变的缘故，发生创伤时行该入路必须非常谨慎，但就另一方面而言，我们发现前部软组织损伤通常会"自动解剖"该平面。

伸展过度性损伤

对于伸展过度性损伤患者，正如在椎关节强硬脊柱中产生中央脊髓综合征（CCS）的低能量创伤所看到的那样，当损伤和相关的持续神经系统狭窄局限于第 1 至第 2 节段时，我们更倾向于采用前路手术。如果至少 3 个节段狭窄，则优先选择后路减压融合术。另外，除非未获得医疗许可，否则可尝试对所有急性 CCS 患者在 8~12h 内（不超过 24h）施行手术。我们赞同该主题有关的大部分文献，这些文献显示神经功能结局有所改善，与早期手术相关的神经功能衰退的风险无明显上升。倘若是单纯性韧带损伤，那么 ACDF 就足够了。当患有潜在的弥漫性特发性骨骼增生症（DISH）或强直性脊柱炎（AS）的患者发生这些损伤时，仅实施局部前路手术无法提供足够的稳定性。因此，在这些患者中，我们更倾向于仅采用长节段后路，优先向骨折上方和下方延伸 3 个节段。

- 优势：
  - 前路可直接评估和固定在这种损伤类型中受损的结构。
  - 长节段后路可对与强直性脊柱三柱伸直型骨折相关的长杆臂进行充分控制。
- 缺陷 / 缺点：
  - 后路手术需要比前路手术更广泛地剥离椎旁肌，这可能会引发更高的感染率，尤其是对于糖尿病患者。

伴有或无上关节突（SAP）骨折的单侧或双侧小关节脱位、半脱位或关节绞索

这些损伤的处理首先需要尝试闭合复位术。请参阅下文（第 420 页）关于小关节脱位急性闭合复位术的描述。复杂的错位 / 半脱位（即伴有 SAP 骨折）倾向

于比 SAP 完整的"简单"错位更容易减少。如果闭合复位术尝试失败，我们倾向于利用神经监测［运动诱发电位（MEP）、体感诱发电位（SSEP）和自由运动肌电图（EMG）］进行颈椎前路手术，再施行开放复位术（前纵韧带 / 前环剥离和 Caspar 撑开器撑开，采用或不采用骨膜剥离子置入椎间盘间隙并旋转以辅助复位）以及受损节段 ACDF。这可直接进行椎管前路减压，清除椎间盘突出物质，并进行稳定的单节段重建。或者，当小关节被锁定且无法通过实施闭合复位时，可采用后路。然而，这需要磨平相当多的关节突，可能会限制或消除手术固定部位，因此需要延伸到额外的节段。此外，用于治疗牵张 – 屈曲损伤的后路手术可能会有造成损伤部位后期发展成进行性脊柱后凸的风险。

- 优势：
■ 可直接评估损伤部位，而且有助于减轻出现的畸形。
■ 对于合并椎间盘突出症的患者，可实现椎管的彻底减压。
■ 预防后期节段性脊柱后凸的形成。
■ 撑开至正常椎间盘高度（通过测量上方和下方未受损节段来评估）通常可间接地复位与 SAP 骨折相关的任何椎间孔狭窄。最坏的情况是，如果症状性神经根压迫仍然存在，可使用或不使用后路固定实施简单、直接的后路减压。具体可根据严重程度紧急或后期进行减压。

- 缺陷 / 缺点：
■ 一些生物力学研究表明，后部结构为这些损伤提供了更大的稳定性，其他研究认为有必要进行前路 – 后路固定，另外一些研究则不这么认为。根据我们的经验，使用静力锁紧钢板和良好的同种异体移植终板清除的前路手术在临床上是充分的。
■ 与后路手术相比，前路手术会使显露期间更重要的神经血管结构面临风险。

伴有终板压缩性骨折、椎体爆裂性骨折或存在移位 / 旋转性后部结构损伤的泪珠状骨折的单侧或双侧小关节骨折脱位，以及与完全性脊髓损伤相关的不稳定型颈椎骨折（SCI）

在此类情况下，我们倾向于使用颈椎前后入路，同时采用前后固定结构体。这种组合入路可稳定断裂的后韧带结构，同时还可稳定恢复前骨柱。例如，4 期牵张 – 屈曲损伤（双侧脱位、全椎体宽度向前位移）产生完全的周向不稳定性。由于这种不稳定性的缘故，并且几乎所有这些病例均与不可恢复的完整性脊髓损伤有关，我们可采用前 / 后固定予以治疗。存在这些损伤时必须审慎评估食道的完整性，因为它可能会发生创伤性撕裂。建议向耳鼻喉科医生咨询。根据经验来看，对于存在持续高损伤周向不稳定骨折而导致完全性脊髓损伤的青年患者（通常是男性），通常可进行前 / 后融合，以便在最少的运动节段上提供最直接、最坚固的固定来增强修复，并降低 Charcot 关节病 / 不愈合的风险。

- 优点：
■ 可实现脊柱的周向稳定和前骨柱恢复。

- 缺陷 / 缺点：
■ 需要"三明治翻转"或两次独立的外科手术。
■ 当有明显的前向移位（即 4 期牵张 – 屈曲损伤）时，考虑经耳鼻喉科医生辅助显露和（或）评估食道。

胸腰椎外伤

　　胸椎和腰椎可分为 3 个不同的解剖区域：胸椎（T1~T9）、胸腰椎（T10~L2）和低腰椎（L3~L5）。在评估胸椎和腰椎骨折时（无论解剖区域如何），我们更倾向于使用胸腰椎损伤分类及损伤程度（TLICS）系统，该系统与上述 SLICS 系统类似。它根据损伤形态、后韧带复合体（PLC）的完整性和患者的神经功能状态对骨折进行分类（表 27.2）。基于对这 3 个方面的评估，做出关于手术或非手术治疗的决定。与 SLICS 不同的是，TLICS 分类还提供了根据损伤类型确定入路的建议（表 27.3）。除 TLICS 之外，我们还使用载荷分担分类（LSC）系统来预测短节段后路脊柱融合（即包括上方和下方 1 个正常节段加上受损节段）是否足够或者是前柱破坏否太严重，以支持短节段后部融合。倘若前柱破坏否太严重，我们倾向于增加独立或合并前部重建，而不是向后延伸节段。在以年轻男性为主的患者群体中，这可保留额外的运动节段（表 27.4）。

TLICS 评分为 5 分或以上

　　TLICS 评分为 5 分或以上的骨折是进行手术干预的指征。分析过程的第一步是评估患者的神经功能状态。

T10 节段或以下严重的不完全性神经系统损伤（即超过一个神经根损伤）或完全性神经系统损伤，并且超过 50% 的椎管受损

　　在此类情况下，对于伴有持续神经压迫和前骨严重受损的神经功能缺损，我们更倾向于采用前后短节段入路，使用前部（伸展型笼 +/- 椎体螺杆结构体）和后部脊柱内固定融合。对于后韧带复合体完好的此类患者，如果可以植入前路椎体双螺钉结构体，那么采用全前路入路就足够了。如果后韧带复合体中断，我们更倾向于施行前 / 后融合。在进行研究的医院内，腰椎前路由普通外科医生或血管外科医生施行，患者处于侧卧位（通常左侧朝上）。手术最好在受伤后 48h 以内进行，不完全缺陷患者在 24h 内进行。

表 27.2 胸腰椎损伤分类及损伤程度（TLICS）系统

形态（最高 4 分）	得分（分）
无骨损伤或移位	0
压缩	1
压缩爆裂	2
移位 / 旋转	3
撑开	4
神经功能状态	
完好	0
神经根	2
脊髓，脊髓圆锥	
完全性	2
不完全性	3
马尾	3
后韧带复合体	
完好	0
不确定	2
断裂	3
添加分值以指导治疗：非手术治疗 0~3 分；术者偏好 4 分；手术治疗 5~10 分。	

表 27.3 基于 TLICS 系统的手术入路

神经功能状态	后韧带复合体	
	完好	**断裂**
完好	后部	后部
神经根损伤	后部	后部
不完全性脊髓或脊髓圆锥	前部	综合
完全性脊髓或脊髓圆锥	后部	后部

- 优点：
  - 前路手术中可通过经外侧腹膜后或经胸入路施行次全切除术，以实现对椎管的最大前路减压，允许手术清除任何后退的骨碎片并重建宽阔的椎管。
  - 处理脊柱前部结构可恢复前脊柱支撑。这可以抵抗后期脊柱后凸和植入物失败。前路融合率也很好。我们更倾向于使用金属融合器，当进行前 / 后路手术时，我们首先进行前路手术，因为它提供了最佳的减压和脊柱后凸矫正。低腰椎体切除术（L4 或 L5）是一个例外，即进行后路融合时，首先设定稳定的脊柱，伸展型椎间融合器可以在该脊柱上伸展至实心，因为这些节段上的补充性前路内固定是有限的或无法实现的。
  - 合并后路可恢复后张力带，当与前路结合时，还可恢复周向脊柱稳定性。
  - 熟悉脊柱后路。
- 缺点：
  - 尽管前路可良好地显露脊柱前路，但会带来独有的显露相关风险（显露肠、输尿管、交感链、主动脉周围淋巴管、生殖股和股外侧皮神经以及大血管）。
  - 通常需要外科医生的协助，以便安全地显露脊柱前路。这可能会给手术团队带来挑战。
  - 前 / 后显露和固定通常需要行"三明治翻转"或单独的手术。
  - 任何需要解剖横膈膜的显露（即 T11 及以上），强烈建议应提供胸管，而且后期可能会导致横膈膜病症（疝气、功能减退）。
  - 必须控制或分流胸腔区的脑脊液（CSF）漏，因为脑脊液 – 胸膜瘘可能会致命，尤其是在置入活动真空胸管的插管患者中，或者它们可能会产生很少自愈的严重胸膜积液。

表 27.4 载荷分担分类（LSC）系统

椎体粉碎程度	得分（分）
< 30%	1
30%~60%	2
> 60%	3
碎片	
< 2mm 的分离	1
< 50% 椎体 ≥ 2mm 的分离	2
> 50% 椎体 ≥ 2mm 的分离	3
骨折部位脊柱后凸	
≤ 3°	1
4°~9°	2
≥ 10°	3

- 由于心脏和纵隔结构的存在，T1~T6 的前入路非常有限。幸运的是，肋骨提供了第四支撑柱。在这些上部节段，全部后腔外和（或）经椎弓根入路施行椎体次全切除 / 椎体切除术是最佳方案。

T10 节段以上无神经系统损伤或存在完全性神经系统损伤的骨折

如果患者任何节段的不稳定性骨折（即存在或不存在爆裂的屈曲牵张）部位的神经功能完好，或者胸椎节段存在完全性 SCI，我们更倾向于通过后路融合施行脊柱后路手术。在此类情况下，我们认为可以预留 72h 或更长时间以确保患者在术前进行医学优化。及早手术可减少肺炎等继发性疾病。

- 优点：
  - 熟悉手术入路。入路手术中无须外科医生。
  - 仅需要一次手术显露，避免使前部神经血管结构面临风险。
  - 可采取熟悉的后路手术固定（及成像）方案。
- 缺点：
  - 腹侧椎管的减压能力有限，尤其是胸腰椎和腰椎，其中神经根的结扎会带来很高的发病率。不要指望撑开韧带整复（即在爆裂骨折上方 / 下方的椎弓根螺钉上撑开）能够可靠地迁移后上方后退的角部碎片，这些碎片往往在椎弓根区内呈不规则四边形，甚至在前路椎体切除术期间直接提取也颇具挑战性。

椎体粉碎程度为 30%~60%，甚至超过 60% 和（或）明显节段性脊柱后凸的骨折

在确定使用何种手术入路和固定策略时，需要对这些骨折进行一定程度的分析，这是对神经系统评估的补充。除 TLICS 系统以外，我们还应用了载荷分担分类（LSC）系统。该系统旨在通过评估椎体粉碎程度、节段性脊柱后凸和骨折碎片之间存在的分离来预测受损椎体承受轴向载荷的能力。

1. 一般而言，对于 LSC 评分 ≤ 6 分的骨折，我们倾向于使用短节段椎弓根固定（SSPF）结构体（即将 1 级头侧和尾侧延伸至骨折部位）进行脊柱后路入路。我们通常在受损椎骨的右椎弓根中植入一个短（即 25~30mm）节段间螺钉以增加结构体的刚度。我们不对左侧进行内固定，因为必要时这是前路的首选侧，我们在右侧使用短螺钉，这样就不会阻碍前笼。

- 优点：
  - 使用短节段固定结构体可以最大限度地减少外科医生实施软组织剥离和手术解剖的工作量，以实现充分的骨折固定，同时融合最少数量的运动节段。
  - 在单纯性韧带屈曲 – 牵张损伤（即"软钱斯骨折"）中，我们可使用超短节段结构体，其中仅包括后韧带复合体损伤任意一侧的两个节段。
- 缺点：
  - 无法进行前路减压或直接修复脊柱的前部支撑结构。

2. 对于 T12~L5 节段之间 LSC 评分为 7 分或以上的骨折，我们更倾向于利用脊柱前后入路。由于脊柱前部显著损伤的缘故，在此类情况下需要进行前部重建。前路手术可在腹膜后进行。一旦建立入路，可施行椎体切除术及椎管减压。再植入一个可伸展笼，最常见的是单体椎骨螺杆构造体。然后我们翻转患者并施行 SSPF 结构体后路手术。或者，如果损伤位于 T1~T11 节段之间，我们倾向于使用长后部结构体以全后路来处理损伤。我们认为，考虑到胸椎的刚度，胸椎前路的发病通常无关紧要，而且与较低的脊柱节段相比，在该区域增加融合节

段对功能的影响较小。

- 优点：
  - 前路中可恢复脊柱前部结构的稳定性并实行椎管完全减压。
  - 为损伤部位提供周向稳定性。
- 缺点：
  - 需要两个切口和两个入路。

与脊柱创伤相关的特殊主题

颈椎小关节脱位闭合复位术

我们施行颈椎闭合复位的首选方法如下。患者必须保持清醒并能够接受一系列神经系统检查。如果满足条件，则复位前无须进行 MRI 检查，但在立等可取（即少于 3h）并且患者的身体状况允许的情况下，可对神经功能正常的患者进行检查。利用麻醉提供轻度疼痛控制和镇静，以确保患者能够继续接受检查。倘若患者在存在不完全性 SCI、无 SCI 或未知 SCI 的情况下被观察 / 插管，可获取颈椎急诊 MRI，以确保在头部（前部移位）椎体后方无明显的椎间盘突出，可通过闭合复位打入脊髓，在极少数情况下会导致进行性神经功能缺损。由于我们可以随时使用扫描仪，复位前我们通常会对无法接受神经系统检查的患者进行 MRI 检查。

将患者低位放置在 Jackson 平顶手术台上（在手术室（首选）或保持手术室准备就绪，以防需要紧急开放复位），床头预留足够的空间。然后捆住患者的肩部，并 /（或）使患者略微呈反向 Trendelenburg 位，以防止患者在施加重度牵引时滑出床头。然后将 Gardner-Wells 钳置于患者的头骨上，具体位于耳郭上方 1cm 处、耳屏上方及头骨赤道下方。夹钳销钉在头部方向互成角度，因为这有助于在尝试复位期间将拖引降至最低限度。拧紧销钉，直至弹簧支承点轴突出 1mm。这意味着向内压力为 111~133N，能够支撑大约 609N 的轴向牵引力。适当使用 Gardner-Wells 钳后，将钳子重量会增加 44N。对枕颈交界处进行荧光透视成像，以评估提示合并枕颈分离的任何心脏舒张，这意味着不能进一步尝试闭合复位或轴向牵引。然后我们以 44N 的增量每个节段添加大约 44N（C1-C2、C2-C3 等），并继续通过侧向透视检查以及一系列神经系统检查来监测小关节复位。我们可以继续这一过程，最高可达 445~533N。对于每个透视图像，我们会重新评估未受损节段的复位和撑开。如果我们看到未受损节段被撑开，那么我们就会停止增加重量。倘若这一过程失败，而且患者可接受检查，那么我们可以轻微地向前屈曲和（或）旋转打开关节面，施加最大力量的直线牵引。如果触摸到或听到"咔嗒"声，则将颈部轻轻置于中间位置，并获取另一个 X 线透视图像以确认复位。如果这些步骤全部失败，则需要施行切开复位术。一旦完成复位，通常会立即施行 ACDF，但这些复位通常在采取颈椎预防措施的刚性圈中保持稳定，这样主要医疗团队在正常工作时间空闲时可实施稳定操作。

胸腰椎创伤经皮后路手术

在脊柱创伤治疗中，经皮固定的最佳（仅在我们看来是最佳的）适应证是患者患有强直或弥漫性特发性骨骼增生症。在此类情况下，脊柱已实现功能融合，而且椎管通常是通畅的，因而避免了对受损和内固定节段的直接显露和可视化的需要。因此，在此类情况下，我们将利用小后路进入骨折部位，并通过椎板切开术将硬脑膜显露为硬膜外血液的减压瓣膜，并确保在内固定后脊柱曲度得到改善的情况下，随后不会将黄韧带推入管内。一旦施行这种减压术后，我们可通过该切口植入一个棘突锚定参考框架，以便在 O 形臂 / 导航引导下支持经皮固定。我们通常在骨折的上方和下方两侧设置 3 个节段，这通常会穿过先前的强直椎间盘间隙，因此这是 6 个完全内固定的椎骨。我们仅在骨折节段通过减压和（或）同种异体移植 / 脱矿质骨基质剥离并植入局部自体移植物。这种做法在本单位已经普遍应用于这一特定患者人群，与开放治疗相比，其手术时间、预计出血量、输血量显著下降，住院时间明显缩短，围手术期并发症发生率整体较低。

单纯融合术与单纯内固定术在脊柱创伤治疗中的作用

就治疗创伤性损伤时是否需要进行脊柱融合而言，各类文献中存在一定的争议。尽管固然有文献和支持者支持无融合的脊椎固定，但我们在治疗创伤性损伤时更倾向于融合所有内固定节段，上述强直性脊柱三柱伸直型骨折除外。单纯内固定通常需要在术后 6 个月至 2 年内有计划地移除植入物。或者，可以允许植入物达到疲劳状态和破裂或产生晕轮，因为它们跨越未尝试生物融合的活动节段。这种入路的主要问题来自哲学层面。在整形外科中，我们是否一次性将滑膜关节（即小关节）严格固定数月或数年，然后释放固定并期望关节表现良好并且无疼痛？此外，许多胸腰椎骨折属于爆裂性骨折，具体由小关节的椎弓根扩大和张开定义。因此，当仅通过内固定来固定这些关节时，人们就会固定异常关节，一旦移除器械就会继续异常，这可能会导致患者发生慢性背部疼痛。很显然，无论采用何种入路，脊柱骨折都会导致背部疼痛风险的增加。无法确定的是，在中长期随访中，固定术与融合术是否具备过程度量优势（即手术时间更短、出血量更少等）。最后，在 TLICS 系统中后韧带复合体损伤如此之高的原因在于，人们普遍认为韧带不能良好地愈合。因此，如果手术适应证是存在完全性后韧带复合体断裂的屈曲 – 牵张损伤，那么如果试图恢复脊柱后部稳定性，则从解剖学的角度来看，融合似乎是强制性的。